Mayo Clinic
Guide to Cardiac Magnetic Resonance Imaging

2nd Edition

原书第 2 版

Mayo Clinic
心脏磁共振指南

原著　[美] Kiaran P. McGee

　　　[美] Eric E. Williamson

　　　[美] Matthew W. Martinez

主审　余永强　赵世华

主译　李小虎

中国科学技术出版社

·北 京·

图书在版编目（CIP）数据

Mayo Clinic 心脏磁共振指南 : 原书第 2 版 / (美) 基亚兰·P. 麦基 (Kiaran P. McGee) , (美) 埃里克·E. 威廉姆森 (Eric E. Williamson) , (美) 马修·W. 马丁内斯 (Matthew W. Martinez) 原著 ; 李小虎主译 . —北京 : 中国科学技术出版社 , 2022.1

书名原文 : Mayo Clinic Guide to Cardiac Magnetic Resonance Imaging（Second Edition）

ISBN 978-7-5046-9079-1

Ⅰ. ① M… Ⅱ. ①基… ②埃… ③马… ④李… Ⅲ. ①心脏病—核磁共振成像—诊断—手册 Ⅳ. ① R540.4-62

中国版本图书馆 CIP 数据核字 (2021) 第 113003 号

著作权合同登记号：01-2021-4183

策划编辑	孙　超　焦健姿
责任编辑	孙　超
装帧设计	佳木水轩
责任印制	李晓霖

出　　版	中国科学技术出版社
发　　行	中国科学技术出版社有限公司发行部
地　　址	北京市海淀区中关村南大街 16 号
邮　　编	100081
发行电话	010-62173865
传　　真	010-62179148
网　　址	http://www.cspbooks.com.cn

开　　本	889mm×1194mm　1/16
字　　数	358 千字
印　　张	19
版　　次	2022 年 1 月第 1 版
印　　次	2022 年 1 月第 1 次印刷
印　　刷	天津翔远印刷有限公司
书　　号	ISBN 978-7-5046-9079-1 / R·2721
定　　价	208.00 元

版权声明

内 容 提 要

本书引进自牛津大学出版社，书中系统地介绍了国际知名医疗机构 Mayo Clinic 的心脏磁共振诊断经验与技术应用技巧。全书共四篇 14 章，不仅涵盖心脏磁共振基本序列、解剖定位及扫描方案，还包括心脏磁共振在各类心血管疾病诊疗中的应用及典型病例影像分析与鉴别，以及有关心脏磁共振使用安全性方面的内容和伪影解决方案。书中还提供了基于心脏磁共振常见问题总结的复习题与参考答案，以便读者自学、自测。本书图文并茂，临床病例丰富，既可作为从事心脏磁共振工作的影像科医生及医学生的参考工具书，亦可供心内科、心外科医生及相关人员阅读参考。

译者名单

主　审　余永强　赵世华

主　译　李小虎

副主译　赵　韧　祝因苏

译　者（以姓氏汉语拼音为序）

冯长静　南京医科大学第一附属医院

杭朝辉　安徽医科大学第一附属医院

胡　翀　安徽医科大学第一附属医院

胡献阔　安徽医科大学附属阜阳人民医院

蒋雨琦　安徽医科大学第一附属医院

李丹燕　南京大学医学院附属鼓楼医院

李红文　安徽医科大学第一附属医院

李小虎　安徽医科大学第一附属医院

李晓舒　安徽医科大学第一附属医院

潘红利　安徽医科大学第一附属医院

束宏敏　安徽医科大学第一附属医院

束晶苇　安徽医科大学第一附属医院

王海涛　阜阳市第二人民医院

王婷婷　安徽医科大学第一附属医院

杨盼盼　安徽医科大学第一附属医院

俞宏林　安徽医科大学第一附属医院

张新娜　安徽医科大学第一附属医院

张　杨　安徽医科大学附属阜阳人民医院

赵玲玲　安徽医科大学第一附属医院

赵　韧　安徽医科大学第一附属医院

朱　娟　安徽医科大学附属安庆医院

祝因苏　南京医科大学第一附属医院

纵　然　中国科学技术大学附属第一医院

主审简介

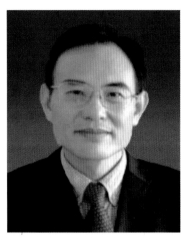

主审　余永强

余永强，教授（博士研究生导师），安徽医科大学副校长、医学影像学系主任。新世纪百千万人才工程国家级人选，卫健委有突出贡献的中青年专家，享受国务院政府特殊津贴。首批安徽省学术技术带头人，安徽省卫健委有突出贡献的中青年专家，安徽省影像临床医学研究中心主任，安徽省影像诊断医疗质量控制中心主任，中华医学会放射学分会全国委员，中国研究型医院学会放射学分会副主任委员，中国医师协会放射学分会常务委员，安徽省医师协会放射医师分会会长。以第一作者及通讯作者发表学术论文 400 余篇，其中 SCI 收载论文 80 余篇。承担国家自然科学基金面上项目等 10 余项研究课题，获安徽省科技进步一等奖 1 项、二等奖 2 项。

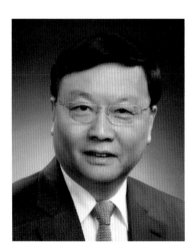

主审　赵世华

赵世华，教授（博士研究生导师），中国医学科学院阜外医院磁共振影像中心主任，北京协和医学院长聘教授，享受国务院政府特殊津贴。国家心血管病专家委员会委员，中华医学会心血管病学分会常务委员兼影像学组组长，中国医师协会放射医师分会心血管专委会主任委员，亚洲心血管影像学会委员会主席，欧洲心脏病协会和美国心脏病学会会士。以第一作者及通讯作者发表学术论文 448 篇，其中 SCI 收载论文 116 篇，最高影响因子 29.69（*Circulation*）。承担国家自然科学基金重点项目等 10 余项研究课题，获 2019 年国家科技进步二等奖等国家或省部级奖项 8 项。

主译简介

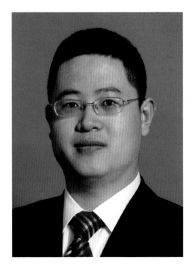

主译 李小虎

李小虎，医学博士，安徽医科大学第一附属医院影像科主任医师，副教授，硕士研究生导师，美国哈佛医学院访问学者，安徽省学术和技术带头人后备人选，获得"安徽省特支计划创新领军人才""安徽省教坛新秀"及"安徽省高校青年优秀人才"称号，被中国医师协会评为全国百名"住院医师心中好老师"。安徽省影像临床医学研究中心副主任，安徽省影像诊断质控中心及安徽省影像医联体秘书，中华医学会心血管病学分会心血管病影像学组委员，中国医疗装备协会磁共振委员会青年副主任委员，中国康复医学会医学影像与康复专委会委员，中国医疗保健国际交流促进会放射学分会青年委员，中国医疗保健国际交流促进会心血管磁共振分会委员，安徽省医学会放射学分会委员，安徽省医师协会放射医师分会委员。《中华放射学杂志》《中国医学影像技术》《中国医学影像学杂志》《实用放射学杂志》等多种核心期刊编委。以第一作者或通讯作者发表 SCI 期刊及中文核心期刊论文 120 余篇（包括 *Radiology* 等高影响力期刊）。主持国家自然科学基金 2 项，省自然科学基金及省高校基金 6 项，获安徽省科学技术一等奖 1 项（排名第 2）、二等奖 1 项（排名第 5）。主编及副主编学术专著各 1 部，参编学术专著 4 部、"十四五"影像规划教材 1 部。

原著者寄语

　　我们对 *Mayo Clinic Guide to Cardiac Magnetic Resonance Imaging*，*2e* 能够出版中文译本感到非常荣幸。我们撰写本书旨在为临床从事心脏磁共振（CMR）工作的人员提供简明指导，帮助他们顺利进行 CMR 检查及诊断。鉴于此，本书共分为四篇，每一篇均为特定的目标受众设置。第一篇主要概述 CMR 成像的基本原理，包括成像平面和常用的脉冲序列及基于临床指征的标准化成像方案；第二篇则在第一篇的基础上，通过实际的临床病例给出多种不同疾病的检查适应证、扫描方案及典型影像学表现；第三篇提供了极富价值的 CMR 检查操作技巧与建议，尤其是关于 CMR 伪影解决方案及扫描安全性的内容；第四篇为复习题与参考答案，用于帮助读者巩固知识，提升临床技能。书中对 CMR 技术进行了充分且专业的解读，包含许多实用知识。阅读本书将有助于相关从业者在 CMR 这一发展势头迅猛的领域拓展知识范围，提高实操水平。

　　最后，我们要感谢本书的主译安徽医科大学第一附属医院影像科李小虎副教授及翻译团队成员在书稿翻译过程中的辛勤付出。我们期待《Mayo Clinic 心脏磁共振指南（原书第 2 版）》能够服务于更多的中国放射学界同仁，同时我们也希望书中传播的知识能够进一步加快 CMR 技术在中国及其他国家的普及应用，从而促进人类健康事业的发展。

　　We are very excited about the Chinese translation of the second edition of *Mayo Clinic Guide to Cardiac Magnetic Resonance Imaging*. In writing this text our goal was to provide a simple to follow guide that would help facilitate practitioners to start and develop a cardiovascular (CV) MR imaging program within their institution. To that end, the text contains four sections each designed to reach a specific target audience. Section one provides an overview of the basic principles of CV imaging including imaging planes and commonly used pulse sequences as well as standardized imaging protocols based on clinical indication. Section two is designed to build upon the infrastructure of section one by giving examples of actual clinical cases and imaging findings for multiple diseases and indications. Section three provides tips and recommendations for practitioners. Finally, Section four provides multiple choice questions and answers to help hone the clinical skills of clinicians. We believe that taken together, the text provides a broad overview of the specialty as well as practical and useful information that will increase the knowledge and skill level of those working in this exciting and growing space.

　　Finally, we would like to acknowledge the wonderful work undertaken by Dr. Xiaohu Li, Associate Professor in the Department of Radiology, the First Affiliated Hospital of Anhui Medical University in translating this text from English to Mandarin. It is our firm belief that the Chinese edition of *Mayo*

Clinic Guide to Cardiac Magnetic Resonance Imaging will be a valuable resource for all our Chinese Radiology colleagues. We hope that its dissemination will further accelerate the use of CV MR to the peoples of China and beyond thereby advancing health and prosperity for all.

Kiaran P. McGee, PhD

Eric E. Williamson, MD

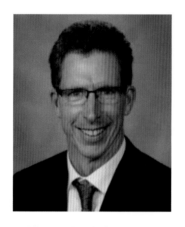

Kiaran P. McGee, PhD
Professor of Medical Physics,
Mayo Clinic College of Medicine

Eric E. Williamson, MD
Professor of Radiology,
Mayo Clinic College of Medicine

McGee 博士是 Mayo Clinic 放射科临床医学物理学家和医学物理学教授，专门从事磁共振 (MR) 成像。McGee 博士是美国医学物理学家协会 (AAPM) 会员，美国放射委员会外交官，并在医学物理诊断和治疗学方面获得认证。他的主要研究方向为开发新型 MR 成像技术，用于包括心血管和肺部疾病在内的多种疾病中纤维化的检测和分期。他发表了 115 篇摘要、75 篇同行评议论文、15 本图书的不同章节和 7 篇约稿综述。他是多个国际学术会议的特邀发言专家。

Williamson 博士是 Mayo Clinic 放射委员会认证的放射科医师和放射学教授。Williamson 博士的主要研究方向是优化检测和诊断心血管疾病的成像技术。Williamson 博士是 107 篇同行评议论文及多篇摘要、多本图书的不同章节和多篇约稿综述的作者。Williamson 博士是美国心脏协会 (AHA) 的放射学代表，也是北美放射学会 (RSNA) 年会计划委员会的成员，还是 2021 年心血管 CT 协会主席和北美心血管影像协会 (NASCI) 成员。

中文版序

"如影随形"一词常用来描述两个人或事物关系密切、不可分离。在医学上，它恰如其分地体现了心血管成像与治疗之间相辅相成的关系。心脏疾病种类繁杂，治疗方法迥异，实现精准治疗有赖于早期确诊。心脏是人体的重要器官，基于影像学的准确诊断对临床治疗的重要性不言而喻。

心脏磁共振成像技术于 20 世纪 90 年代前后问世，但由于成像原理复杂、序列繁多、检查时间长、扫描技术不成熟，起初并未引起临床重视。然而，经过近 30 年的持续研发与临床实践，其应用价值日益凸显。一方面，其能够像超声检查那样动态显示心脏结构与功能，且空间分辨率更高，视野大、无死角，可重复性强。另一方面，通过多序列成像能够显示心血管的组织学特征，具有其他影像学检查方法无法比拟的独特优势。既往对于心血管的组织学改变，包括炎症（充血和水肿）、坏死及纤维化等，只能通过心肌穿刺活检或尸检方能获得，如今通过磁共振多模态组织学成像可对其进行精准识别。换言之，心脏磁共振成像实现了"在体病理影像化"。凭借多参数、多平面、多序列成像及较高的软组织分辨率等优点，心脏磁共振已成为目前无创评估心脏结构与功能的"金标准"，心肌灌注、钆对比剂延迟强化及二维血流成像等技术对疾病诊断和预后评估具有重要价值。近年来，一些极具临床应用前景的磁共振新技术应运而生，如参数定量成像（T_1、T_2 mapping），能够揭示疾病的早期病理生理变化，有望在疾病早期诊断、预后评估和危险分层中发挥重要指导作用。

Mayo Clinic Guide to Cardiac Magnetic Resonance Imaging, 2e 由美国著名心血管影像专家 Kiaran P. McGee、Eric E. Williamson 和 Matthew W. Martinez 共同主编，通过言简意赅的语句、简洁明快的图表将心脏磁共振的原理、扫描序列、心脏解剖、磁共振成像安全性、常见伪影的处理方法及心脏常见疾病的磁共振诊断与鉴别生动地展现给读者。特别是对于临床常见心脏疾病，围绕临床表现、病史、检查目的、心脏磁共振扫描方案、影像学表现等方面进行了详细介绍，突出了实用性，易学易懂。本书是一部非常值得推荐的佳作。

本书的翻译工作由颇具发展潜力的新生代专家李小虎副教授组织一批致力于心脏磁共振推广应用的新锐学者潜心翻译完成。希望本书能够对影像学医师、心血管临床医师、影像技术人员及医学物理学从业人员有所帮助。

安徽医科大学

中国医学科学院阜外医院

原 书 序

Mayo Clinic Guide to Cardiac Magnetic Resonance Imaging, 2e 是一部心脏磁共振方面的实用指南，旨在为影像科及相关科室医生、研究人员、医学生、技师或医学物理学专家提供有价值的参考信息。从业者可将本书放置在磁共振成像扫描仪控制台旁、阅览室内及办公桌上，以便随时翻阅。

本书自第 1 版问世以来，经历了重大修订及更新，内容从 4 章扩展至 14 章。更新后的章节涵盖了心血管解剖、扫描方案及磁共振扫描安全方面的内容。全新第 2 版中包括 120 道选择题及对应的参考答案，还有 60 多个经典临床病例解析并配以数百张高清影像学图片。病例研究的主题包括心肌缺血及梗死、非缺血性心肌病、心包疾病、心脏肿瘤、瓣膜性心脏病等。

第 2 版的问世也反映出心脏磁共振的高速发展。在过去的 10 年中，Mayo Clinic 完成的心脏磁共振检查例次每年增长超过 10%。这种增长源于技术的发展，如高速梯度、多通道接收线圈技术、基于钆造影剂的增强技术、并行成像技术及可提供磁共振特有解剖和功能信息的二维及三维成像序列。

在 Mayo Clinic，近年心脏磁共振检查例次的稳步增长也验证了 Paul Julsrud 博士和 Jerome Breen 博士等放射学专家的远见卓识，他们在很久之前便发现了这一新兴技术的潜力。

本书是临床影像医生、医学物理学专家及工程师智慧碰撞的结晶。可以说，心脏磁共振与其他医学成像方式不同，它主要是由医生创造的。*Mayo Clinic Guide to Cardiac Magnetic Resonance Imaging, 2e* 书中全面介绍了心脏磁共振的相关知识，我向大家强烈推荐这本书。

Richard L. Ehman, MD
Consultant, Department of Radiology,
Mayo Clinic;
Professor of Radiology
Mayo Clinic College of Medicine

译者前言

心脏磁共振成像（CMR）具有大视野、无辐射、可任意平面成像等优点，集形态学、功能、灌注及分子成像于一体，可真正发挥"一站式"检查的作用，在各类心血管疾病的诊断及鉴别诊断、分期、预后评估等方面具有重要价值。

近10年来，CMR发展突飞猛进，越来越多的临床医生，特别是心血管内科和心脏大血管外科医生将CMR视为心血管疾病的主要检查方法。

随着磁共振成像技术的进步，CMR的临床应用在我国各级医院，特别是大型综合性医院逐步开展，相关技术和人才需求量大，但目前国内CMR方面的图书较少。鉴于此，我们为各位读者甄选并翻译了这部实用的参考书。

本书是一部实用的心脏磁共振入门教程。相对于第1版，第2版中更新了近年来CMR的众多临床重要进展。本书的另一重要特色是涵盖了心肌病、冠心病、先心病、心脏瓣膜病、心包疾病、心脏大血管疾病、心脏肿瘤等病变的经典病例及影像分析，注重临床实用性。

本书致力于帮助读者解决CMR临床工作中的技术及应用问题，希望本书能够成为各位心血管影像学术界同道的好帮手。在此，我要感谢Kiaran P. McGee博士等原著者编写了如此实用的参考书，感谢翻译团队中每一名参译人员的辛勤付出，感谢中国科学技术出版社的大力支持，期待本书对推动我国心脏磁共振的发展和普及发挥重要作用。

在本书翻译过程中，有幸邀请到医学影像学领域造诣高深的余永强教授和我国CMR的奠基者赵世华教授担任主审，在此致以诚挚感谢！此外，我还要特别感谢自我研习CMR技术以来一直关心和帮助我的美国哈佛医学院布莱根妇女医院Raymond Yan-Kit Kwong医生、中国医学科学院北京阜外医院陆敏杰医生、广东省人民医院刘辉医生、四川大学华西医院陈玉成医生、美国宾夕法尼亚大学韩雨奇医生，以及安徽医科大学第一附属医院刘斌、钱银锋、王海宝、李仁民等影像科全体工作人员。

本书即将与读者见面，我深感荣幸。但由于时间仓促，加之不同语种间表述习惯不同，书中可能遗有疏漏及不足，热忱欢迎各位读者批评指正！

安徽医科大学第一附属医院

原书前言

Mayo Clinic Guide to Cardiac Magnetic Resonance Imaging, 2e 在第 1 版基础上进行了很大扩充，不仅在版式上有所改变，而且补充了新的章节，使其内容紧跟临床新进展。第 2 版书中，高度重视临床实践，增加了经典病例解析，以丰富其内容。对于每个病例的介绍都包含病史、心脏磁共振检查的适应证、影像表现及充分的讨论。此外，在本书最后一篇中还给出 120 道选择题，并附有参考答案及相应的说明。设置此篇的目的是帮助读者切实掌握复杂且具有挑战性的心脏磁共振知识。我们希望为读者提供一部实用性强、学术质量高的心脏磁共振专业图书的初心从未改变。本书有助于影像科医生、影像技术人员及参与临床心脏磁共振研究的医学物理学专家职业生涯各个阶段的发展。

在此，我们要感谢 Mayo Clinic 的同事们对本书撰写所做出的直接和间接贡献。他们是 Ron Kuzo, MD、Nandan Anavekar, MD、Thomas Foley, MD、Philip Araoz, MD、Terri Vrtiska, MD、James Glockner, MD, PhD、Phillip Young, MD、Robert Watson, MD, PhD、Nila Akhtar, MD、Ethany Cullen, MD。我们要再次表达对这个极具天赋的磁共振技术团队的肯定和感谢，他们在参与工作的每一天都勤奋敬业。此外，我们想表达对三维成像实验室成员、我们的好朋友 David Larson 及其同事们的感谢，他们的努力确保了我们能为患者提供最好的成像服务。

心脏磁共振技术不断发展，我们希望本书能够传播实用知识，扩充从业人员知识储备，使他们可以进行更复杂、更具挑战性的心脏磁共振成像操作。同时，我们也希望本书能够促进心脏磁共振技术的发展和普及，跨越医学的界限，取得更广泛的多学科交流。

最后，我们要特别感谢 Paul Julsrud, MD 和 Jerome Breen, MD 对心脏磁共振技术的发展做出的里程碑式贡献。这种贡献并不局限于 Mayo Clinic，更体现在世界各地。本书是他们卓越领导力及辛勤工作的见证，我们在此表示衷心感谢！

Kiaran P. McGee, PhD

Eric E. Williamson, MD

Matthew W. Martinez, MD

目　录

第一篇　心脏 MRI 基本原理

第二篇　临床应用与病例

第三篇　排除故障：磁共振成像伪影及安全性

第四篇　复习题

心脏 MRI 基本原理

Basic Principles of Cardiac MRI

第一篇

第1章 心电门控及其相关伪影
ECG Gating and Associated Artifacts

Kiaran P. McGee　Matthew W. Martinez　著

冯长静　李丹燕　李小虎　译

祝因苏　李小虎　校

在常规临床心脏磁共振（MR）成像中，大多数形态（即静态）和功能（即电影）成像采用与患者心电图（ECG）波形同步的分段数据采集方法。将数据采集与患者的 ECG 波形同步的过程称为心电门控（ECG gating）。本章旨在概述心电门控的重要性，介绍整个心动周期内 MR 成像（MRI）上正常 ECG 波形和心脏形态之间的关系，并讲述 MR 环境中获取稳健心电门控的方法。最后，本章将讨论 MR 环境 ECG 波形的不同类型伪影及减少伪影的方法。

一、分段数据采集与心电门控

在大多数情况下，心脏 MRI 数据并非以连续方式采集。相反，一次仅采集总图像数据的一部分或片段（即在心动周期的开始阶段）。ECG 波形的 R 波通常被首先检测（触发点），因为它是 ECG 波形最突出的特征，并且具有可重复性。随后在预定延迟时间后采集给定数据段。在整个成像过程中，需要在多个心动周期（即 R–R 间期）内采集数据，

这通常被称为分段数据采集。

分段数据采集包括前瞻性和回顾性两种采集方法。如果数据采集是前瞻性的，MR 扫描仪将在预定延迟时间（称为触发延迟）后开始收集图像数据。如果进行回顾性数据采集，则在整个心动周期内连续采集数据，并使用触发点确定采集的数据是心动周期的哪个部分。采集足够的数据以重建 1 张或多张图像后，如电影序列，再根据心动周期内的时间位置（根据 ECG 触发和数据采集之间的时间确定）对数据进行回顾性分类。如果心律规则，则采集的所有数据将反映心动周期的给定时相。数据在 R 波触发后不久采集，代表心脏收缩阶段，数据在 R–R 间期结束时采集，则代表心脏舒张阶段。

心房颤动或频发室性期前收缩引起的心律不规则会导致每个心动周期数据不一致，采集的数据将错误排列心动周期的时相。以这种方式采集的数据通常会导致图像质量的下降及伪影的产生，进而对这些图像测量的可重复性会降低。心脏 MRI 检查失败的最常见原因是无法将数据采集与心动周期的正确

时相同步。由于 ECG 波形依靠同步方法，所以确保每例患者均获得稳健可靠的 ECG 波形对于心脏 MRI 检查成功至关重要（框 1-1）。

框 1-1 为什么在 MRI 检查中使用心电门控？

- 对于电影采集，整个心动周期内数据的准确时间采样是必不可少的
- 为了在心动周期的给定时间点采集静态图像
- 为了使用分段采集方法对多个 R-R 间期获得的静态和动态数据进行正确排序

二、心动周期过程（左心）

心脏由两个独立但相互关联的系统组成，控制着血液在人体中的分布和回流。心脏左侧（"左心"）是调节全身血液体循环的功能单位。而血液的静脉回流由肺循环控制，由心脏右侧（"右心"）控制。准确而可重复对心脏功能评估很重要。因此，熟悉不同心动周期过程之间的关系也很重要。图 1-1 显示了整个心动周期内左心变化的生理过程，包括压力、容积和血流与整个心脏电活动（通过 ECG 测量）的关系。请注意，显示的收缩期（40%）和舒张期（60%）时间间隔的百分比仅针对给定的 70 次 / 分的心率。随着心率增加，收缩时间间期保持相对不变，而舒张间期时间减少。这导致收缩期百分比增加和舒张期百分比减少。因此，舒张末期是心动周期中变化最大的时相。

三、心动周期的 MRI 特征

图 1-2 显示了在左心室的四腔心长轴位和二腔心短轴位视图中整个心脏的电活动与

电影成像序列的部分对应 MRI 图像之间的关系。典型电影序列采集 20 幅图像，对应心动周期的固定时间点或时相。在该图中，两组视图重现了 10 张图像，代表心动周期的每个偶数或奇数相位。这些电影图像作为动态显示模拟实时成像，用于解释心脏的收缩能力。该图还显示了心脏在收缩末期（红色轮廓）和舒张末期（蓝色轮廓）的四腔及二腔心放大视图。收缩末期，左心室最小，心肌厚度最大；舒张末期，心肌最松弛，心腔容积最大，心肌厚度最小。

四、心脏电活动测量：Einthoven 导联布置

1889 年，Augustus Desiré Waller 首次评估了心脏电活动，测量了放置在 5 个不同解剖位置（2 个在手臂上，2 个在腿部，1 个在口腔）的电极对之间的电位差（电压）。Waller 把测量不同电极对（导联组合）随时间变化的电压信号的方法称为心电图。1908 年，由 Waller 提出的原始布置被 Willem Einthoven 修改。所谓的"Einthoven 配置"或"Einthoven 三角"需要在 3 个位置放置电极：左臂、右臂及左腿（图 1-3）。电极之间的电势差被称为肢体导联 I（左臂和右臂之间的电位差）、II（右臂和左腿之间的电位差）和 III（左臂和左腿之间的电位差）。

Einthoven 图还显示了心脏的电模型—偶极（正电荷和负电荷在空间分离），其大小和方向在整个心动周期发生变化，该模型也被称为向量 ECG（VCG）。导联 I、II 或 III 随时间变化的电压值等同于 VCG 在相应导联上

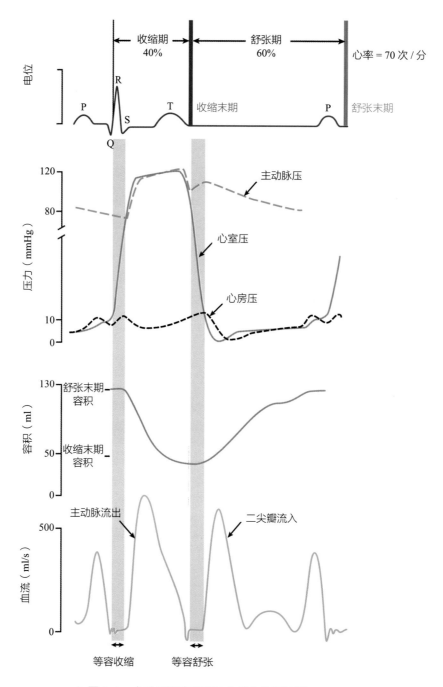

▲ 图 1-1 心动周期内重要的心脏电生理波形

3 条曲线分别代表了整个心动周期内与最上方 ECG 波形相关的左心腔内压力、容积和血流曲线（经 Mayo Foundation for Medical Education and Research 许可转载，引自 Oh JK, Seward JB, Tajik AJ. The echo manual. 3rd ed. Philadelphia：Lippincott Williams & Wilkins；©2006.）

的投影。该投影产生特征性的 ECG 波形（图 1-4）。这种复杂的波形可以被分解为描述心动周期各个阶段的单独波形。ECG 波形的

关键组成部分包括 P 波（表示心房去极化）、QRS 波群（表示心室去极化）和 T 波（表示心室复极化）。

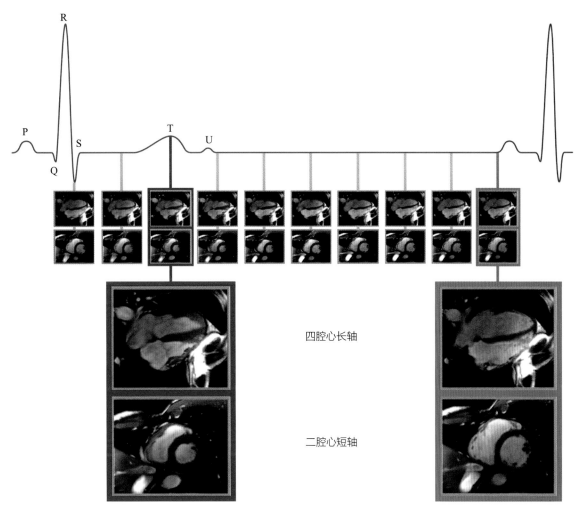

▲ 图 1-2　一个心动周期电位的四腔心长轴位（第一行）和二腔心短轴位（底行）电影序列

底部放大的 MR 图像是在收缩末期（红色轮廓）和舒张末期（蓝色轮廓）采集的图像

五、患者 MRI 心电门控准备

MRI 中的心电门控包括确定 ECG 电极放置的适当解剖位置，然后对患者皮肤表面进行充分准备。之后我们将详细描述电极导线位置的标识，但应遵守 3 条规则。

1. 电极导线的放置位置应尽可能远离胸骨，尤其是如果患者既往接受过心胸外科手术并且存在胸骨导丝等情况。

2. 对于乳房较大、下垂的女性，应放置在胸壁和乳房下方的其他位置。因为大量乳腺组织会减弱心电信号。

3. 应将电极导线放置在前胸表面，而不是后胸表面。心脏一般位于近前胸壁处，那里的心电电压一般较高。

确定合适的电极位置后，应对患者皮肤表面进行准备。对于男性，通常需要在电极区域周围剃除胸部毛发。如果在 MR 扫描室内进行该程序，应务必小心，因为大多数一次性剃刀使用的钢刀过于靠近 MR 扫描仪可能造成刀片飞出的危害。市售研磨凝胶可用于去除表皮上的角质化皮肤，这会降低皮肤

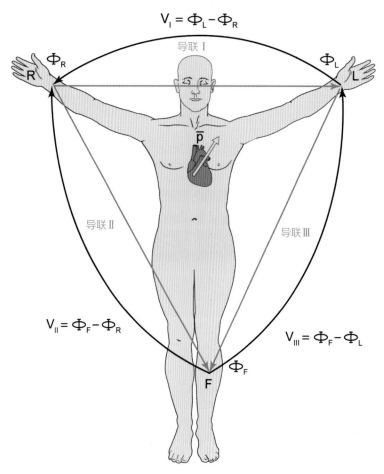

$$V_I = \Phi_L - \Phi_R$$

导联 I

Φ_R　R

Φ_L　L

$\overline{p}$

导联 II

导联 III

$$V_{II} = \Phi_F - \Phi_R$$

$$V_{III} = \Phi_F - \Phi_L$$

Φ_F　F

▲ 图 1-3　三导联心电图和 Einthoven 三角

经许可转载，引自 Malmivuo J, Plonsey R. Bioelectromagnetism: principles and applications of bioelectric and biomagnetic fields. New York：Oxford University Press；©1995.

的电阻抗，从而在皮肤和电极之间产生更好的电接触。也可使用细粒度砂纸，但一般不推荐使用。使用凝胶具有清洁皮肤表面去除油脂和污垢的额外优势。

当确定适当的电极位置并做好皮肤准备后，即可应用电极。应使用 MR 兼容电极，即 MR 扫描仪的供应商直接或通过第三方供应商提供的适当类型电极。

六、ECG 电极片放置

心脏检查时间延长的主要原因是在心脏

MRI 检查之前或期间尝试优化电极片位置所花费的时间。梅奥诊所（Mayo Clinic，也称妙佑医疗国际）的心脏影像部门开发了几种电极片放置配置（"梅奥配置"），最大可能保证心电门控成功。当 MR 扫描仪配有 VCG 门控时，建议作为第二套导联放置套件使用。

放置电极片的 Mayo Clinic 配置

图 1-5 展示了梅奥诊所推荐的 4 种电极片放置配置。梅奥电极导线的放置没有基于理想患者的电生理模型进行优化；相反，它们代表了从各种放置中获取的丰富经验中选

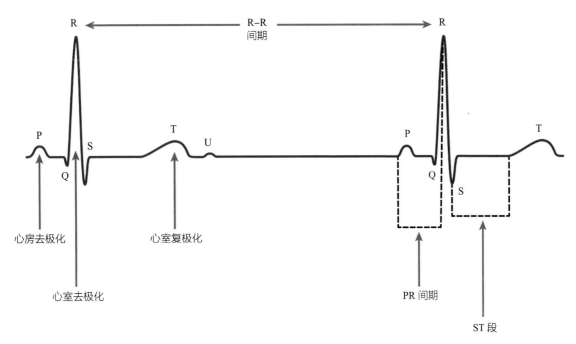

▲ 图 1-4　**ECG 和心动周期的构成**

经许可转载，引自 Bernstein MA，et al. Handbook of MRI pulse sequences. Amsterdam：Elsevier Academic Press；©2004.

代得出的最成功配置。

七、MR- 诱导的 ECG 伪影

图 1-6 显示了健康志愿者 Ⅱ 导联的 ECG 波形。遗憾的是，MR 环境对 ECG 测量特别不利。表 1-1 列出了典型 MR 环境中存在的一些常见的干扰源及其振幅和频率范围。

（一）磁流体力学效应

血液由有形成分（45%，按体积计）和血浆组成。血浆由约 90% 溶剂和 10% 溶质组成。溶剂为水，溶质包括盐（钠、钾、钙、镁、氯和碳酸氢盐）、血浆蛋白（白蛋白、纤维蛋白原和球蛋白）和其他物质（营养物质、代谢产物、呼吸气体和激素）。当溶质溶解时，血浆中的盐解离成离子，其单独存在时，不会产生 ECG 信号。然而，在运动和存在磁场的情况下，它们将受到外部洛伦兹力产生电荷分离，诱发随时间变化的电偶极子信号。该信号是 MR 扫描仪场内流速和流动方向的函数。该偶极子将叠加在 ECG 波形上出现随时间变化的电信号。第二个电信号先于心室收缩，因此在 ECG 波形的 QRS 波群之后检测到，如 ST 段，可在大致相同的时间检测到心室复极化血液流经主动脉。因此，该效应常叠加在心电图的 T 波上。这最常被称为 T 波宽大或 T 波抬高，可导致 T 波振幅甚至大于 R 波。T 波抬高往往导致触发不可信及图像质量差。图 1-7 显示了志愿者在无外部磁场（即非 MR 环境）和有较大外部磁场（即在 MR 扫描仪内）的情况下的正常 ECG 波形。

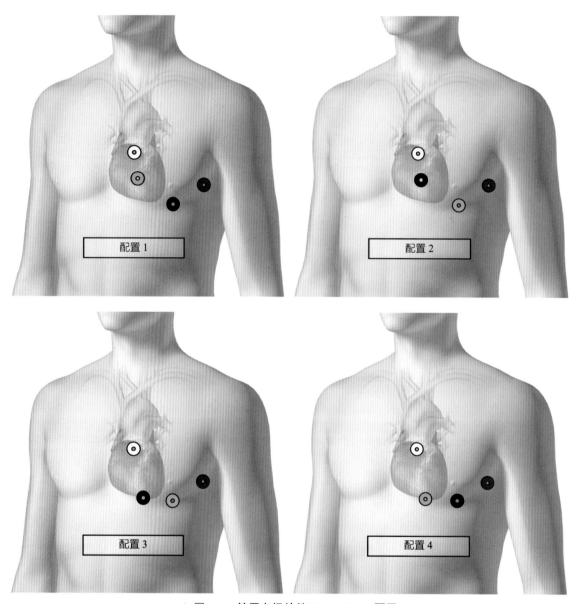

▲ 图 1-5 放置电极片的 Mayo Clinic 配置

男性和女性患者放置 ECG 导联推荐的 4 种配置；电极位置是 12 导联 ECG 中使用的胸前位置的变化；导联颜色编码：黑色，左臂；绿色，右腿；红色，左腿；白色，右臂

1. 对 ECG 波形的影响

QRST 复合波 ST 段振幅增加，也被称为 T 波抬高。

2. 对 MR 数据采集的影响

如果 ECG 触发基于波形的峰值电压，则扫描仪可能触发 T 波或在 R 波和 T 波峰值之间切换。检测峰值切换可能导致患者心率计算错误。如果某种形式的心律失常检测是在心电门控算法中使用，即 R-R 间期将不会进行数据采集，从而导致数据采集时间增加。扫描时间的增加是不利的，特别是对于一些屏气扫描。基于 QRST 复合体斜率的触发检测可以减少错误触发，但不能完全消除错误触发。触发 T 波也会导致在心动周期的时相

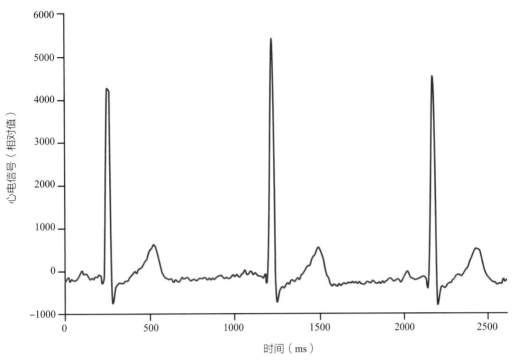

▲ 图 1-6　健康志愿者的 II 导联心电图波形

表 1-1　MR 成像中 ECG 噪声来源

来　源	感应电压（典型范围）	频谱（典型范围）
ECG 参考信号	0.2～3mV	0.05～100Hz
磁流体力学效应	数毫伏（mV）；可能大于 ECG 波形	＜ 100Hz
摩擦电效应：由于呼吸或其他运动导致电极导线和电极运动	数毫伏（mV）	数赫兹（Hz）
RF 体线圈切换	40～700mV，取决于 RF 脉冲类型和磁孔内位置（最小等中心）	2～70kHz
梯度切换	100～600mV，取决于 MR 扫描仪内的位置	32～125kHz
体线圈 RF 场	感应电场比 ECG 波形的频谱大多个数量级，对噪声频谱没有实质性影响	扫描仪共振频率（64MHz，1.5T）

ECG. 心电图；MR. 磁共振；RF. 射频

成像不一致。错误 ECG 触发导致的 R–R 间期计算错误使图像质量降低，因为数据是在与预期心动周期的不同阶段采集的，对于分段电影数据采集尤其如此。

3. VCG 配置

为了克服磁流体动力学效应，大多数机构都使用基于 VCG 的触发系统。VCG 门控包括投影在 2 个正交轴上的 ECG 偶极子的测量。当以这种方式测量 ECG 波形时，由于

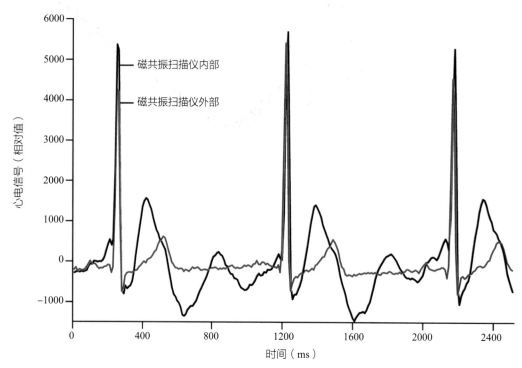

▲ 图 1-7　健康志愿者的 ECG 波形，成像前在 MR 扫描仪外部（红色）和内部（黑色）测量
磁流体力学效应导致 ECG 波形失真，最显著的是 T 波宽大

磁流体动力学效应而发生的 T 波抬高可以从 QRS 复合波波形中分离出来。VCG 门控可在所有 3 个导联时间和空间上描绘电活动，这对于检测心脏电活动更准确。由于 T 波抬高可能很明显，以至于 T 波的振幅大于 R 波的振幅，因此 MR 序列可能被错误地触发。与心动周期同步不一致是心脏 MRI 失败的最常见原因。大多数 MR 扫描仪都针对原始 VCG 概念进行了修改。用于 VCG 门控的电极片放置与梅奥配置相似，不同之处在于引线对用于测量电压是相互正交的。每家 MR 制造商均提供了电极片放置的通用指南。VCG 门控的一般电极放置见图 1-8。

（二）摩擦电效应

摩擦电效应是由于两种不同的材料相互摩擦（例如，未接地导体和 ECG 电缆绝缘）导致的静电荷累积。

1. 对 ECG 波形的影响

描述 ECG 信号基线电压（基线漂移）的缓慢变化（图 1-9）。

2. 对 MR 数据采集的影响

基线漂移导致平均 ECG 信号出现正或负变化。使用阈值来检测触发点，漂移为正时则可以检测到噪声尖峰，如果漂移为负，则会错过 R 波。由于在心动周期的不同阶段采集了与预期不同的数据，因此错误 ECG 触发导致的 R-R 间期计算错误导致图像质量下降。

（三）射频体线圈转换

射频（RF）体线圈在 2 种状态中的 1 种状态下运行。"开启"状态可使射频电流流入线圈，从而产生 MR 信号所需的射频能量对患者进行成像。"关闭"状态会使 RF 体线圈

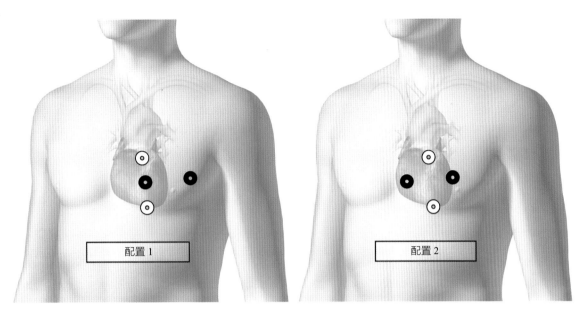

▲ 图 1-8　心电向量导联位置放置

这两种导联配置是基于两个正交轴上的心电偶极子的测量；黑白电极取代了以前的彩色电极；黑色电极相当于梅奥配置的左臂（黑色）和右腿（绿色）电极，白色电极相当于 Mayo Clinic 配置的右臂（白色）和左腿（红色）电极（见图 1-5）

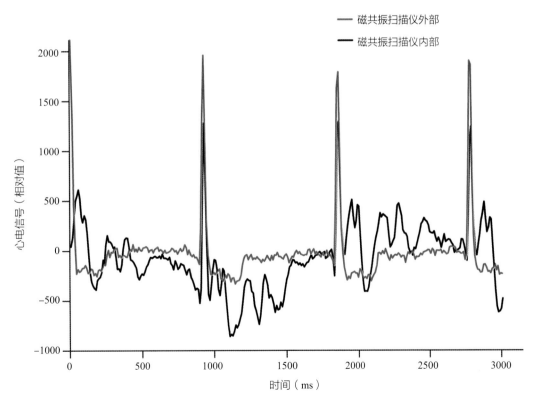

▲ 图 1-9　健康志愿者的 ECG 波形，成像前在 MR 扫描仪外部（红色）和内部（黑色）测量

摩擦电效应在基线信号中引入了漂移；呼吸运动也引起相似的基线漂移

与射频电路发生闪烁失谐或解耦，从而可将其他更灵敏的线圈（如表面线圈）用于 MR 信号检测。体线圈的转换通常通过将几百伏特量级的相反极性（±）电压施加到体线圈电路内的二极管来进行。

1. 降解源

RF 脉冲产生前后 RF 体线圈的开启 / 关闭切换。

2. 对 ECG 波形的影响

所有成像序列均需要将 RF 能量传输至患者体内。RF 体线圈是用于此目的的最大且最常用的线圈。对于心脏成像，几乎只在该传输模式下使用。在 RF 脉冲产生之前和之后启用和禁用 RF 系统会产生叠加在 ECG 信号上的电压。

当产生 RF 脉冲时，沿 ECG 电缆也可以产生与共振磁场频率相同的时变电场（电流）。然而，由于电场的频率在兆赫范围内（1.5T

时为 64MHz），而心电信号仅覆盖 0～100Hz 的频率范围，因此该部分可以有效地从 ECG 波形中滤除。

3. 对 MR 数据采集的影响

噪声尖峰可导致错误的 ECG 触发（图 1–10）。

（四）梯度切换

MR 图像的形成是通过施加振幅随空间位置线性变化的梯度磁场实现的。这些磁场在磁体等中心点为零，在孔壁或磁体末端附近最大。采集单个图像需要在整个成像序列中快速关闭和打开这些磁场或梯度。

根据法拉第感应定律，ECG 电路（患者、电极和电缆）暴露于时变磁场会在 ECG 电路中产生随时间变化的电压。当磁场变化率也达到最大值时，感应电压最大。这在切换梯度的极性时会发生，并且通常随着成像序列

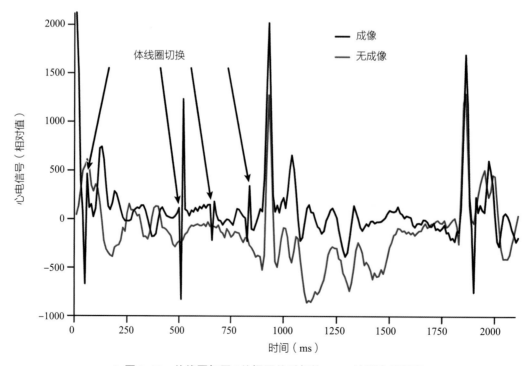

▲ 图 1–10　体线圈打开 / 关闭开关引起的 ECG 波形尖峰噪声

速度的增加而增加。

1. 对 ECG 波形的影响

其他波形（噪声）叠加到 ECG 信号上，梯度切换噪声幅度可以比 ECG 电压大许多倍（图 1-11）。

2. 对 MR 数据采集的影响

梯度切换引起的噪声可能导致错误的触发检测及扫描时间延长或由于数据采集窗口

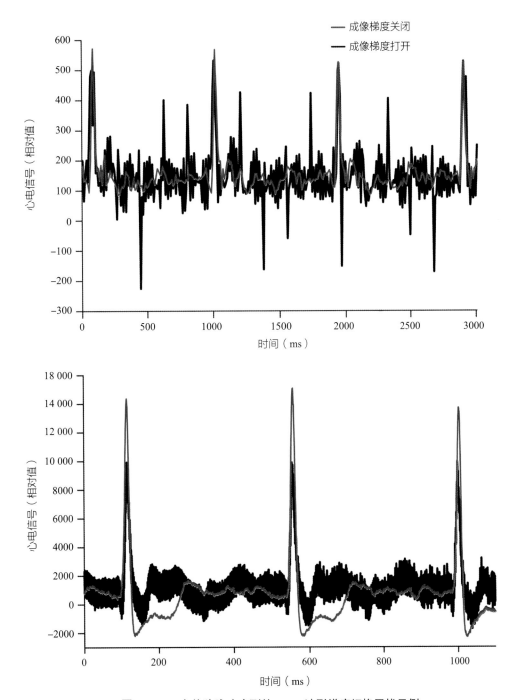

▲ 图 1-11 **2 个单独脉冲序列的 ECG 波形梯度切换干扰示例**

每组中，在梯度强度成像序列期间获得黑色波形，并在成像梯度关闭的情况下获得红色波形；上面图像的波形来自梯度回波灌注序列；下面图像的波形来自平衡稳态序列

超时而导致扫描失败。

（五）胸骨钢丝或结扎夹

胸外科手术后闭合胸腔的胸骨钢丝产生导电环，可在成像过程中诱导叠加在 ECG 信号上的其他电场。

1. 对 ECG 波形的影响

通过胸骨线圈的磁场产生电偶极子而成为另一个噪声源。

2. 对 MR 数据采集的影响

除非成功过滤电线中的噪声，否则会导致错误触发并损坏数据采集。为了将这种影响降至最低，电极应远离胸骨，最常见的方法是沿患者侧胸壁放置电极。

八、特殊情况：化学药物负荷时的心电门控

使用多巴酚丁胺或血管扩张药负荷试验时监测 ECG 可能很困难。化学诱导负荷 MRI 检查期间的心电门控可能存在一定问题，因为此时心率快速变化，生理效应（呼吸急促）和其他不良反应的伪影会增加。ECG 变化引起的相关伪影使得缺血情况下的心电门控不可靠，如本章前面所述。在缺血级联反应中，灌注后出现 ECG 改变，可检测到室壁运动异常。目前有大量文献验证了多巴酚丁胺和血管扩张药心脏 MRI 负荷试验的安全性。然而，持续监测患者的症状和 ECG 记录，可以发现化学负荷试验期间会出现室性心动过速或心电传导阻滞，对患者的安全至关重要。

磁场中的心电监护也有技术上的局限性。一般而言，充分的患者准备和整个心脏检查过程中的心电信号监测足以确保 MR 扫描仪能够检测并触发 QRS 波群中的 R 波峰值。如果特定 ECG 导联的门控不能开始，建议检查其余导联的信号。另一个方法是切换到下一部分中介绍的外周指脉冲波形。因此，在开始检查前将脉冲单元放在患者手指上是个不错的选择。由于心脏的电活动先于血液流入系统，因此外周指脉冲门控触发点与 ECG 的 R 波的峰值不对应。因此，这种门控方法应被视为备选项而不是默认选项。

九、外周指脉传感器

在某些情况下，使用 ECG 波形进行心电门控采集在技术上可能是不可行的。如不规则心率或低 ECG 电压可能导致 ECG 波形无法使用。而在其他情况下，门控 MR 血管造影序列的低质量波形就足够了。在这些条件下，外周指脉波形可替代 ECG。

外周组织（如手指或脚趾）毛细血管中流动的血液可以通过光容积描记法进行测量。该技术包括应用光束（通常在电磁光谱的红外区域内）和检测光束通过皮肤表皮层和真皮层时反射或背向散射的光。毛细血管中血流的变化改变了光程长度，从而改变了背向散射光的量。典型的光脉冲传感器使用独立的发射和接收探测器，间隔较小的距离，允许同时发射和检测光束。由于心脏的电活动先于血液在左心室外流动，因此波形从 QRS 波群的 R 波峰值到血流曲线峰值具有固定的延迟。所以，与基于 ECG 的方法相比，外

周指脉冲触发的使用频率较低。但是，这种触发形式非常可靠，因此是所有高性能心脏MR 扫描仪的标准配置。通常，在光脉冲波形上可以看到第二个峰值，对应于左心室收缩后的左心房收缩。图 1-12 显示了典型的光脉冲波形。

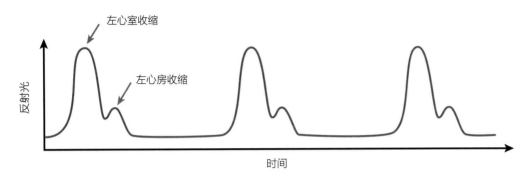

▲ 图 1-12　手指外周光脉冲传感器的脉冲曲线示意

推 荐 阅 读

心电图生理学

[1] Hobbie RK, Roth BJ. Intermediate physics for medicine and biology. New York (NY): Springer; c2007.

[2] Malmivuo J, Plonsey R. Bioelectromagnetism: principles and applications of bioelectric and biomagnetic fields. New York (NY): Oxford University Press; c1995.

向量心电门控

[1] Chia JM, Fischer SE, Wickline SA, Lorenz CH. Performance of QRS detection for cardiac magnetic resonance imaging with a novel vectorcardiographic triggering method. J Magn Reson Imaging. 2000 Nov;12(5):678–88.

[2] Fischer SE, Wickline SA, Lorenz CH. Novel real–time R–wave detection algorithm based on the vectorcardiogram for accurate gated magnetic resonance acquisitions. Magn Reson Med. 1999 Aug;42(2):361–70.

第 2 章　心脏解剖
Cardiac Anatomy

Matthew W. Martinez　著

胡　珅　束晶苇　朱　娟　译

李小虎　赵　韧　校

本章主要对心脏解剖结构进行概述。分辨心脏组织结构的特点十分困难，尤其是对于患有先天性心脏病的人群。相比于其他影像学方法，心脏磁共振成像有许多独到的优势：除了可以多平面评估心脏和血管结构外，心脏磁共振成像在各方位上提供高空间分辨率和高对比度的图像，其不受成像方向的限制，也不需要使用对比剂。除了提供传统的冠状、矢状和横断面图像外，还可在一些非典型层面上进行成像，如斜矢状位上的"糖果手杖"图像。另外，左心室心肌的 17 节段图像也很容易获得，与传统的成像模式（如超声心动图）获得的结果一致。MRI 大视野成像还使得心血管结构与周围的非血管结构的关系显示清晰。鉴于此，全面认知心脏及其周围解剖结构对于专业识读心脏 MRI 图像至关重要。本章简要概述了常见心脏解剖结构，并提供了丰富的示意图及真实的心脏磁共振扫描图像。对于心脏学研究者而言，心脏结构的认知是一个至关重要并需日渐精进的过程。

一、整体心脏系统解剖

心脏位于胸腔中纵隔内，左右两侧为双肺，前方为胸骨，后方毗邻食管和脊柱。心脏在解剖学上包括两个心房和两个心室（图 2-1）。心房接受静脉回流的血液，并将其泵入心室。心室又将接受的血液泵入脉管系统。右心房和右心室代表心血管系统的低压静脉回流部分，其特点是心肌相对较薄。相反，左心房和左心室产生为动脉系统提供血液所需的压力，其心肌较右侧心肌厚。右心是整个心脏中最靠近腹侧的心房（室）。从前方观察时，左心室通过扭曲的左心室流出道连接到主动脉，左心室流出道位于肺动脉瓣右侧。

2002 年，美国心脏协会工作组（American Heart Association Writing Group）提出了利用 17 节段模型分割左心室的方法（图 2-2）。该模型使用公认的命名法来描述左心室各段，该命名法在各种心脏成像方式间进行比较时使用，更加方便简洁。心肌节段的命名和定位是参考心室的长轴和短轴层面上 360° 的圆周位置确定。术语"基底部""心中部"和"心

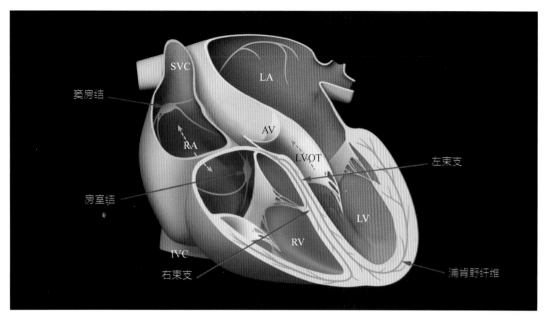

▲ 图 2-1 心脏横断面示意图

图示心血管循环中心脏的 4 个腔室结构和整个心脏周期中的调节心脏功能的传导系统。AV. 主动脉瓣；IVC. 下腔静脉；LA. 左心房；LV. 左心室；LVOT. 左心室流出道；RA. 右心房；RV. 右心室；SVC. 上腔静脉

尖部"定义为沿左心室长轴从心底部到心尖的位置。这种划分是基于尸检数据，当大致分为 1/3 时，心脏可以按心肌大小和质量平均划分。按 17 节段模型划分，基底部、心中部和心尖部的心肌质量分布约 35%、35% 和 30%，这与观察到的尸检数据很接近。

二、心房结构

右心房位于正常心脏的右上部。血液从上下腔静脉和冠状动脉窦口流入右心房（图 2-3）。下腔静脉瓣（欧氏瓣）通常看不见，但可以显示为右心房内的正常结构，其常常被误诊为右心房肿块。右心房有第二房间隔结构，它是房间隔的一部分。界嵴也同样是右心房的特征性结构之一。在右心房中，梳状肌以垂直的角度从界嵴的顶端发起，直接进入右心耳。右心耳常呈三角形外观，开口较宽。

左心房是心脏后部结构，有一个向前内侧延伸的左心耳结构。正常的左心房壁光滑，很容易与右房区分开来。在左心房内，梳状肌局限于左心耳，不含界嵴。左心耳位于左上肺静脉前方，与右心耳相比，左心耳开口较窄。左心房接受来自 4 条或 4 条以上肺静脉的血液。正常肺静脉包括 2 条右肺静脉和 2 条左肺静脉，分别引流上肺和下肺血液。然而，肺静脉解剖可能有很大的不同，从每个肺叶进入左心房的多条肺静脉的情况并不少见。肺静脉检查通常在肺静脉隔离术前进行，并根据需要对术后症状进行评估。左心房内的纤维突起形成左心耳的后壁和左上肺静脉的前壁，有时它可能被误认为血栓或心房肿块，但它是一个正常的左心房结构，因为它的外观通常被称为"华法林嵴"或"Q 尾征"。左心房包含原发隔，它是房间隔的一部分（框 2-1）。

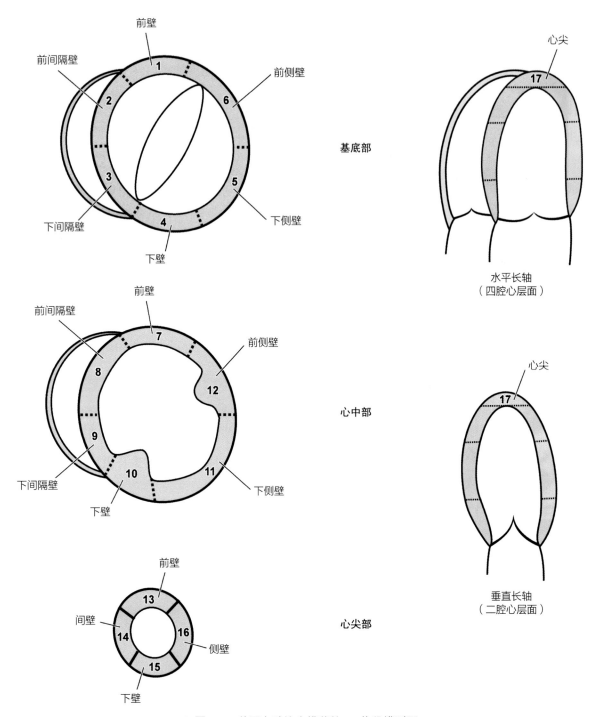

▲ 图 2-2　美国心脏协会推荐的 17 节段模型图

用于标准化分割和描述左心室［经许可转载，引自 Cerqueira MD，Weissman NJ，Dilsizian V，Jacobs AK，Kaul S，Laskey WK，et al. American Heart Association Writing Group on Myocardial Segmentation and Registration for Cardiac Imaging. Standardized myocardial segmentation and nomenclature for tomographic imaging of the heart：a statement for healthcare professionals from the Cardiac Imaging Committee of the Council on Clinical Cardiology of the American Heart Association. Circulation. 2002 Jan 29；105（4）：539-42.］

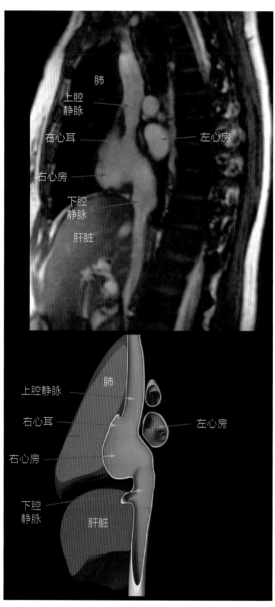

▲ 图 2-3 胸腔矢状位图显示部分解剖标志

上图为平衡 SSFP 序列图像，下图为正常解剖结构的彩色示意图

框 2-1 MRI 鉴别左右心房的要点

- 右心房存在界嵴
- 右心房中，梳状肌以直角从界嵴的顶端发出，直接进入右心耳
- 右心耳呈典型的三角形，具有宽大的开口
- 左心耳开口狭长
- 左心房内壁光滑，与右心房容易区分

三、右心室结构

右心室（图 2-1 和图 2-4）常呈新月形，下邻肝脏上方的膈肌，形成了心脏的前下部结构。右心室通过三尖瓣直接接受来自右心房的血液。右心室存在广泛的不规则的肌小梁结构，这些肌小梁结构来源于右心室表面。随着节制束的出现，这一特征将先天性心脏病患者的右心室和左心室区分开来。右心室流出道是一个管状的肌肉环，肺动脉瓣的3片瓣叶是右心室流出道的边界。室上嵴是一个肌肉嵴，将肺动脉和右心室流出道边界漏斗部的三尖瓣分开。

右心室的乳头肌发出腱索，腱索最终以伞状方式附着在三尖瓣上。乳头肌可能来自右心室尖部，也可能来自隔 - 壁束。调节带包含右束支传导系统，并附着在右心室游离壁上。当三尖瓣部分嵌入心脏实质时，其比二尖瓣更接近心脏顶部，这是区分左右心室的一种方法。

在横断位和短轴位可对右心室的容积和功能进行评估。由于右心室的特殊形状，很难进行充分、重复的成像。心脏 MRI 能够在多个平面上评估右心室，常被认为是右心室功能和容积测量的参考标准。

四、左心室结构

左心室呈长椭圆形，其较右心室室壁更厚（图 2-5）。整个左心室壁厚度不均匀向心尖部逐渐变细变薄，心尖部最薄（图 2-5A 和图 B）。左心室室壁呈细小梁状，无调节带，与右心室形态明显不同。左心室含有

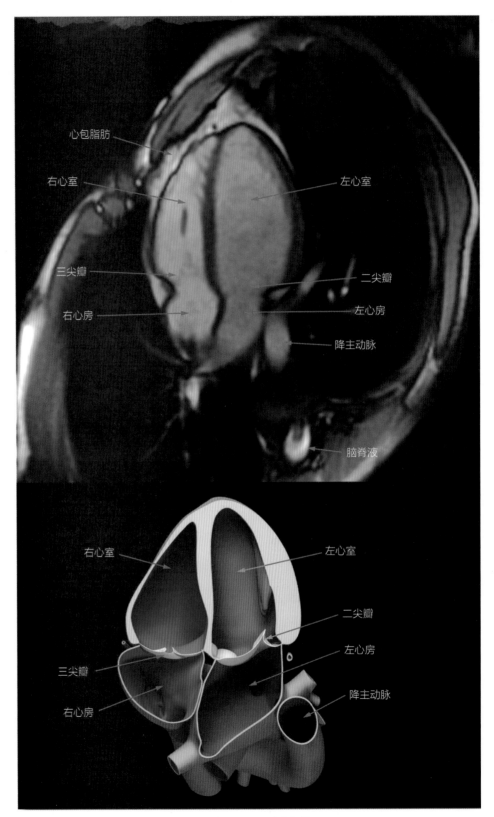

▲ 图 2-4 四腔心图像

上图为平衡 SSFP 序列图像，下图为正常解剖结构的彩色示意图

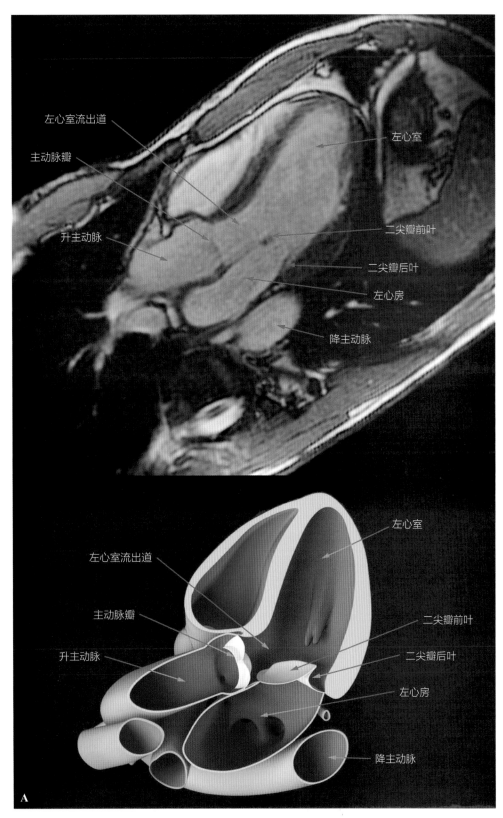

▲ 图 2–5　部分扫描断面心脏图像

上图为平衡 SSFP 序列图像，下图为正常解剖结构的彩色示意图。A. 三腔心视图

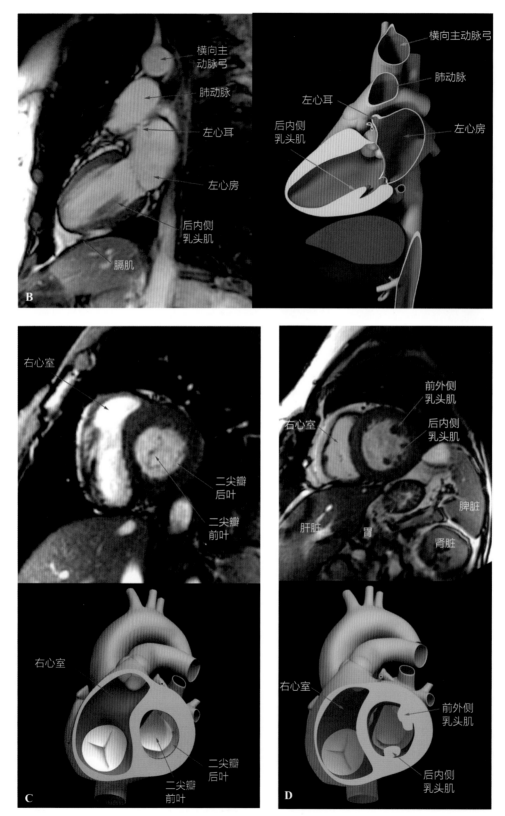

▲ 图 2-5（续）　部分扫描断面心脏图像

B. 二腔心视图（B 图中，左图为平衡 SSFP 序列图像，右图为正常解剖结构的彩色示意图）；C. 基底部短轴位视图；D. 心中部短轴位视图

与主动脉瓣直接连续的管状纤维流出道（图2-5A）。二尖瓣（图2-5A和C）位于主动脉瓣的左后方，附着在室间隔朝向心底。二尖瓣环与流出道相通。这种所谓的主动脉–二尖瓣纤维连续性结构被称为瓣间纤维膜。这种容易辨认的结构有助于区分左心室流出道和右心室流出道。在正常状态下，左心室有两块大的乳头肌（前部肌肉和后部肌肉），通常附着在侧壁上（图2-5D）。单块的乳头肌也可表现为二裂或三裂变异。在极少数情况下，可能只有一块乳头肌供应两个二尖瓣叶，这被称为伞状二尖瓣。与右心室一样，心脏磁共振可以在多个平面上进行左心室评估（框2-2）。

框 2-2　MRI 鉴别左右心室的要点

- 三尖瓣与右心室相通；二尖瓣与左心室相通
- 右心室流出道为肌性管道
- 左心室流出道通过连续性纤维性管道与二尖瓣相通
- 右心室有节制索
- 右心室广泛存在不规则的来源于右心室表面的肌小梁结构

五、瓣膜结构

在正常状态下，心脏的左半部分和右半部分各有 2 个瓣膜。主动脉瓣和肺动脉瓣相似之处在于它们都是三叶瓣。主动脉瓣的 3 个瓣叶分别为左冠瓣、右冠瓣和无冠瓣（图2-6A）。左冠瓣通过左冠状动脉主干的起点来识别，而右冠瓣通过右冠状动脉开口来识别。右冠状动脉通常起源右冠状窦，高于起源于左主干口的左冠状动脉。在收缩过程中，正常的主动脉瓣可以被视作一个三角形的开口。当主动脉瓣外观失去正常结构，这有助

于识别异常的瓣膜形态，如二叶瓣或四叶瓣。肺动脉起源于右心室漏斗。肺动脉瓣的三片瓣叶分别为后冠瓣、左冠瓣和右冠瓣。左右冠瓣需要通过它们各自的解剖位置来识别，与主动脉瓣不同，肺动脉瓣没有冠脉附着的地方。

胚胎发育过程中，瓣膜结构与心室肌相连；通过识别相应的瓣膜可以识别先天性心脏病患者的形态学左右心室。也就是说，二尖瓣与形态学左心室相连，三尖瓣与形态学右心室相连。

二尖瓣是唯一一个只有两叶（前叶和后叶）的心脏瓣膜（图2-6B和C）。二尖瓣的一个特征是它没有附着于室间隔的附着物。二尖瓣位于主动脉瓣的左后方，与三尖瓣插入部上方的室间隔相连。如前所述，这形成了瓣膜间的主动脉–二尖瓣纤维连续性结构。二尖瓣由一对左心室乳头肌支撑，这些乳头肌嵌入前外侧壁和后内侧壁。使用心脏MRI短轴位视图可以显示前叶的各扇叶和二尖瓣叶（图2-6B）。

三尖瓣有 3 个瓣叶：间隔瓣、前瓣和后瓣（图2-6D和E）。三尖瓣的肌肉支撑由前肌组成，前肌是最大的，起源于间隔小梁。三尖瓣有腱索附着在室间隔右侧隔面上。这对识别右心室很有帮助，因为室间隔左侧面不含任何索状附着物。

六、心包结构

心包结构包绕整个心脏、主动脉弓处血管的上部和进入左心房的肺静脉开口。心包分为脏层心包和壁层心包。脏层心包紧贴心

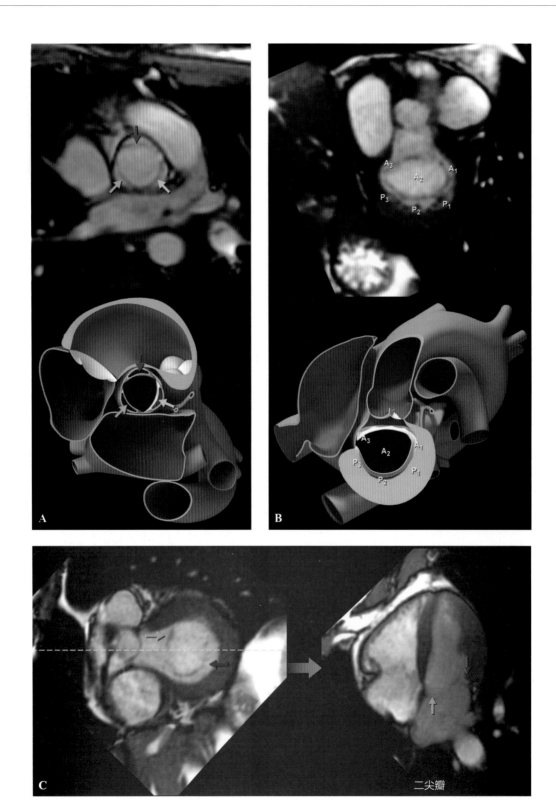

▲ 图 2-6　不同心脏瓣膜图像

上图为平衡 SSFP 序列图像，下图为正常解剖结构的彩色示意图。A. 主动脉瓣视图，显示 3 个瓣叶；蓝箭表示无冠瓣，红箭表示右冠瓣，绿箭表示左冠瓣；B. 二尖瓣斜面视图，显示二尖瓣叶及其相应的瓣叶结构；A 表示前部，P 表示后部，编号分别标识每个瓣叶的尖端位置，1 表示最外侧，2 表示中间，3 表示最内侧；C. 左图为左心室基底部的短轴视图，右图为沿虚线生成的四腔心层面视图；蓝箭表示二尖瓣的前叶，红箭表示二尖瓣的后叶

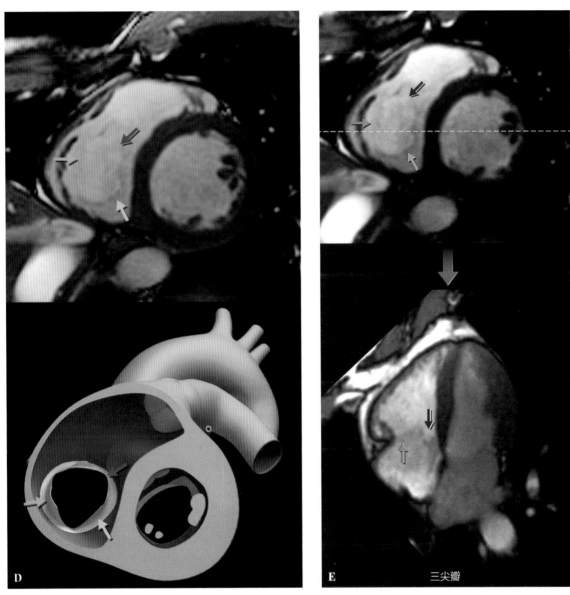

▲ 图 2-6（续）　不同心脏瓣膜图像

上图为平衡 SSFP 序列图像，下图为正常解剖结构的彩色示意图。D. 三尖瓣短轴视图，显示 3 个瓣叶；蓝箭表示前叶，红箭表示间隔叶，绿箭表示后叶；E. 上图为三尖瓣的短轴视图，下图为沿虚线生成的四腔心层面视图；蓝箭表示前叶，红箭表示间隔叶，绿箭表示后叶

肌的心外膜，两者几乎无法区分。心包厚度通常小于 3mm，在脏层心包和壁层心包间的心包腔内含有 10～15ml 的心包积液。此外，在正常状态下还可能存在数量不等的心包脂肪。

心脏 MRI 显示正常心包呈薄薄的细曲线状的低信号结构。在心脏的右侧和心尖部区域心脏 MRI 可视度最好。它通常与左心室处的心肌紧贴，与该处心肌结构无法区分。

七、大血管结构

主动脉从左心室发出，移行到肺动脉瓣的右侧，然后斜向上升，稍向右前方弯曲，形成降主动脉的近端部分。主动脉窦（Valsalva 窦）起始于升主动脉根部，通过窦管交界结构与主动脉壁连接。

肺动脉起源于右心室漏斗部的远端，正常心脏的肺动脉位于主动脉的后方，向后方走行分为右肺动脉和左肺动脉分支。左肺动脉直接由主肺动脉延续而来，在左主支气管的后上方行进（图 2-7）。右肺动脉从主肺动脉以更大的角度发出，走行在主动脉弓后面及右主支气管前面。动脉韧带是由动脉导管退化而成，其从肺动脉干连接到降主动脉近段。

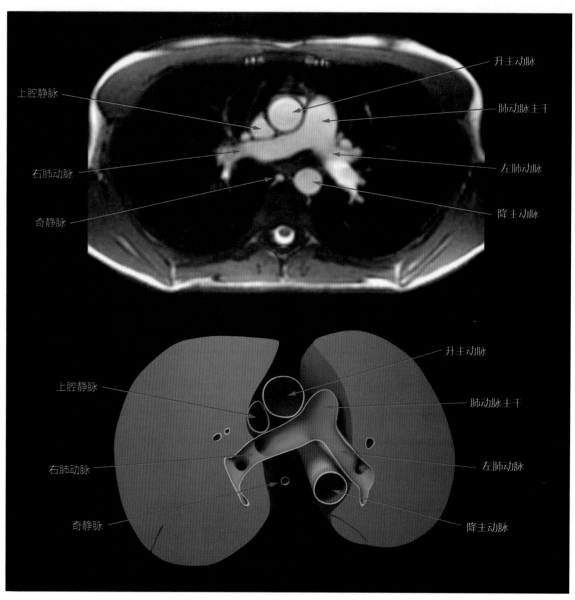

▲ 图 2-7 人体轴位肺动脉分叉层面图像

上图为平衡 SSFP 序列图像，下图为正常解剖结构的彩色示意图

这些解剖特征很重要，而且很容易通过心脏磁共振的多平面成像识别。

主动脉弓通常有三个分支。从右往左，第一支是头臂干，头臂干随后被分成右颈总动脉和右锁骨下动脉。第二支是左颈总动脉。人群中有 3% 存在所谓的牛型动脉弓，即头臂干和左颈总动脉共干发出。当仅从主动脉弓发出两支大血管时，很容易识别。第三支为左锁骨下动脉。

上腔静脉是一条大管腔的静脉，它将不含氧的血液从身体的上半部分输送到右心房。它位于右前上纵隔，由左、右头臂静脉汇合而成。奇静脉在进入右心房前与上腔静脉汇合。下腔静脉也是一条大容积的静脉，位于腹膜后，沿脊柱右侧走行，它将不含氧的血液从下半身输送到右心房。左右髂总静脉与脊柱右侧相邻的奇静脉丛静脉系统汇合形成下腔静脉。

推 荐 阅 读

[1] Cerqueira MD, Weissman NJ, Dilsizian V, Jacobs AK, Kaul S, Laskey WK, et al; American Heart Association Writing Group on Myocardial Segmentation and Registration for Cardiac Imaging. Standardized myocardial segmentation and nomenclature for tomographic imaging of the heart: a statement for healthcare professionals from the Cardiac Imaging Committee of the Council on Clinical Cardiology of the American Heart Association. Int J Cardiovasc Imaging. 2002 Feb;18(1):539–42.

[2] Marieb EN, Hoehn K. Fundamentals of anatomy and physiology, 7th ed. San Francisco (CA): Pearson/Benjamin Cummings; c2007.

[3] Oh JK, Seward JB, Tajik AJ. The echo manual. 3rd ed. Philadelphia (PA): Lippincott Williams & Wilkins; c2006.

第3章　心脏磁共振标准成像层面
Standard Imaging Planes in Cardiac MR Imaging

Matthew W. Martinez　Eric E. Williamson　Kiaran P. McGee 著

胡　翀　束晶苇　赵玲玲 译

李小虎　赵　韧 校

本章主要介绍在进行心脏磁共振成像时的一些标准扫描层面及定位方法。每个标准层面仅提供一个代表性示例，可能有所欠缺，但可以举一反三。而且它们确实对临床相关的心脏解剖结构的可视化有明显的帮助，有助于在患者和影像科的可接受时间内完成心脏检查。

一、左心室成像

心脏磁共振成像层面最常用的是左心室（LV）成像。除短轴成像层面外，左心室磁共振成像层面还包括二腔心、四腔心、三腔心等长轴层面。这与其他心血管成像技术，如经胸超声心动图和单光子发射计算机断层扫描所参照的层面相似。这些成像层面基本是在两个正交平面上来观察左心室室壁。

图 3-1 显示了获取这些层面的常规顺序及它们的解剖位置关系。每次检查首先采集一组分辨率较低的定位图像，包括覆盖大部分胸腔的三个（轴位、冠状位和矢状位）正交平面，即三平面定位法。在获得的三个平面中，选用轴位图作为定位的图像来获得二腔心图像。与此类似，短轴层面是由四腔心层面来定位。图中实线箭头标识的成像层面是显示左半心脏的标准平面；虚线箭头标识的是其他两个可选平面。这两个可选平面的意义是如果之前获得的左心的二腔心和四腔心长轴图像不规范时即不是双斜位图像（短轴），则可以选取这两个可选平面的图像。

（一）多平面定位图像

心脏磁共振检查获取各种成像层面的第一步是获得一系列包含整个心脏的定位图像（图 3-2），因为所有后续层面都是从这些图像上生成的。当获得这些图像时，必须要选择足够覆盖整个心脏的扫描野。这些图像通常是在三个正交的平面上（轴位、冠状位和矢状位）以宽扫描野非屏气方式采集。宽扫描野通常还会显示出胸腔和上腹部范围内的非心脏结构。从这些定位图像上可以辨认的关键解剖结构包括心脏的四个心腔和大血管。观察这些图像，可以看到心脏在纵隔内的倾斜方向。心尖位于第五肋间水平的膈顶部，

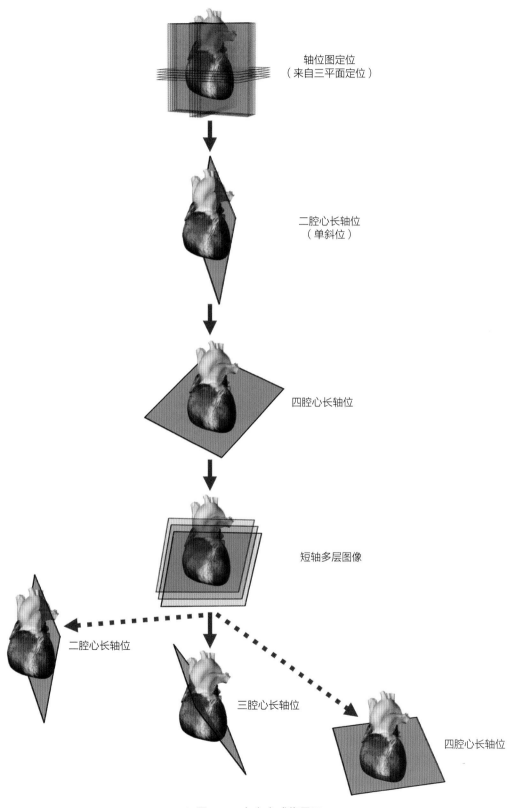

轴位图定位
（来自三平面定位）

二腔心长轴位
（单斜位）

四腔心长轴位

短轴多层图像

二腔心长轴位

三腔心长轴位

四腔心长轴位

▲ 图 3-1　左心室成像层面

显示了获取这些层面的顺序，并展示了定位图像与最终扫描获得的图像之间的关系，实箭表示典型的成像层面；虚箭表示可选的成像层面

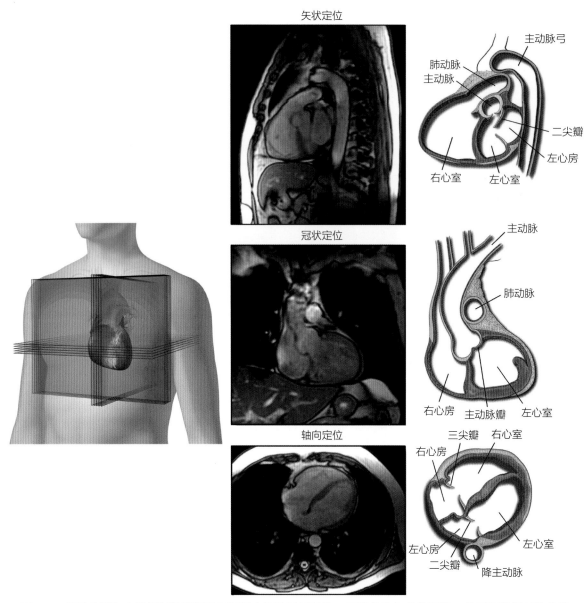

矢状定位

主动脉弓
肺动脉
主动脉
二尖瓣
左心房
右心室　左心室

冠状定位

主动脉
肺动脉
右心房　主动脉瓣　左心室

轴向定位

三尖瓣　右心室
右心房
左心房
左心室
二尖瓣　降主动脉

▲ 图 3-2　基于胸壁和心脏解剖位置利用三平面定位法显示轴位、冠状位和矢状位图像，以及正常解剖结构的彩色示意图

心底在第三肋水平心尖部的后方。通过从左向右滚动浏览矢状位图像，可以看到心脏的左右两侧结构。

（二）左心室二腔心（左心室长轴）层面

如图 3-3 所示，将左心室一分为二，显示其与室间隔平行的前壁和下壁结构。这种成像层面通常称为二腔心层面，因为可以看到两个心腔（左心房和左心室）。该层面类似于核医学成像中的垂直长轴层面和超声心动图获得的二腔心层面。

要获得左心室二腔心层面图像，步骤如下。

(1) 滚动定位图像，找到一个能清楚地显示左心室心尖的轴位图像。

定位流程
轴向定位

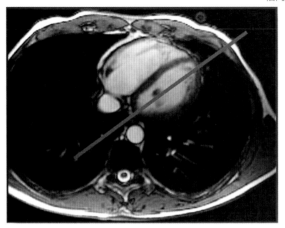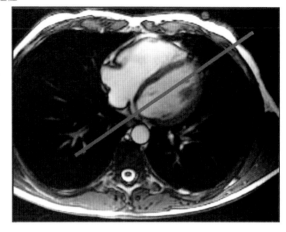

获得图像
二腔心长轴位（单斜位）

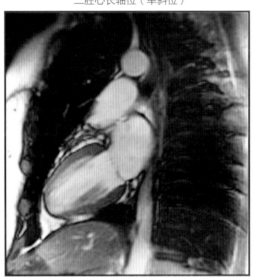

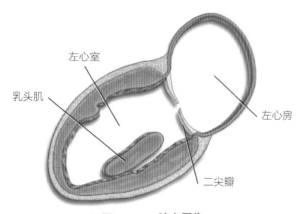

左心室

乳头肌

左心房

二尖瓣

▲ 图 3–3　二腔心图像

顶部图像为位于两个不同的解剖位置的磁共振定位层面（红线）；中部图像为扫描获得的二腔心图像，能清楚显示左室长轴结构；底部图像为二腔心解剖结构的彩色示意图

(2) 将定位层面设置到与室间隔平行的位置，确保这条定位层面在轴位图像上将左心室从心底到心尖部一分为二。

(3) 滚动浏览完整的定位图像，以确保成像层面将心尖和二尖瓣一分为二。

(4) 确保定位层面的中心位于左心室的中心。

标准的二腔心图像同时显示左心室、左心房、左心耳和二尖瓣。图 3-3 显示二腔心层面获得的过程及最后的结果，以这种方式角度的成像大致平分心脏的左心房和左心室。

（三）左心室四腔心（左心室水平长轴）层面

将前面获得的二腔心层面作为基本平面，将定位层面设为垂直于室间隔并以左心室为中心，可以获得四腔心图像。标准的四腔心层面将通过下间隔显示分开的右心室和左心室，因为它沿着长轴将左心室和右心室分开。应注意在此层面中看不到主动脉瓣。图 3-4 显示了带有注释的标准的四腔心图像。这个图像类似于通过核医学成像获得的水平长轴层面。

要获得标准的四腔心长轴层面图像，步骤如下。

(1) 在前面所得的二腔心层面中，找到一个能清楚地显示将左心室和左心房一分为二的图像。定位层面应该放在左心室下部 1/3，以避免显示出流出道，同时检查冠状位图像。

(2) 选择的二腔心层面大约处于心脏的舒张末期，因为此时心腔能最大限度地扩张。

(3) 确保定位层面的中心位于左心室的中心。

定位流程
二腔心长轴定位

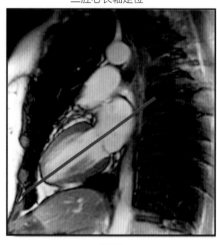

获得图像
四腔心长轴

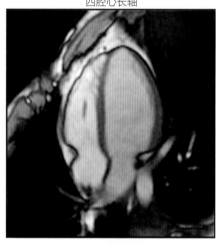

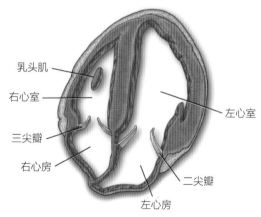

▲ 图 3-4　四腔心长轴图像

顶部图像为磁共振定位层面（红线），中部图像为扫描出来的四腔心磁共振图像，底部图像为四腔心解剖结构的彩色示意图

图 3-4 显示了获得四腔心图像定位层面的位置。该层面与室间隔的夹角约为 90°。该层面的方向与心脏的解剖位置相关。此图是将定位层面的中心放置在左心室的中部获得的图像。

（四）左心室短轴层面

左心室短轴是对左心室内部进行一个全面的"桶状"成像层面，它垂直于室间隔或左心室长轴。图 3-5 显示了短轴层面相对于心脏的位置及由此产生的解剖横截面。通常从心尖部到基底部采集多个短轴层面来对左心室各部分进行区分，如心尖部、心中部或基底部。基底部层面图像最接近大血管结构，显示的结构包括左心室和右心室，而心尖部层面图像通常只包括左心室。

如前所述获得的四腔心层面，为左心室短轴层的定位提供了必要的解剖学标志。根据研究的类型不同，可以获得三层或者更多的短轴层面。如果只需要三层短轴图像，即三层通过左心室的心尖部、心中部和基底部。图 3-5 显示了带有注释的左心室心中部和基底部短轴层面心脏图像。

要获得左心室短轴层面图像，步骤如下。

(1) 从前面所得的四腔心长轴层面数据中，识别大致处于舒张末期的图像。因为此时心腔能最大限度地扩张。

(2) 指定一个以左心室为中心、大致垂直于间隔的定位层面。定位层面的中心位于左心室的中部。

(3) 如果要进行多个层面的短轴成像，这些定位层面应该大致彼此平行，并垂直于室间隔，就会得到一系列从基底部、心中部到心尖部的图像。需要注意定位层面的起点应该足够高，应该包括基底部流出道位置，以用来方便后面的三腔心定位。

图 3-5 显示了在四腔心层面垂直于室间隔和二腔心层面垂直于左心室长轴的几个定位层面，还显示了这些层面与心脏解剖位置的关系，以及获得的彼此平行的短轴层面。

（五）左心室三腔心层面

左心室三腔心长轴层面通过主动脉根部和心底部的左心室侧壁将左心室分为两部分，并应延伸至心尖部（以避免左心室显示不全）。这个方向可以显示主动脉流出道，以及左心室的前间隔壁和下外侧壁。图 3-6 显示了带有注释的左心室三腔心层面的心脏图像。

要获得左心室三腔心长轴图像，步骤如下。

(1) 选择大致位于主动脉流出道水平的短轴层面。

(2) 选择此层面位置上大约处于舒张末期的图像。因为此时心腔能最大限度地扩张。

(3) 指定一个与室间隔倾斜并将主动脉根部一分为二的定位层面（图 3-6）。旋转角度依据从室间隔向右心室方向确定，保证其能将右心室和左心室平分。

确保定位层面的中心位于左心室的中心。

该定位层面也可以通过复制真二腔（后续）心采集层面并将定位层面朝向室间隔再旋转 45° 来获得。

图 3-6 显示了三腔心的定位层面。该层面与室间隔的夹角约为 45°。在这种情况下，定位层面是从室间隔指向右心室。图示中三腔心层面的示意图也显示了该平面与心脏解剖位置的关系。该图是将定位层面的中心放

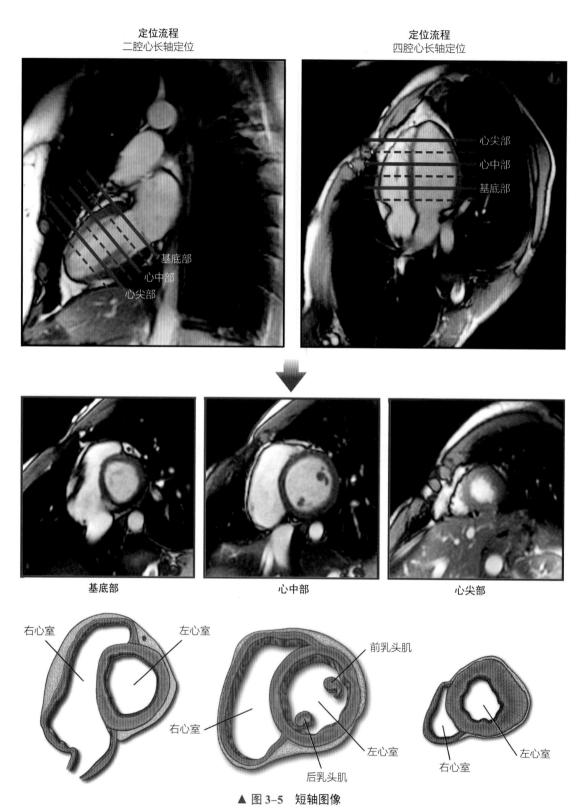

▲ 图 3-5　短轴图像

顶部图像为位于两个不同的解剖位置的磁共振定位层面（红线），中部图像是获得扫描出来的短轴图像，底部图像是短轴解剖结构的彩色示意图；红色实线对应于红色框中的扫描图像；虚线是通常规定的平面，但在本图例中未列出；磁共振成像层面应垂直于室间隔，并居中于左心室中部；生成的图像显示在左心室基底部、心中部和心尖部的代表性层面

定位流程
短轴位

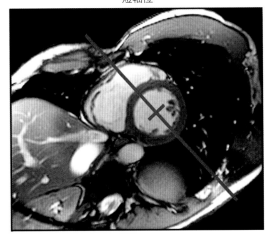

获得图像
三腔心长轴位

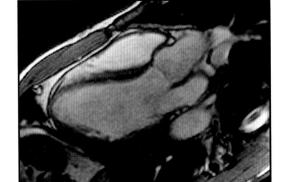

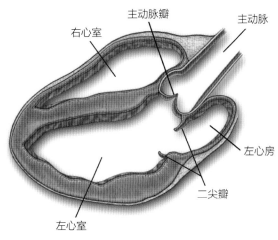

▲ 图 3-6　三腔心图像

顶部图像为磁共振定位层面（红线），定位图像上的短垂直线表示扫描野的中心和线的长度、成像切片的宽度，中部图像是扫描出来的三腔心图像，底部图像是三腔心解剖结构的彩色示意图

置在左心室的中部获得的图像。

（六）左心室二腔心（心室长轴位）层面（备选）

在某些情况下，由三平面定位法获得的二腔心层面显示不佳，不能准确地将定位层面与室间隔平行，进而将左心室一分为二显示前壁和下壁。其结果是左心房和左心室的显示欠佳。在这种情况下，可利用前面获得的短轴视图作为定位图像重新产生清晰的二腔心（真二腔）图像。

要获得左心室二腔心长轴图像，步骤如下。

(1) 选择大致位于左心室中部的短轴层面。

(2) 选择此层面位置上大约处于舒张末期的图像。因为此时心腔能最大限度地扩张。

(3) 将定位层面放于与室间隔平行的左心室上，从心底到心尖将左心室一分为二。

(4) 确保定位层面的中心位于左心室的中心。

图 3-7 显示了二腔心的定位层面。图示中二腔心层面的示意图也显示了该平面与心脏解剖位置的关系。该图是将定位层面的中心放置在左心室的中部获得的图像。

（七）左心室四腔心（水平长轴位）层面（备选）

与上述二腔心同理，初始的四腔心层面不会完整地垂直于室间隔将心脏一分为二，从而完好地显示左心室和右心室。可以根据先前采集的短轴图像来获得更准确的四腔心图像即真四腔心图像。这是一个真正的四腔心层面，因为它正好垂直于间隔，居中，沿

定位流程
短轴位

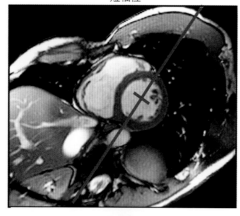

获得图像
垂直长轴位

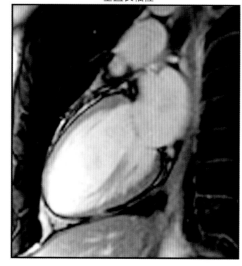

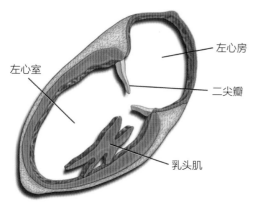

左心房

左心室

二尖瓣

乳头肌

▲ 图 3-7　二腔心图像

顶部图像为磁共振定位层面（红线），定位图像上的短垂直线表示扫描野的中心和线的长度、成像层面的宽度，中部图像是扫描出来的二腔心图像，底部图像是二腔心解剖结构的彩色示意图

着长轴将左右心腔一分为二。

要获得真正的四腔心长轴图像，步骤如下。

(1) 选择大致位于左心室中部位置的短轴层面。

(2) 选择此层面位置上大约处于舒张末期的图像。因为此时心腔能最大限度地扩张。

(3) 规定一个与室间隔垂直的定位层面。

(4) 确保定位层面的中心位于左心室的中心。

该定位层面也可以通过复制真二腔心或三腔心的采集层面并将定位层面转至与室间隔垂直即可。

图 3-8 显示真四腔心的定位层面。图示中四腔心层面的示意图也显示了该平面与心脏解剖位置的关系。该图是将定位层面的中心放置在左心室的中部而获得的图像。

二、右心室成像

了解右心室的结构和功能是心脏磁共振检查的一个重要组成部分。在大多数情况下，右心室的结构功能情况可以从用左心室的短轴层面获得。但是，在某些情况下，需要附加的成像层面，如右心室轴位层面。在其他特殊情况下，需要更复杂的右心室层面，如诊断致心律失常性右心室发育不良或 Ebstein 畸形。图 3-9 概述了需要这些附加层面时对右心进行成像的基本工作流程。

（一）常规右心室轴位电影图像

矢状面定位图提供了进行右心室电影序列成像时所需的解剖标志。轴位电影图像使得右心室观察效果最佳，与从三平面定位视

定位流程
短轴位

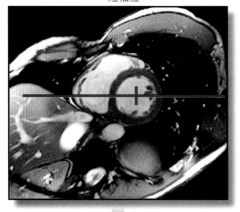

获得图像
水平长轴位

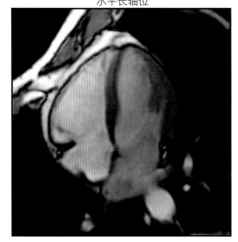

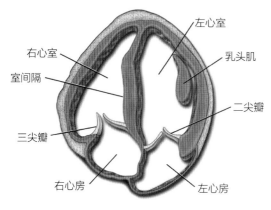

▲ 图 3-8　四腔心图像

顶部图像为磁共振定位层面（红线），定位图像上的短垂直线表示扫描野的中心和线的长度、成像层面的宽度；中部图像是扫描获得的四腔心图像；底部图像是四腔心解剖结构的彩色示意图；注意要滚动观察几个短轴视图，以确保成像层面同时包括心脏的左半和右半部分（心脏左右两侧的结构）

图获取的图像不同。相比之下，轴位定位图不仅提供了动态信息（即电影），而且分辨率更高。使用轴位图像可以方便地追踪右心室以计算右心室的容积和射血分数。一般来说，高分辨率的电影图像为识别三尖瓣提供了一种更完整、更简单的方法。

要获得右心室电影图像，步骤如下。

(1) 从矢状面定位图中，确定升主动脉的头端和心尖的尾端。

(2) 规定一系列大致以室间隔为中心的水平轴层面作为定位层面。

图 3-10 显示了矢状定位图上得到的从升主动脉和心尖的水平轴位图像。图示中还显示了轴位平面与心脏解剖位置的关系。

（二）右心室流入道长轴层面

四腔心层面提供了右心室二腔心所需的解剖标志。这里的四腔心可以参考前文提及的左心扫描方案获得（参见"左心室二腔心垂直长轴层面"和"左心室四腔心水平长轴层面"）。右心室流入道长轴层面定位层面应平行于室间隔，并将定位层面的中心置于右心室中点。

要获得右心室流入道长轴层面图像，步骤如下。

(1) 根据前面获得的四腔心图像，选择大约处于舒张末期的图像。因为此时心腔能最大限度地扩张。

(2) 选择以右心室为中心、与室间隔平行的定位层面。定位层面应该位于右心室中部。

图 3-11 显示了在四腔心层面上定位层面平行于室间隔且位于右心室腔的中央。图中也显示了该右心室二腔心层面与心脏解剖位

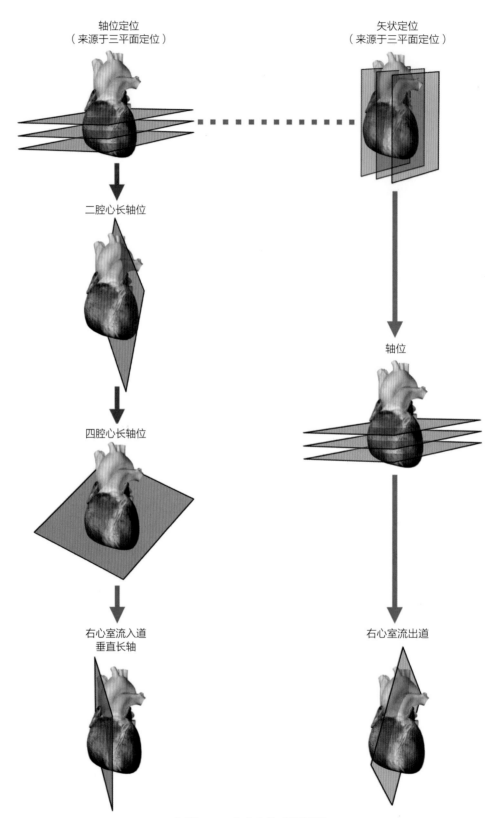

轴位定位
（来源于三平面定位）

矢状定位
（来源于三平面定位）

二腔心长轴位

四腔心长轴位

轴位

右心室流入道
垂直长轴

右心室流出道

▲ 图 3-9　右心室的成像层面

图中显示了获取这些层面的顺序，并展示了定位图像与最终扫描获得的图像之间的关系；蓝箭表示心脏右半部分的成像层面，红箭表示心脏左半部分的成像层面

定位流程
矢状定位

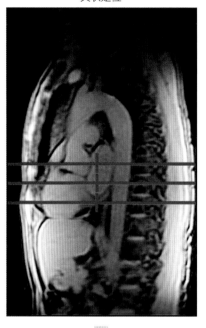

获得图像
轴位右心室层面

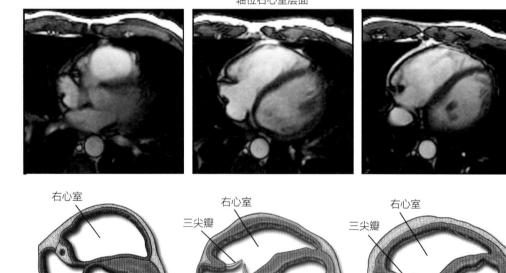

▲ 图 3-10　右心室轴位图像

顶部图像为矢状位磁共振不同的定位层面（红线），定位图像上的短垂直线表示扫描野的中心和线的长度、成像切片的宽度，中部图像是扫描出来的不同层面右心室轴位图像，底部图像是不同层面右心室轴位解剖结构的彩色示意图

定位流程
短轴位

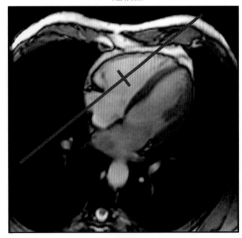

↓

获得图像
水平长轴位

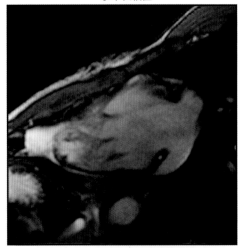

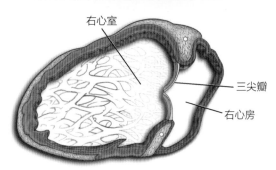

右心室

三尖瓣

右心房

▲ 图 3-11 右心室二腔心图像

顶部图像为磁共振定位层面（红线），定位图像上的短垂直线表示扫描野的中心和线的长度、成像层面的宽度，中部图像是获得的右心室二腔心图像，底部图像是右心室二腔心解剖结构的彩色示意图，应注意定位层面平分右心室和右心房

置的关系。该图是将定位层面的中心放置在右心室的中部而获得的图像。

（三）右心室流出道层面

轴位图像提供了矢状位成像层面（即右心室流出道平面）所需的相关解剖标志，来将右心室平分。

要获得右心室流出道层面图像，步骤如下：在轴位图像上，选择一个以肺动脉瓣为中心的矢状定位平面，将主肺动脉一分为二。此平面较前所述的矢状位略有倾斜，因此不是真正的矢状位。

图 3-12 显示在轴位层面上的定位层面，并显示主肺动脉的位置。该图是将定位层面放置在心中部的合成图像。

三、主动脉成像

（一）主动脉冠状位层面

主动脉冠状位层面通常有助于观察主动脉窦和近端升主动脉。

要获得主动脉冠状位层面图像，步骤如下：在轴位图像上，选择一条垂直于主动脉的中心线，生成的图像将显示左心室、主动脉瓣和左心室流出道。此外，还可以显示出肺动脉、右心房和右心室的斜位层面图（图3-13）。

（二）斜矢状位（"糖果手杖"）层面

图 3-14 说明了如何获得升主动脉和降主动脉的"糖果手杖"层面视图。此层面可以在不需要对比剂的情况下显示升主动脉、主

定位流程
轴位定位

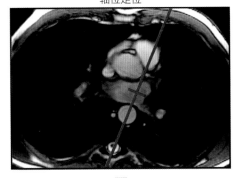

↓

获得图像
右心室矢状位流出道

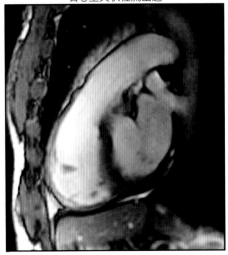

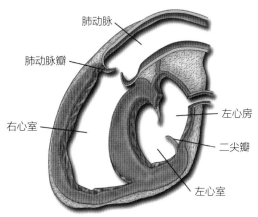

▲ 图 3–12　右心室流出道图像

顶部图像为磁共振定位层面（红线），定位图像上的短垂直线表示扫描野的中心和线的长度、成像层面的宽度，中部图像是扫描出来的右心室流出道图像，底部图像是右心室流出道解剖结构的彩色示意图；为确保定位层面的正确放置，建议在多个定位图像（未展示）上确保其位置正确

定位流程
轴位定位

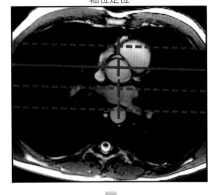

↓

获得图像
主动脉冠状位视图

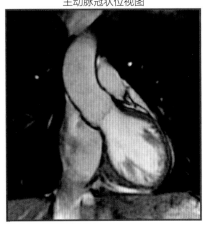

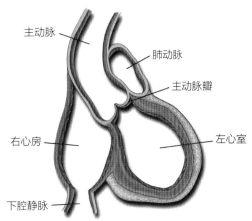

▲ 图 3–13　主动脉冠状位图像

顶部图像为磁共振定位层面（红线），定位图像上的短垂直线表示扫描野的中心和线的长度、成像层面的宽度，中部图像是获得扫描出来的主动脉冠状位图像，底部图像是主动脉冠状位解剖结构的彩色示意图；按红色实线扫描出来的图像呈现于红轮廓框中；虚线是临床常规扫描需要成像的平面，但在本例中按其扫描的图像未显示

定位流程
轴位定位

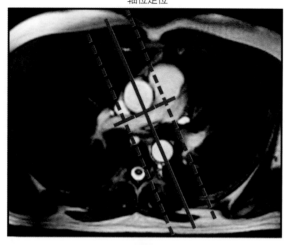

获得图像
斜矢状位（糖果手杖）

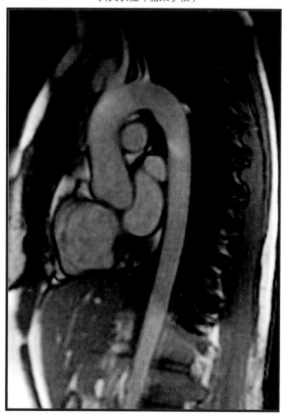

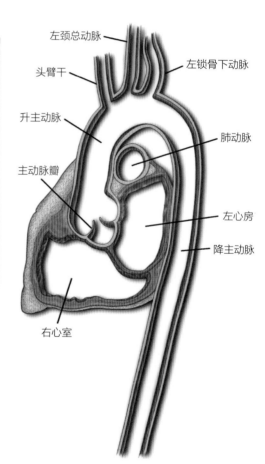

左颈总动脉

左锁骨下动脉

头臂干

升主动脉

肺动脉

主动脉瓣

左心房

降主动脉

右心室

▲ 图 3-14 "糖果手杖"层面

顶部图像为磁共振定位层面（红线），定位图像上的短垂直线表示扫描野的中心和线的长度、成像层面的宽度，底部左侧图像是扫描出来的"糖果手杖"层面图像，底部右侧图像是"糖果手杖"图解剖结构的彩色示意图；按红色实线扫描获得图像呈现于红色轮廓框中；虚线临床常规扫描需要成像的平面，但在本例中按其扫描的图像未显示；该视图通常被称为大动脉的"糖果手杖"层面视图

动脉弓分支和降主动脉的情况。常用于评估主动脉缩窄、主动脉瘤或主动脉夹层。"糖果手杖"名字来源于升主动脉和降主动脉的外观，它与糖果手杖的弓形有相似之处。

要获得"糖果手杖"层面图像，步骤如下。

(1) 在轴位电影图像上，识别出升主动脉和降主动脉。

(2) 将一个或多个定位平面平行于升主动脉和降主动脉，获得的斜矢状位图像可以显示升主动脉、主动脉弓和降主动脉。右肺动脉在短轴层面上亦可显示。

四、心脏瓣膜的可视化扫描

心脏瓣膜病的评估是许多心脏疾病影像学检查的重要组成部分。这些评估通常包括对肺动脉瓣、主动脉瓣和二尖瓣成像层面可视化。为了提高瓣膜解剖（例如瓣叶尖端）的显示度，应该使用产生血池/心肌对比度高的梯度回波序列，例如平衡稳态自由进动（SSFP）序列。为了提高瓣叶的可视性，应该使用较大的翻转角（约60°）。这虽然降低了整体对比度，但提高了瓣叶的显示度，在较小的翻转角度下，通常很难看清这些瓣叶。

（一）肺动脉瓣层面

要获得肺动脉瓣层面图像，步骤如下。

(1) 获得心脏的轴位图。

(2) 从轴位图中获得右心室流出道层面（前述）。

(3) 在右心室流出道图像上，规定定位层面垂直于肺动脉瓣并居中，将显示肺动脉和肺动脉瓣。此外，此图像也可以显示部分左心房和左心室图像（图 3-15），标记为肺动脉流出道的双斜位图。

(4) 在双斜位图上，将定位层面与肺动脉瓣平面平行放置。

上述合成的图像平面将显示短轴上的肺动脉瓣。

（二）主动脉瓣平面

要获得主动脉瓣横断面平面图像（图 3-16），步骤如下。

(1) 如前所述，获得左心室的短轴和三腔心层面。

(2) 要直接显示主动脉瓣，请将垂直于左心室流出道的定位层面放置在主动脉瓣环的水平，如三腔心视图上的虚线所示。

(3) 另一种方法是，通过放置与左心室流出道平行的定位层面来指定双斜位左心室流出道视图，如三腔心视图上的实线所示。

(4) 在左心室双斜流出道视图上，在主动脉瓣环水平指定一个与主动脉瓣平行的平面。其可在生成的短轴图像上显示出主动脉瓣。

（三）二尖瓣和三尖瓣平面

上述的几个标准成像层面为二尖瓣和三尖瓣的可视化提供了极好的方式。如二腔心短轴层面可以清晰显示二尖瓣和三尖瓣。此外，四腔心层面亦可以显示二尖瓣和三尖瓣。右心室流入道层面可以显示三尖瓣的长轴位视图。通过规定平行于瓣口的定位层面，可以清晰显示每个瓣叶（图 3-17）。

常规轴位

右心室流出道

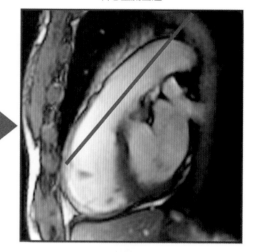

肺动脉流出道
双斜位

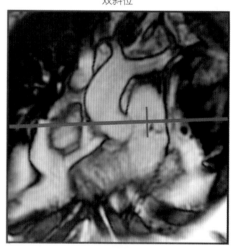

肺动脉流出道
横截面

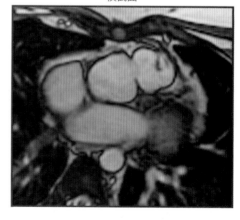

▲ 图 3–15　肺动脉瓣膜和（或）肺动脉成像

红线显示了各个定位层面的位置。利用轴位图像获
得右心室流出道的视图。将流出道一分为二的第二
成像层面提供了肺动脉流出道的双斜视图和肺动脉
瓣视图，该图像用以定位最终的成像层面，将肺动
脉瓣膜平面一分为二，从而获得肺动脉瓣膜横截面
的图像

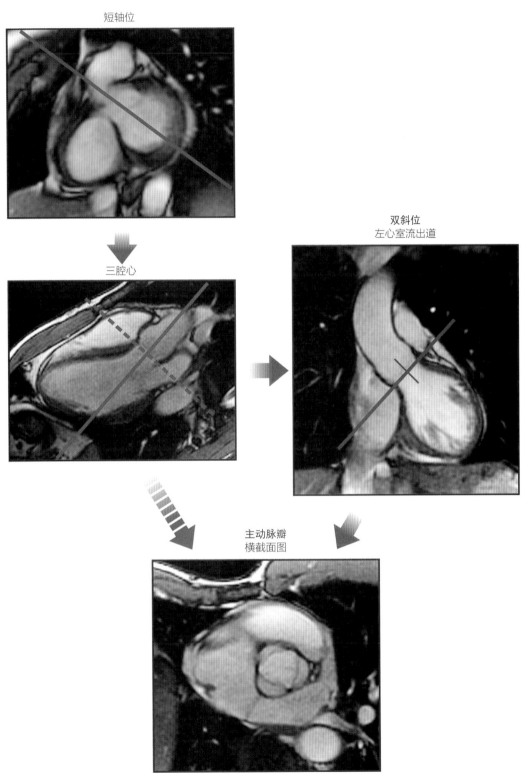

短轴位

双斜位
左心室流出道

三腔心

主动脉瓣
横截面图

▲ 图 3–16　主动脉瓣横截面成像

红线显示了各个定位层面的位置。通过短轴和三腔心层面的定位获得双斜位的主动脉冠状面视图。主动脉瓣平面可以
通过一个与左心室流出道正交的成像层面（三腔心层面上的虚线）来显示。或者，可使用双斜位主动脉冠状面视图来
定位与流出道正交的主动脉横截面，这种方法可以清晰显示主动脉瓣

二腔心二尖瓣环

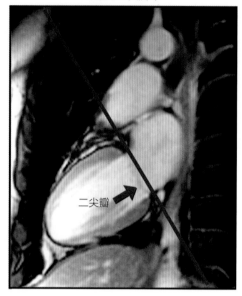

三腔心二尖瓣环

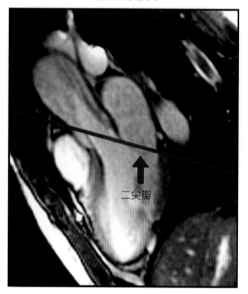

四腔心瓣膜层面

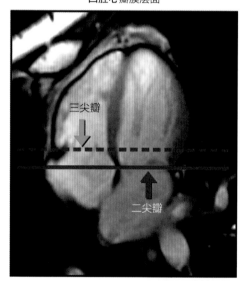

▲ 图 3-17 二腔心、三腔心和四腔心层面上二尖瓣和三尖瓣的位置

三个成像层面均可用于二尖瓣定位。红实线表示可以在每个图像上指定的定位层面。四腔心层面提供了二尖瓣和三尖瓣平面的可视化。实线标识二尖瓣横截面显示所需要扫描定位层面，虚线标识三尖瓣平横截面显示所需要扫描定位层面

第 4 章　脉冲序列基础
Pulse Sequence Basics

Kiaran P. McGee　Matthew A. Bernstein　著

冯长静　李丹燕　李小虎　译

祝因苏　李小虎　校

本章目的是介绍常规临床心脏磁共振成像最常应用的脉冲序列。首先，将每个序列分成 5 个单独模块或类别来阐述脉冲序列的概念。具体包括磁化准备、回波形成、数据采集、快速成像和用于采集数据的成像模式，随后生成的图像表现为心肌和血池的信号。成像参数的选择对整体图像质量的影响将通过几个实例进行说明。根据此框架，我们将提供每个脉冲序列及其所需特定参数的推荐值和示例图像。脉冲序列也可以通过其应用——心脏结构或功能成像加以区分。

本版新增了典型脉冲序列成像参数的修改及其对图像质量影响的实例。此外，我们介绍了几种最近出现的可用于常规临床的新兴技术和脉冲序列。

一、心脏 MRI 脉冲序列成像剖析

从概念上讲，心脏 MRI 脉冲序列可分为 5 个类别（图 4-1 中的方框 1～5）。每个类别包含多个组成部分，它们可以以各种方式组合来提供全方位的图像对比和应用（如功能或形态研究）。图 4-1 显示了由血池信号定义的这 5 个类别及生成的图像（图 4-1 中的方框 6）。本节介绍了每个类别，并列出了每个类别的组成部分。

（一）磁化准备

磁化准备是应用射频（RF）和梯度脉冲准备 MRI 信号。因此，在数据采集前便有了图像对比。磁化准备的 5 个不同部分介绍如下。

1. 饱和恢复

应用一系列 90° RF 脉冲将纵向磁化完全转换为横向磁化。纵向磁化的恢复是 T_1 弛

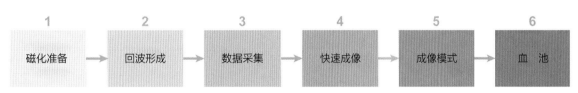

▲ 图 4-1　心脏磁共振脉成像脉冲序列

豫效应发生的结果。通过选择 RF 脉冲之间合适的延迟时间［即脉冲重复时间（TR）］，可以达到抑制特定组织的效果。

2. 反转恢复

施加一个 180° RF 脉冲，然后追加延迟时间。组织抑制是通过选择介于 180° 脉冲与成像开始之间的延迟时间来实现的。如此一来，由于 T_1 恢复，该组织的信号便被抑制为零。

3. 脂肪抑制

施加一个和脂肪共振频率一致的 RF 脉冲，随后加上一个梯度毁损。除非主磁场非常不均匀，这种 RF 脉冲—梯度组合将仅使脂肪的磁化失相位。脂肪抑制也可以在成像序列的磁化准备阶段中通过施加多个反转脉冲来实现。

4. 标记技术

施加一个 RF 脉冲产生横向磁化，随后采用梯度诱导空间磁化调制及第二个幅度相等但翻转角相反的 RF 脉冲。这将产生一个与空间依赖的 MR 信号调制，然后根据图像中的条纹标记进行运动追踪。

5. 相位对比（流速编码）

在数据采集前应用梯度波形对进入 MR 图像相位的运动组织进行速度（即速率和方向）编码。这通常用于血流的定量测量，也可用于诸如心脏等组织运动追踪。将特定速度范围的最小值和最大值（ $-180°\sim+180°$ ）映射为相位图。与本文所列磁化准备的其他部分不同，流速编码应用于 RF 激励脉冲之后，因此它影响横向磁化而不是纵向磁化。

（二）回波形成

回波形成是指产生 MR 信号的一种方法。

这些回波通过应用适当的空间编码梯度对 MR 图像的空间频率或 k 空间进行编码，得到的数据通过傅里叶变换而产生最终的 MR 图像。回波形成的各种组成部分如下所述（图 4-2）。

1. 自旋回波

通过应用 2 个 RF 脉冲（90° 和 180°）产生 k 空间信号，该信号（RF 自旋回波）的产生发生在 90° 脉冲之后的一个时间点（等于 2 个脉冲之间间隔的两倍时间）。对于标准自旋回波，每个 TR 间期由单个 90°～180° RF 脉冲对组成。重复 180° 脉冲可形成快速自旋回波。这些额外的回波通常是相位编码的，在单个 TR 间期内采集多行 k 空间数据（如快速自旋回波方法），从而减少了总成像时间。应用多个 180° 重聚脉冲形成的系列自旋回波（又称回波链）的振幅被 T_2 信号弛豫效应衰减。对于长回波序列，短 T_2 弛豫时间可能导致组织图像模糊。

2. 梯度回波

通过应用翻转角通常远小于 90°（如＜45°）的 RF 脉冲形成回波信号和后续图像。在 RF 脉冲发出后，立即沿该读出方向施加负极性梯度脉冲使横向磁化失相位，随后施加连续正极性梯度脉冲，逆转负梯度效应并形成相应回波图像。如要完成图像采集，还需要额外增加层面选择和相位编码的梯度场。短回波时间约为 1ms，在大多数现代成像系统上的高性能梯度系统都可实现。梯度回波成像序列通常用于快速成像，如 MR 血管造影或电影成像序列。

在所有梯度回波成像类型中，由于应用 RF 脉冲的磁化损失和 T_1 恢复之间的相互作用，使得磁化的纵向部分达到动态平衡。心脏成像中最常用的 2 种梯度回波是扰相梯度回波和平衡稳态梯度回波，后者将是本章关注的重点。其他类型的梯度回波成像包括相干梯度回波和反向稳态自由进动。

(1) 扰相梯度回波：通过改变 RF 脉冲的相位和（或）应用附加的梯度波消除（破坏）残余的横向磁化。受损梯度回波图像通常为 T_1 加权图像，但由于血液流入可表现为亮血信号。

(2) 平衡稳态梯度回波：保留残余横向磁化并强烈促成净信号。如图 4-2 所示，在每个 TR 间期所有轴线上的净梯度区域均为零（平衡）。沿所有 3 个空间编码轴线上保持零净相位组成了平衡稳态梯度回波。对于这些类型的序列，RF 脉冲的相位遵循一个简单模式（如符号交替）即从一个 TR 间期到下一个间期。一个平衡稳态梯度回波产生的对比和 T_2（横向弛豫）与 T_1 的比值（T_2/T_1）成正比。此时，脂肪和液体是亮的。这种类型的梯度回波极易受到梯度稳定误差和磁场不均匀性的影响。这些效应在图像中表现为条带状伪影（黑白交界处）。

（三）数据采集

数据采集即采集回波（自旋或梯度）的方法，这是作为重建图像所必需的 k 空间获取数据过程的一部分。数据采集的组成部分如下所述。

1. 单回波

每个重复时间（TR）获得一条数据线。除非使用快速成像技术，否则单回波成像序列的总成像时间等于 TR 与该序列执行的相位编码数的乘积。

2. 回波链

每个 TR 通过应用额外的 RF（例如快速自旋回波序列）或梯度（基于多回波梯度回波的序列）获得超过 1 个图像回波或者数据线。总成像时间等于 TR 和相位编码数的乘积除以每个 TR 采集的数据线数（回波链长度）。通过使用快速成像技术的方法可以进一步缩短回波链的采集时间。

3. 单次激发

回波链概念的扩展，即在单次 TR 或"激发"中获得图像的所有数据线。这将使得图像采集非常快速。

4. 多次激发

一个回波链需要 1 次以上重复（激发）才能获取一幅图像的所有原始数据。每张图像所需的激发次数等于总数据线除以每个回波链中的行数。如果有剩余部分，则将商四舍五入至下一个最高整数。

5. 分段数据采集

在心动周期的特定期相（分段）采集有限数量的图像数据线数（视图）。在多个心动周期内采集单个图像所需的完整数据集。采集有限数量的数据线数会减少心动周期内数据采集窗口的时间覆盖范围或宽度（约等于几十毫秒），从而在每个心动周期特定期相产生"静态"图像。在不同节段重复采集过程会产生多时相或电影数据集，从而使心脏运动可视化。每段采集的图像回波（线）数量被称为分段图（VPS）。VPS 基于心率（HR）进行调整，以保证电影系列中每张图像具有足够的时间分辨率，而较小的 VPS 值可以提高时间分辨率，但会增加总采集时间。

6. 视图时相共享

在代表心动周期相邻时相的图像之间共享 k 空间线，从而增加重建心动周期的相位数。

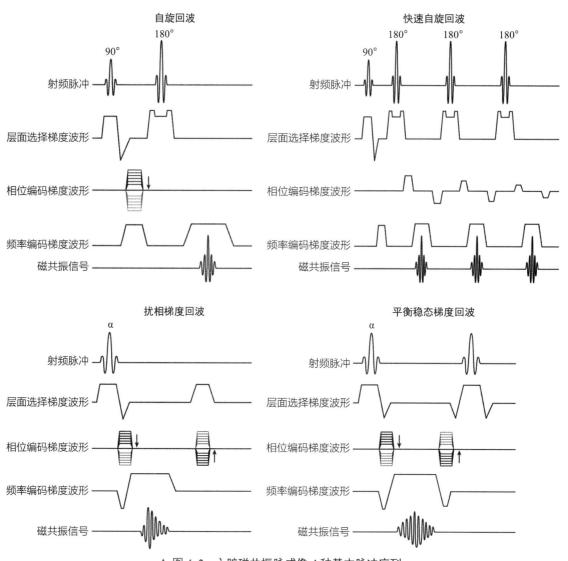

▲ 图 4-2　心脏磁共振脉成像 4 种基本脉冲序列

自旋回波、快速自旋回波（或多重自旋回波）、扰相梯度回波和平衡稳态梯度回波；每个序列显示用于生成单个图像回波的 RF 脉冲和空间编码梯度；重复序列可生成图像重建所需的 k 空间数据；相位编码轴显示多个梯度波形；相位编码梯度波形上的箭表示梯度波形的时间顺序：向下的箭表示按顺序施加最大正梯度至最大负梯度波形；向上的箭表示反向，第一个梯度为最大负梯度，按顺序递增直至达到最大正梯度，α 表示射频脉冲的翻转角——纵向磁化旋转到横向平面的角度；自旋回波和多重自旋回波序列上 RF 脉冲的 90° 和 180° 是指相关翻转角的值

（四）快速成像

快速成像包含一组成像技术，主要通过减少 k 空间数据采样来减少总采集时间，然后进行图像重建。快速成像组成部分如下所述。

1. 基于图像的并行成像（SENSE）

减少在标准采集中获得的相位编码数会使相位编码方向混叠（缠绕），然后展开（不混叠）以产生有效的更大视野（FOV）的图像。［在三维（3D）采集中，有时可能会沿 2 个方向减少相位编码数，以便进一步加速］。具有空间灵敏度差异的相控阵线圈元件被用于数学方法上映射展开。成像减少的时间等于相位编码部分减少的时间。校准数据也需要空间线圈灵敏度映射，并且可以作为成像序列的一部分或单独进行扫描。

2. 基于 k 空间的并行成像（SMASH 和 GRAPPA）

在相位编码方向上对 k 空间数据进行欠采样，然后使用相控阵线圈的元件和相位编码过程的谐波性质对缺失数据进行重建。

3. 混合（时间 - 空间）

应用于高时间分辨率或总采集时间较长的序列（如电影）的技术。UNFOLD 是一种通过识别图像数据的时间谐波来减少混叠伪影的方法。kt-BLAST 和 TRICKS 是与此概念相关的其他快速成像技术。

4. 部分傅里叶（k 空间）

不需要采集所有的 k 空间线，因此可以减少 TR，总成像时间也减少。缺失数据可以通过应用零差重建技术或简单地将这些数据设置为零（零填充）来补充。

5. 矩形（部分）相位 FOV

k 空间线之间的间距与 FOV 成反比。减小 FOV 会增加 k 空间线之间的间距；因此在相位编码方向上覆盖相同 k 空间范围所需的空间线更少。采集较少的 k 空间线意味着较少的 TR，因此采集时间也较短。为避免图像卷积（即混叠），矩形相位 FOV 必须与感兴趣解剖结构的形状相匹配。

（五）成像模式

成像模式是指数据集采集的方式，下面将介绍 4 种成像模式。比较重要的是要认识到最终图像可以是 2 种或多种模式的组合，例如二维（2D）电影采集是心脏 MR 成像中常用的成像模式。

1. 单帧（静态）成像

在单个时间点采集单个成像平面的一组层集或容积信息，而没有任何时间信息。

2. 电影序列

在给定时间间隔内采集相同解剖位置（方向）的多幅图像。对于大多数心脏成像，采集电影序列的时间间隔是心电图的 R-R 间期时间或其倍数。

3. 2D 成像

该数据平面的方向可由物理空间中的任意 3 个点进行定义。数据点（像素）矩阵用来填充这个平面。2D 图像的尺寸由矩阵大小给出，可将其分别视为重建图像矩阵中的行数和列数（或列数和行数，取决于图像的方向）。如果使用零填充等插值算法，则矩阵大小可以大于频率和相位编码方向上采集点 N_x 和 N_y 的数量。可采集多个 2D 平面（有或无间隙）以覆盖成像容积。对于 2D 采集，每个成像平面（也称为截面或层面）可以用其自身 2D 傅里叶变换进行个体化重建。

4. 3D 成像

物理空间中任意方向的容积数据。3D 容积可以视为由一系列连续的（零间隙或负间隙）2D 成像平面组成。3D 的术语是用于由单个 RF 脉冲激发获取的成像容积；通常，这些数据在 2 个垂直方向上进行相位编码。矩阵尺寸定义为每个平面的行数和列数，平面数量定义了容积的第三维度。对于 3D 采集，使用 3D 傅里叶变换将整个成像平面集重建为一组。

（六）血池

血池是指最终 MR 图像中血池信号强度。血池信号通常由以下 3 个术语中的 1 个来描述。

1. 亮血 – 外源性对比剂

血池在图像中显示为最高信号，源于使用缩短 T_1 的钆对比剂。最常用于短回波时间（TE）和 TR 梯度回波脉冲组合序列。

2. 亮血

血池在图像中显示为最高信号。在心脏应用中最常见的是通过梯度回波序列（扰相和平衡）实现高血池信号（即亮血）。

3. 黑血

血池被抑制，其强度约等于背景信号（零）。血池信号抑制通常通过施加 1 个或多个反转脉冲，然后应用自旋回波或梯度回波成像序列来实现。

二、成像参数

在常规临床心脏 MR 成像中改变 MR 成像参数很常见，并且由于患者体型、年龄的变化及男女性别之间的解剖差异而必须改变成像参数。重要的是要认识到，与其他 MR 成像一样，修改任何成像参数都会导致图像发生改变。如当所有其他参数保持恒定时，成像 FOV 的增大将由于像素尺寸的增加而使图像信噪比（SNR）增加。但是，此时图像分辨率会因此降低，这可能会影响到区分细小而重要的解剖结构。因此，理解常用成像参数的修改是如何影响图像的整体质量是非常重要的。

二维 MR 图像上衡量图像质量的参数 SNR 一般由下列公式计算

$$SNR_{2D} = const \times \frac{\sqrt{N_{avg} \times N_x \times N_y} \times \Delta X \times \Delta Y \times \Delta Z}{\sqrt{BW}} \quad （公式 1）$$

其中 N_{avg} 是信号数量的平均数；N_x 是沿频率编码轴的数据点数；N_y 是相位编码步数；

ΔX、ΔY 和 ΔZ 分别是沿频率、相位和层面编码方向的像素分辨率；BW 是成像序列的接收器带宽。带宽值通常表示为接收器信号的总带宽（单位：kHz）或单位像素带宽（单位：Hz/像素）。每个像素的带宽是通过总带宽（即图像注释上通常提供的 ± 值的 2 倍）除以频率编码方向上的像素数获得的。一般而言，FOV——在这种情况下沿着频率编码方向——由 N_x 和 ΔX 的乘积得出。公式（1）中的比例常数取决于多种因素，包括主磁场强度和射频线圈的设计。

在成像过程中，修改其中一个或多个参数非常常见。如增大 FOV 以显示更大的解剖区域或减少图像混叠。了解修改这些参数对空间分辨率和 SNR（或两者）的影响非常重要。本节提供了每个参数的解读、修改参数产生的影响的示例及其原因。

（一）基础采集示例

图 4–3 至图 4–8 显示在健康志愿者的短轴位平衡 SSFP 图像中，不同的成像参数如何影响了图像 SNR。图 4–3 显示了一张典型的左心室舒张中期的短轴位平衡 SSFP 图像。成像参数为：FOV=44cm，层厚 =8mm，N_x、N_y=192/192，TR/TE=3.1/1.3ms，BW=976Hz/像素或 ±125kHz（单位像素的带宽通过 250kHz 的接收器带宽除以重建图像中沿频率编码方向的像素数来计算，即 256），N_{avg}=1，翻转角 =50°，相位 FOV=1.0（即无矩形相位 FOV），VPS=16，MR 机器场强 =1.5T。该图像 SNR 值为 100%。

（二）信号平均或激励

增加信号数目平均值（或激励信号）可提高图像 SNR，但这样做的弊端是增加成像时间。因为 SNR 与信号平均数的平方根成正比，因此该值加倍只会使 SNR 增加 41%（因为 2 的平方根≈1.41）。由于从心动周期的不同时相对数据进行分段采集，或者成像时间增加，导致患者屏气失败的可能性增加，因此运动器官（如心脏）成像信号平均数的增加有增加图像伪影的可能性。图 4-4 的采集与图 4-3 的采集相同，但激发次数为 0.75~1.0 或 0.75~2.0。

（三）带宽

成像带宽或沿频率编码轴采集每个数据点所花费时间的倒数是脉冲序列编程器和成像技术人员最常修改的参数之一。较大的带宽会降低最小 TE 和 TR，就像在平衡 SSFP 成像的情况下一样。或者可以在多回波采集中减小回波之间的间距，如在黑血成像中常用的多回波或单次激发自旋回波技术。虽然增加带宽降低了金属的水脂化学位移和伪影。但根据公式（1），它也降低了图像 SNR。图 4-5 显示了带宽范围为 ±62.5kHz（488Hz/ 像素）至 ±125kHz（976Hz/ 像素）的平衡 SSFP 图像。

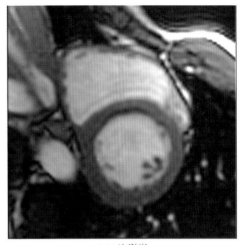

0.75 次激发

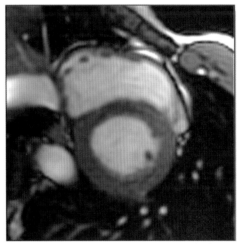

1.0 次激发

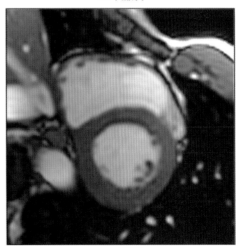

2.0 次激发

▲ 图 4-4　与图 4-3 类似的短轴位平衡 SSFP 图像，但信号平均值（或激发次数）不同

该图的激发次数为 0.75~2.0；3 幅图像的相对 SNR 值分别为 87%、100% 和 141%

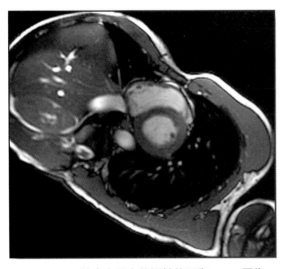

▲ 图 4-3　健康志愿者的短轴位平衡 SSFP 图像

相对信噪比为 100% 的基础图像

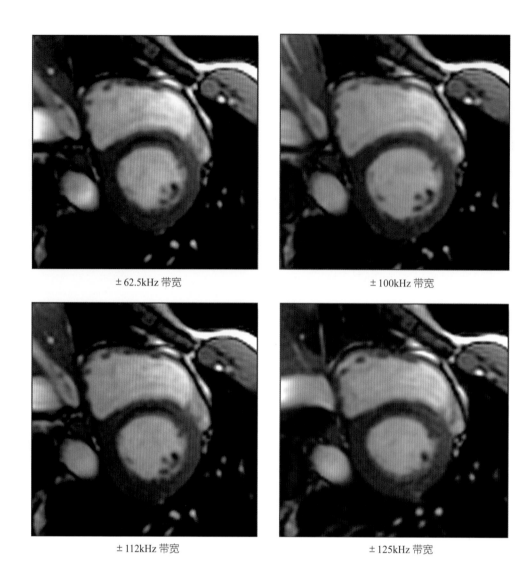

±62.5kHz 带宽 ±100kHz 带宽

±112kHz 带宽 ±125kHz 带宽

▲ 图 4-5 与图 4-3 类似的短轴位平衡 SSFP 图像，但带宽不同

图像中的带宽范围为 ±62.5kHz（488Hz / 像素）至 ±125kHz（976Hz / 像素）；4 幅图像的相对 SNR 值分别为 141%、112%、106% 和 100%

（四）视野

对于给定的数据矩阵，增大 FOV 将增加像素大小，从而增加 SNR。这是一种提高图像信噪比的有效方法，并且不会延长成像时间。增大 FOV 也有利于消除由于混叠（即卷积）引起的伪影。但是，假设图像像素保持不变，增大 FOV 将降低空间分辨率（图 4-6）。

（五）矩阵（像素大小）

图像的 SNR 与数据点数（$N_x \times N_y$）的平方根成正比。然而对于固定的 FOV，由于沿该轴方向像素尺寸（$\Delta X = FOV/N_x$）的减小，增加该参数将降低图像 SNR。图 4-7 显示了在保持固定像素大小的同时增加数据点数的影响。由于标准图像重建矩阵尺寸为 256×256 和 512×512，所以使用 256×256 或更小的矩阵大小来重建该尺寸，而使用

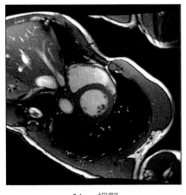 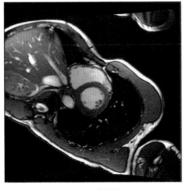 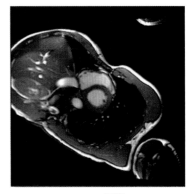

34cm 视野　　　　　　　　39cm 视野　　　　　　　　44cm 视野

▲ 图 4-6　与图 4-3 类似的短轴位平衡 SSFP 图像，但 FOV 不同

图像中的 FOV 为 34～44cm；3 幅图像的相对 SNR 值分别为 60%、79% 和 100%

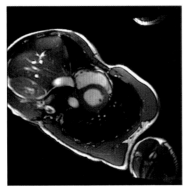 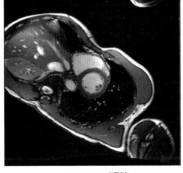 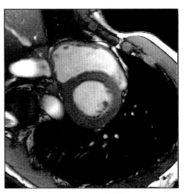

192×192 矩阵　　　　　　256×256 矩阵　　　　　　384×384 矩阵

▲ 图 4-7　与图 4-3 类似的短轴位平衡 SSFP 图像，但矩阵大小不同

图像中的 FOV 是固定的，矩阵大小为 192×192 至 384×384；3 幅图像的相对 SNR 值分别为 100%、133% 和 50%；384×384 矩阵采集（右）已调整为 256×256

零填充方法将 384×384 的矩阵大小重建为 512×512 矩阵尺寸。在本示例中，将 384×384 矩阵采集重建为 512×512 图像，像素尺寸 ΔX 减半，有效分辨率提高 1 倍。

（六）像素尺寸

图像 SNR 与所采集图像体素的体积呈线性比例（但是，如果通过零填充重建图像则不会影响 SNR）。更大的体素体积将通过整合更大体积组织的信号来增加 SNR，这样会导致空间分辨率降低、部分容积效应增加。对于整个平面方向，增加层厚会降低不规则形状或弯曲物（如乳头肌）的图像质量，从而增加图像模糊的可能性。图 4-8 显示了增加通过该平面像素尺寸的影响。

三、心脏结构成像的脉冲序列

（一）平衡稳态梯度回波电影序列

该方法（图 4-9）是用于评估心脏结构和功能最常见的序列。图像信号大致与 2 个弛豫参数的比值（T_2/T_1）成正比；因此，尽管使用了较短的 TE 值和 TR 值，液体仍然是明亮

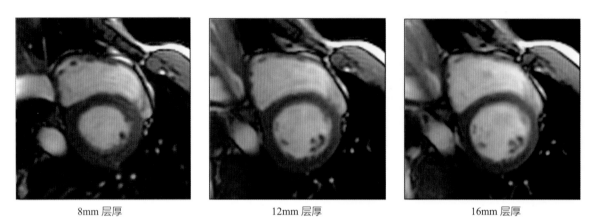

8mm 层厚　　　　　　　　　12mm 层厚　　　　　　　　　16mm 层厚

▲ 图 4-8　与图 4-3 类似的短轴位平衡 SSFP 图像，但层厚不同

图像中的层厚为 8～16mm；3 幅图像的相对 SNR 值分别为 100%、150% 和 200%

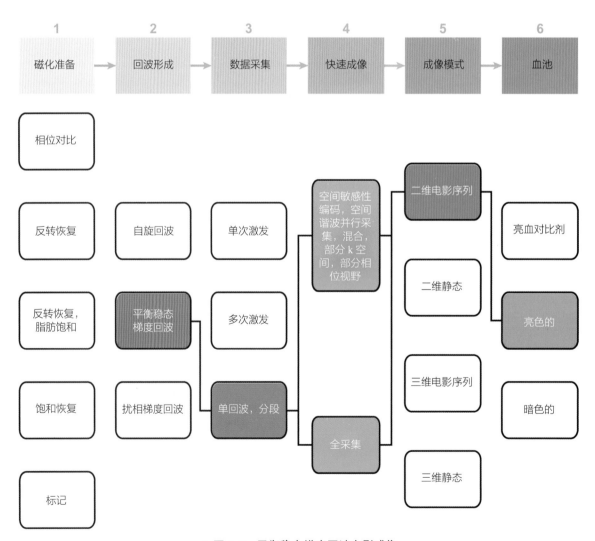

▲ 图 4-9　平衡稳态梯度回波电影成像

的。该序列提高了血池—心肌对比（图 4-10）。

特定序列参数

(1) 分段成像：VPS 是每个心动时相采样的 k 空间行数；它决定了电影序列每个心动时相的时间分辨率。VPS 基于患者心率［心搏次数 / 分钟（bpm）］（表 4-1）。VPS 降低将增加成像时间，因此，通常在足够的时间分辨率和屏气持续时间之间达成折中。为了将低 VPS 值的成像时间保持在正常持续屏气时间（< 20s）内，可以使用几种干预策略，包括减少相位编码步骤数、部分相位 FOV 或采用并行成像技术。

(2) 心动时相：这是整个心动周期内重建

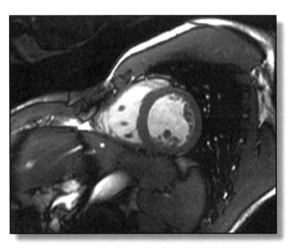

▲ 图 4-10　短轴位平衡稳态梯度回波图像

表 4-1　典型分段视野与心率

心率（次 / 分）	视　野
≤ 60	10～12
61～95	8～10
96～125	6～8
126～155	4～6
≥ 156	≤ 4

图像的数量，每张图像代表心动周期的特定时间点或时相。心动时相数越多，电影序列的时间分辨率越高。多数情况下，电影序列重建 20 个心动时相。

（二）扰相梯度回波电影序列

该方法（图 4-11）的信号低于平衡稳态梯度回波序列，但不易受到磁场不均匀伪影的影响。液体是黑色的（除了流入层面或在层面上有对比剂的血液）（图 4-12）。

（三）钆对比剂延迟增强

该方法（图 4-13）包括反转恢复、单次激发或多次激发扰相梯度回波。选择合适的心肌反转时间（TI_{myo}），以便抑制来自正常心肌的信号，并使钆对比增强后梗死心肌的信号最大化（图 4-14）。

特定序列参数

心肌反转时间：这是从应用 RF 反转脉冲到数据采集的延迟时间。选择合适的 TI_{myo} 在数据采集时正常心肌的纵向磁化强度为零。TI_{myo} 的选择是基于对比剂给药和延迟增强成像开始之间的延迟时间，以及对比剂在心肌内的进入和廓清动力学。对于单次反转脉冲采集多行数据的单次激发和多次激发序列，TI_{myo} 是从 RF 反转脉冲到数据采集窗口中心采集的延迟时间。经典 $TI_{myo}=100～300ms$。

（四）双反转恢复

这是一种反转恢复脉冲序列（图 4-15），可对整个成像容积施加反转脉冲，包括层面选择性反转脉冲和自旋回波、回波链成像序列。第一个反转脉冲和自旋回波读出之间的

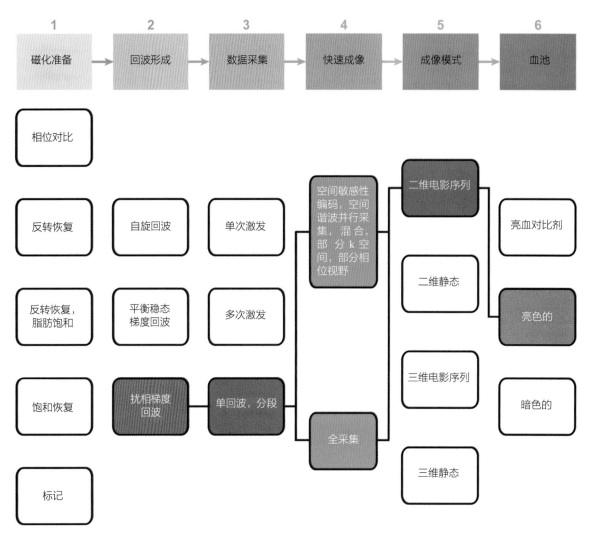

1	2	3	4	5	6
磁化准备	回波形成	数据采集	快速成像	成像模式	血池

相位对比

反转恢复 | 自旋回波 | 单次激发 | 空间敏感性编码，空间谐波并行采集，混合，部分 k 空间，部分相位视野 | 二维电影序列 | 亮血对比剂

反转恢复，脂肪饱和 | 平衡稳态梯度回波 | 多次激发 | | 二维静态 | 亮色的

饱和恢复 | 扰相梯度回波 | 单回波，分段 | | 三维电影序列 | 暗色的

标记 | | | 全采集 | 三维静态

▲ 图 4-11 扰相梯度回波电影成像

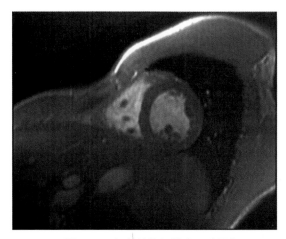

▲ 图 4-12 短轴位扰相梯度回波图像

时间被称为血液反转时间（TI_{blood}），该时间的成像序列中血液信号被抑制（图 4-16），但这不是脂肪抑制成像序列。

特定序列参数

血液反转时间：这是 RF 反转脉冲与数据采集之间的延迟时间。应用非层面选择性（硬）RF 脉冲，以反转来自成像容积内所有血液的 MR 信号。该数值取决于场强。TI_{blood}在 1.5T 场强、心率为 60 次 / 分时为 650ms。更多信息请参见 Simonetti 等和 Greenman 等报道。

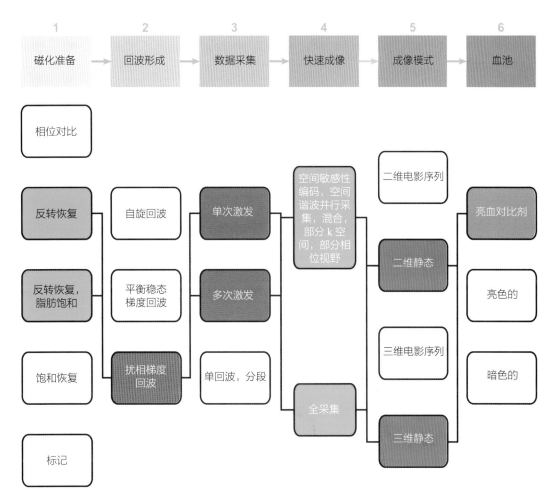

▲ 图 4-13　钆剂延迟增强成像

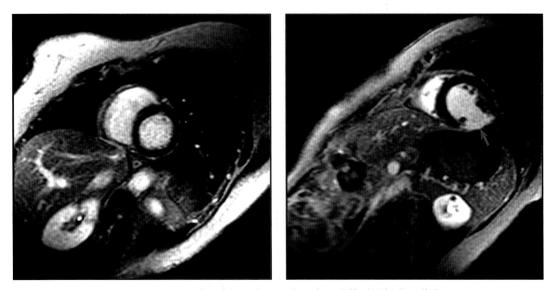

▲ 图 4-14　正常（左）和梗死（右）心肌的钆对比剂延迟增强

血池是亮色的，内部是高浓度的对比剂，而来自正常心肌的信号被抑制为暗色；由于对比剂摄取延迟，梗死区域（箭）是亮色的

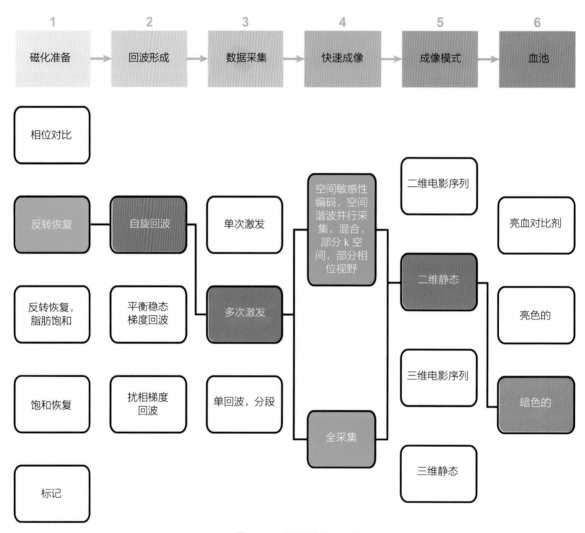

1	2	3	4	5	6
磁化准备	回波形成	数据采集	快速成像	成像模式	血池

相位对比

反转恢复 — 自旋回波 — 单次激发

反转恢复，脂肪饱和 — 平衡稳态梯度回波 — 多次激发

饱和恢复 — 扰相梯度回波 — 单回波，分段

标记

空间敏感性编码，空间谐波并行采集，混合，部分 k 空间，部分相位视野

全采集

二维电影序列

二维静态

三维电影序列

三维静态

亮血对比剂

亮色的

暗色的

▲ 图 4-15 双反转恢复成像

（五）三反转恢复

先用 3 个反转脉冲进行反转恢复，然后进行回波链自旋回波成像序列（图 4-17）。该序列与双重反转恢复序列相似但在回波链自旋回波成像序列前增加了第 3 个反转脉冲以抑制脂肪信号。第 3 个 RF 脉冲与成像序列之间的时间被称为脂肪反转时间（TI_{lipid}）。

特定序列参数

(1) 血液反转时间：TI_{blood} 是 RF 反转脉冲与数据采集之间的延迟时间。应用非层面

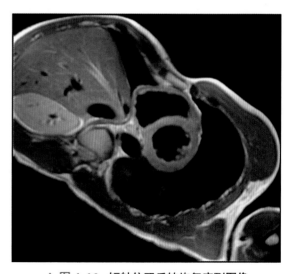

▲ 图 4-16 短轴位双反转恢复序列图像

选择性（硬）RF 脉冲，以反转来自成像容积内所有血液的 MR 信号。该数值取决于场强和 HR。

(2) 脂肪反转时间：TI_{lipid} 是空间选择性 RF 脉冲应用与数据采集之间的延迟时间。该反转时间短于 TI_{blood}，在 RF 脉冲之后、数据采集之前。

两个反转脉冲的存在可以完全抑制来自血液和脂质（脂肪）的信号（图 4–18）。注意 TI_{blood} 和 TI_{lipid} 这两个数值会随心率和场强而变化。当在较高场强（3.0T）下成像时，建议检测 TI_{blood} 和 TI_{lipid}。

在 1.5T 场强和心率为 60 次 / 分时（假设 $TI_{blood}=1200ms$），$TI_{blood}=625ms$

在 3.0T 场强和心率为 60 次 / 分时（假设 $TI_{blood}=1200ms$），$TI_{blood}=700ms$

在 1.5T 场强和心率为 60 次 / 分时（假设 $TI_{lipid}=250ms$），$TI_{lipid}=173ms$

在 3.0T 场强和心率为 60 次 / 分时（假设 $TI_{lipid}=360ms$），$TI_{lipid}=248ms$

TI 时间根据以下公式计算

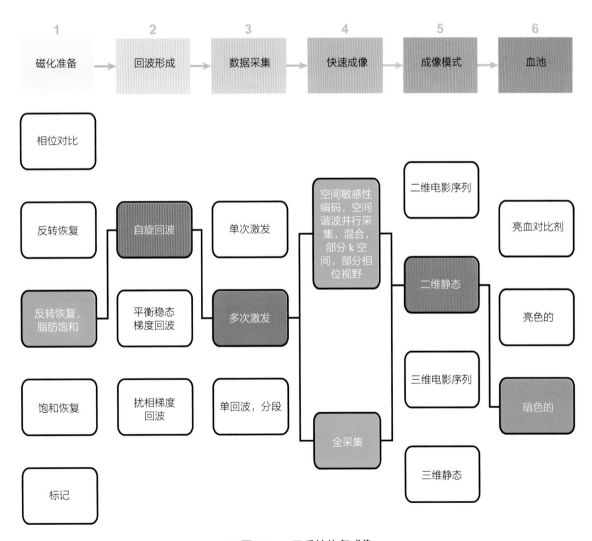

▲ 图 4–17　三反转恢复成像

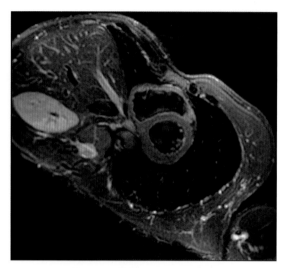

▲ 图 4-18　短轴位三反转恢复图像

$$TI_{null} = - T_1 \times \ln \left[\frac{1+e^{-\frac{TR}{T_1}}}{2} \right] \quad （公式2）$$

其中，TI_{null} 是所需的反转时间，TR 是脉冲重复时间（TR≈2 个 R–R 间期），T_1 是待消除组织的自旋晶格弛豫时间。TI_{blood} 和 TI_{lipid} 分别是给定场强下血液和脂质的 T_1 弛豫时间。

需要注意的是，在 MR 文献中，脂肪的 T_1 弛豫时间与估计值相差几十毫秒。因此，上述给出的弛豫时间为近似值。更多信息请参见 Simonetti 等和 Greenman 等的报道。

（六）T_1 加权自旋回波

该方法（图 4-19）包括传统或快速自旋回波，选择 TE 使成像容积内的血液在数据采集开始前流出层面，可有效消除血池中的任何信号（图 4-20）。

特定序列参数

(1) TE/2：这是介于 90° 和第一个 180° RF 脉冲之间的时间。该值必须足够大，以便血液流出成像层面（或容积），从而不会产生图像内的信号。

(2) TR：这是介于连续重复 90° RF 脉冲或数据线之间的时间。

TE 应尽可能短，建议不要超过 50ms。这对于多次（即快速）自旋回波成像尤为重要，其中有效 TE 与回波链中的回波数量成正比。

典型 TR 等于 1 个 R–R 间期，并且主要为 T_1（而非质子密度）加权时不应超过 800ms。

需要注意的是，缓慢流动的血液可能被误认为心腔内的病理改变，因为在 TE/2 时间内，血液不会从成像层面中廓清，因此会在感兴趣层面的心腔内产生信号。

四、心功能成像脉冲序列

（一）梯度回波（平衡和扰相）电影

有关完整描述请参见上一节（心脏结构成像的脉冲序列）。

（二）3D MR 血管造影

该方法（图 4-21）使用 3D 扰相梯度回波序列及超短 TR（≈5ms）和 TE（≈1ms）产生 T_1 加权成像序列。在成像序列开始前给予缩短 T_1 的对比剂（如钆螯合物 Gd-DTPA），以在血池和背景组织之间显示出最大的对比度（图 4-22）。

特定序列参数

(1) 中心视图顺序编码：基于 k 空间图像是根据其到 k 空间中心的径向距离（通常从 k 空间中心开始）来获取的。通常在对比剂团注达到成像容积峰值时开始数据采集。

(2) 顺序视图顺序编码：k 空间视图在该方式中以直线性、顺序采集。

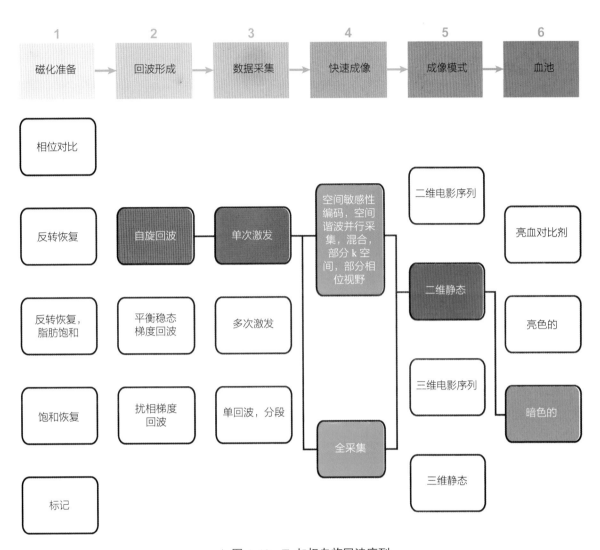

▲ 图 4-19　T_1 加权自旋回波序列

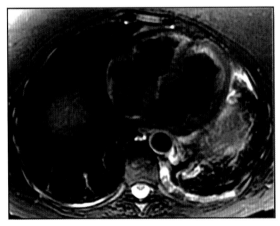

▲ 图 4-20　T_1 加权脂肪饱和轴位图像

（三）相位对比电影序列

该方法（图 4-23）是指在 RF 激发和图像数据采集之间增加运动敏感梯度的梯度回波（相干或扰相）成像。流动血液的速度被编码为 MR 信号的相位。速度编码（VENC）参数是指在没有血流相关混叠的图像中表示的最大速度（表 4-2）。若给定血管的横截面积，则可通过该平面速度乘以横截面积计算流速（通常以 ml/min 表示）。

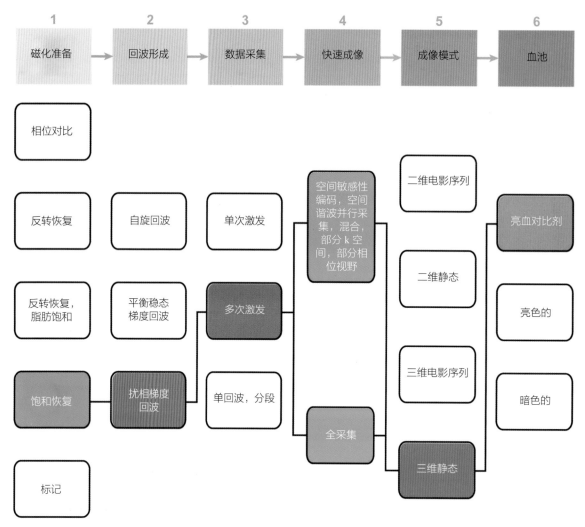

1	2	3	4	5	6
磁化准备	回波形成	数据采集	快速成像	成像模式	血池

▲ 图 4-21　3D MR 血管造影成像

特定序列参数

（1）速度编码：速度编码是映射到图像中最高相位值（180° 或 π≈3.14159 弧度）的最大速度。

（2）血流编码方向：血流编码方向是对血液流动敏感的方向；通常沿着 3 个成像轴（频率、相位和层面）。为了获得血流矢量的 3 个分量，成像序列必须重复 3 次，同时进行 1 次参考采集。最常见的是仅沿层面编码方向选择血流方向，只需要 2 次采集即可。如果沿所有方向编码则需要 4 次单独采集，从而导致用于交叉采集的时间分辨率降低。

（3）重建类型：这是相位差或复合差 - 速度（相位）数据重建的方法。相位差用于计算在相位对比电影序列中采集的 2 个数据集相位中的差值，并用于定量分析。其他重建方法，如复合差，可用于显示血管的解剖细节，但是仅提供定性的速度信息。

（4）分段成像：VPS 是每个心动时相采样的 k 空间行数；它决定电影序列每个心动时相的时间分辨率。VPS 基于患者的心率（表 4-1）。VPS 降低将增加成像时间。因此，通

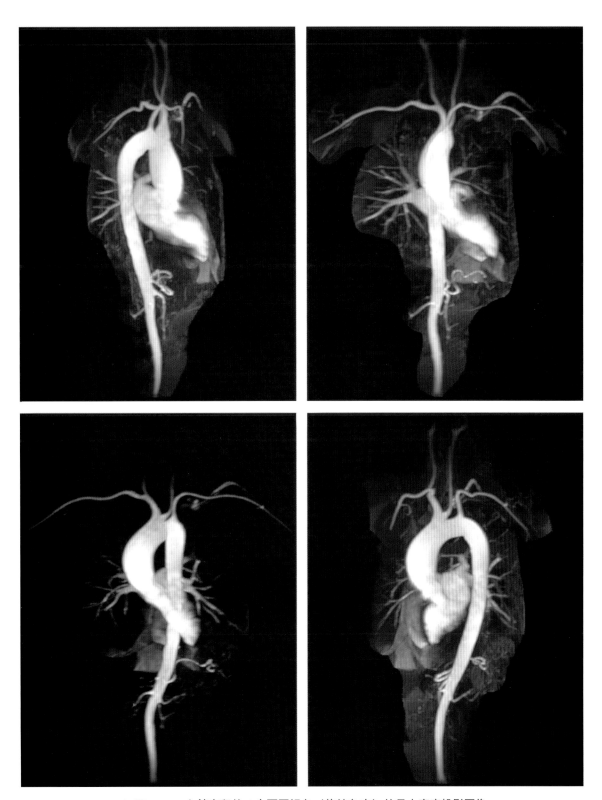

▲ 图 4-22 血管容积的 4 个不同视角（旋转角度）的最大密度投影图像

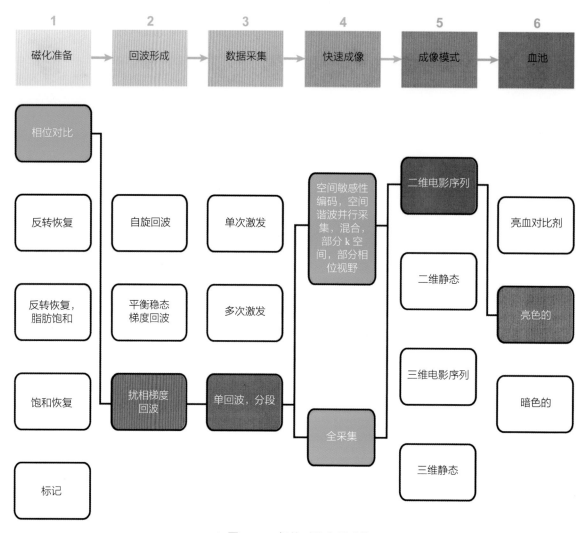

▲ 图 4-23 相位对比电影成像

常在足够的时间分辨率和屏气持续时间之间达成折中。为了将成像时间保持在低 VPS 值的正常屏气持续时间（＜ 20s）内，可以使用几种策略，包括减少相位编码步骤数、部分相位 FOV 或并行采集成像技术的数目。

(5) 心动时相：这是整个心动周期内重建的图像数量。每张图像（图 4-24）代表心动周期的特定时间点或时相。心动时相数越多，电影序列的时间分辨率越高。多数情况下，电影序列需要重建 20 个心动时相。

（四）灌注

该方法（图 4-25）使用抑制恢复准备脉冲，然后使用扰相或平衡稳态梯度回波进行读数。

特定序列参数

每层时相：这是测量灌注流入和廓清的样本（图像）数量。每个图像代表一个单独的时间点（图 4-26）。总成像时间与该值成正比，可在 20～40s。对于较大相位（≈40），总成像时间可能超过 1min。

表 4-2　速度编码（VENC）参数

测量位置	经典 VENC 值（cm/s）
• 血管	
颈内动脉和颈总动脉	＜ 120
• 胸廓	
升主动脉	＜ 175（100～250）
降主动脉	＜ 175（100～250）
腔静脉	＜ 40
• 腹部	
主动脉	＜ 100
• 病理	
主动脉瓣狭窄	＜ 800（200～800）
瓣膜关闭不全	＜ 400（200～400）
• 颈动脉	
狭窄前	＜ 50（5～50）
狭窄后	＜ 500（100～500）

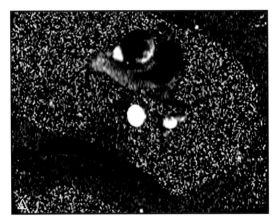

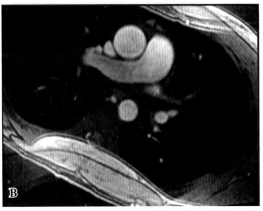

▲ 图 4-24　升主动脉和降主动脉的相位（A）和幅度（B）图像

相位图像中的 2 个流动方向由管腔内的亮信号和暗信号表示

（五）标记

该方法（图 4-27）是指在进行扰相梯度回波成像序列之前进行标记准备。

特定序列参数

(1) 标签间距：标签间距是单个标签行之间的间距。该参数通常以毫米表示，范围在 5～10mm，取决于梯度性能。

(2) 标签类型：标签可以是一系列线（1D 位移）或者网格（2D 位移）。

(3) 分段成像：VPS 是每个心动时相采样的 k 空间行数；它决定电影序列每个心动时相的时间分辨率。VPS 基于患者的心率（表 4-1）。VPS 降低将增加成像时间。因此，通常在足够的时间分辨率和屏气持续时间之间达成折中。为了将成像时间保持在低 VPS 值的正常屏气持续时间（＜ 20s）内，可以使用几种策略，包括减少相位编码步骤数、部分相位 FOV 或并行成像技术的数目。

(4) 心动时相：这是整个心动周期内重建的图像数量。每张图像代表心动周期（图 4-28）的特定时间点或时相。心动时相数越多，电影序列的时间分辨率越高。多数情况下，电影序列重建 20 个心动时相。

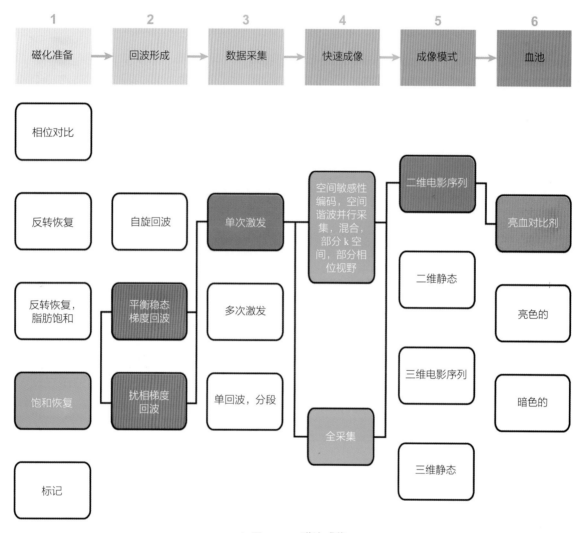

1	2	3	4	5	6
磁化准备	回波形成	数据采集	快速成像	成像模式	血池

▲ 图 4-25 灌注成像

五、参数评估

（一）T_1 弛豫时间定量测量

该方法（图 4-29）包含反转恢复、平衡 SSFP 采集的快速成像序列。在给定心动时相的不同反转时间（TI）采集图像。最常应用的序列为改良 Look-Locker 成像（MOLLI）序列，是指快速采集具有不同反转时间的多个心电门控图像的方法（图 4-30），对图像数据进行后处理生成心肌 T_1 图像。

1. 特定序列参数

(1) R-R 间期：根据脉冲序列的应用方式，使用 2～4 个 R-R 间期。

(2) TI 值：根据 MOLLI 的应用，最多可采集 8 幅图像，每幅图像具有不同的 TI 值，范围为几百至几千毫秒。

2. T_1 组织特征的参考值

在钆对比剂给药前后，使用 MOLLI 或其他反转恢复方法进行定量测量（T_1 mapping）。T_1 改变提示心肌纤维化。在解释 T_1 mapping 时应谨慎，因为正常和瘢痕区域的值在使用

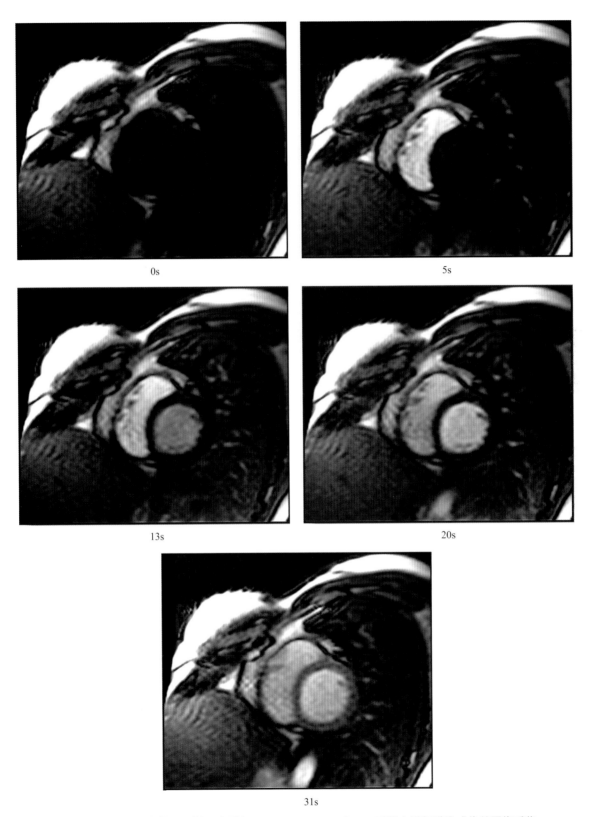

0s

5s

13s

20s

31s

▲ 图 4-26　注入含钆对比剂后分别在 0s、5s、13s、20s 和 31s 时间点进行灌注成像的图像采集

明亮的血池信号表示对比剂的存在，右心室充盈后左心室充盈；随着对比剂被稀释到血池中，整体对比度随时间推移而降低

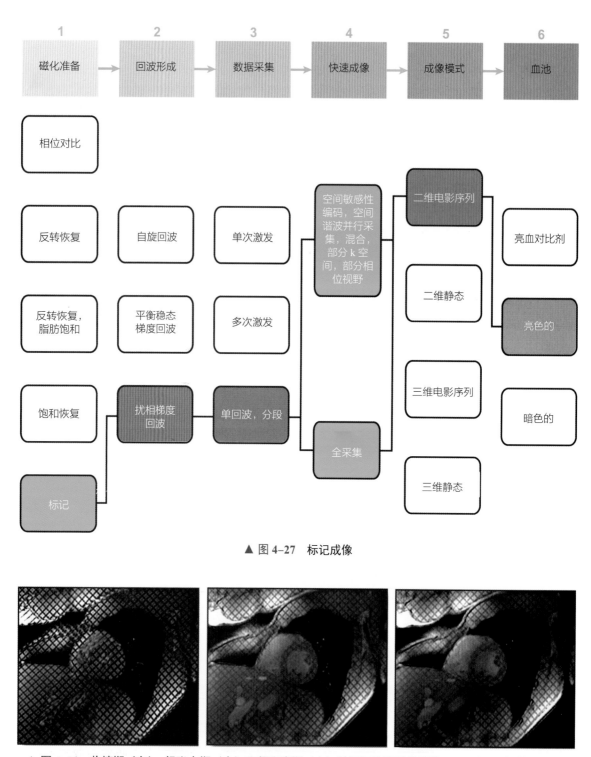

▲ 图 4-27　标记成像

▲ 图 4-28　收缩期（左）、舒张中期（中）和舒张晚期（右）被标记的短轴位图像，显示标记随时间而衰减

和不使用对比剂的情况下都会发生变化，并且会随着 T_1 mapping 序列的类型而变化。据报道，在不同研究中使用 1.5T 磁共振扫描时，正常心肌初始 T_1 值为（980±43）ms 和（1030±34）ms；3.0T 磁共振扫描时，正常心肌初始 T_1 值为（1471±31）ms。增强后 T_1

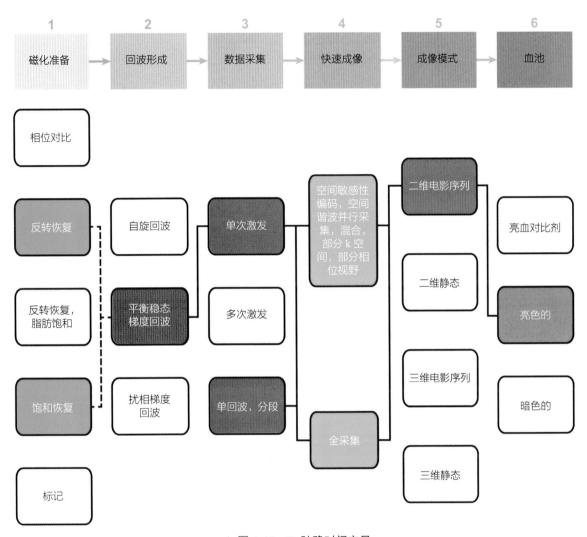

▲ 图 4-29　T$_1$ 弛豫时间定量

弛豫时间取决于对比剂量、患者心率和从给药到成像的延迟时间。

通过拟合以下公式估算 T$_1$ 值

$$S_i=A-Be-\dfrac{T_i}{T_1^*}$$　　　　（公式 3）

其中，S$_i$ 是时间 T$_i$ 的信号，A 和 B 是一般拟合变量，T$_1^*$ 是表观 T$_1$ 值。然后通过 T$_1$=T$_1^*$ [(B/A) -1] 计算 T$_1$。变量 A 和 B 的应用使得拟合算法很常用，因为它们同时适用于抑制恢复序列和反转恢复序列。

（二）T$_2$ 弛豫时间定量测量

两种不同的方法——黑血（快速自旋回波）或磁化制备的亮血（平衡 SSFP）（图 4-31）——可应用于测量心肌的 T$_2$ 值。两个序列在各个层面采集单个静态图像，但随着回波时间的增加，通常在收缩中期至晚期进行采集，此时心肌最厚（图 4-32）。最后对图像数据进行后处理生成 T$_2$ mapping 图。

1. 特定序列参数

(1) R-R 间期：根据成像序列类型和患者

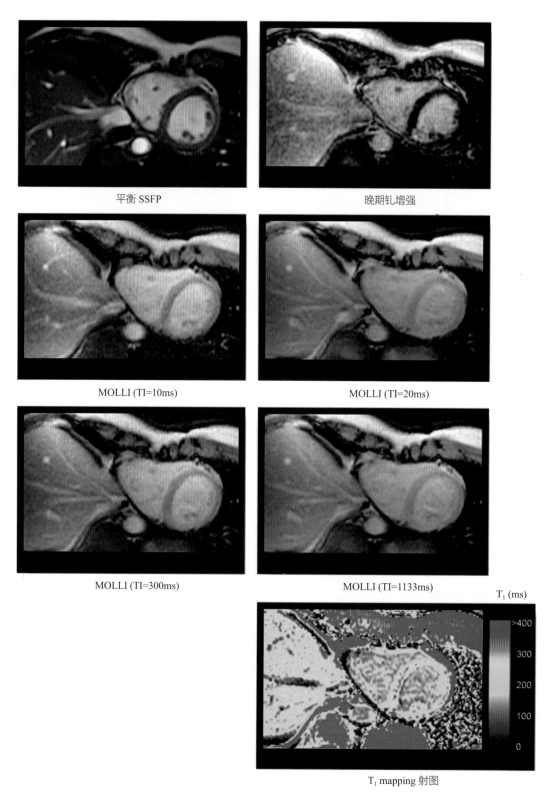

平衡 SSFP

晚期钆增强

MOLLI (TI=10ms)

MOLLI (TI=20ms)

MOLLI (TI=300ms)

MOLLI (TI=1133ms)

T_1 mapping 射图

▲ 图 4-30 左心室侧壁梗死的短轴图像

图像包括平衡 SSFP、钆延迟增强、不同反转时间（TI）的抑制恢复平衡 SSFP MOLLI 和 T_1 mapping 图；在钆螯合物对比剂能够完全灌注梗死区域之前，在对比剂给药后 3min 采集 MOLLI 数据；纤维化组织和梗死区的 T_1 更长；在较长的延迟时间内，与正常灌注心肌相比，梗死区域内对比剂的存在将降低该组织的 T_1

心率，使用 2 个或 3 个 R–R 间期。

（2）回波数量：对于黑血自旋回波，需要采集 3 或 4 幅图像，每幅图像均有单独的 TE，每个 TE 均在单个 R–R 间期内。对于平衡 SSFP，需要采集由独立 T_2 准备时间的 3 张单独图像。

（3）分段成像：对于黑血自旋回波，根据心率的不同，每个 TE 采集 4～8 个图像（回波）。对于平衡 SSFP，在每个选定 R–R 间期的单次激发中采集数据。

2. T_2 组织特征的参考值

据报道，使用 1.5T 磁共振扫描时，正常心肌的 T_2 弛豫时间为 40～73ms。受场强的影响，T_2 值随场强增加而增加：1.5T 时 T_2 为（40±6）ms，3.0T 时 T_2 为（47±11）ms。水肿心肌的 T_2 值则大于正常范围。

对于多回波黑血序列，通过拟合以下公式估算 T_2 值

$$S_i = Ae^{-\frac{TE_i}{T_2}} + B \qquad （公式 4）$$

其中，S_i 是 TE 处的信号强度。A 和 B

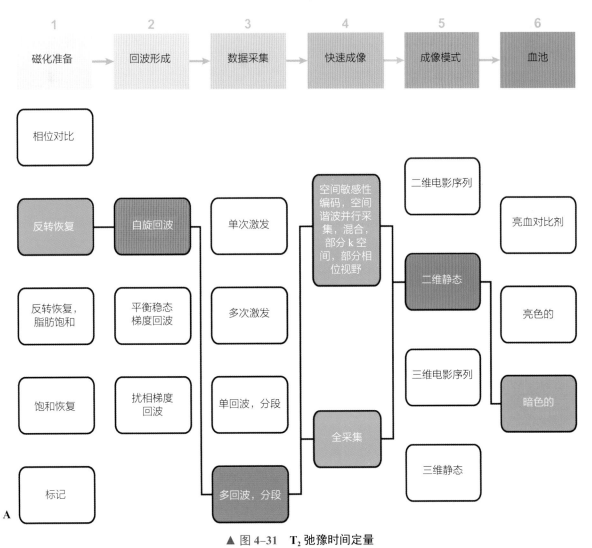

▲ 图 4-31　T_2 弛豫时间定量

A. 反转恢复（黑血），快速自旋回波

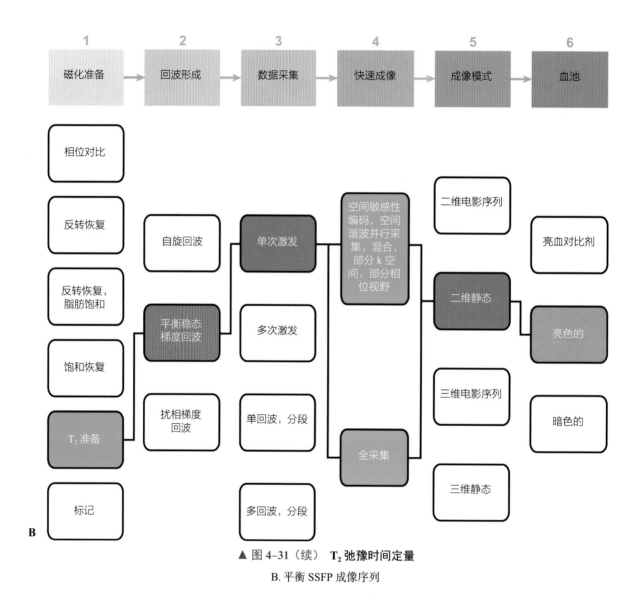

▲ 图 4-31（续）　T₂ 弛豫时间定量

B. 平衡 SSFP 成像序列

是一般拟合参数。A 表示 TE=0 时的信号，B 表示图像中每个像素内噪声的估计值。

　　对于平衡 SSFP T₂ mapping 方法，在上述方程中 TE_{Ei} 替换为 TE_{T2pi}，并等于回波 i 的 T₂ 准备时间。

　　T₂ 图像通常显示为彩色图像。T₂ 定量与钆延迟增强成像结合进行，以区分水肿和梗死，特别是急性心肌梗死。

（三）T₂* 弛豫时间定量

　　该方法（图 4-33）是在单个心动时相采集的心电门控多回波扰相梯度回波序列，为确保最佳心肌厚度成像（图 4-34），最常采集于左心室收缩中晚期。由于铁的铁磁性，导致 T₂* 降低。因此，该参数可用于估算心脏中的铁浓度，更具体地说，可评估是否铁过载（如重型地中海贫血患者）。

　　特定序列参数

　　(1) 分段成像：VPS 取决于患者心率（表 4-1）：为 4～16，但通常为 8 个。

　　(2) R-R 间期：取决于患者心率，通常为 1 或 2 个（＜ 80bpm，1 个 R-R 间期；＞ 80bpm，

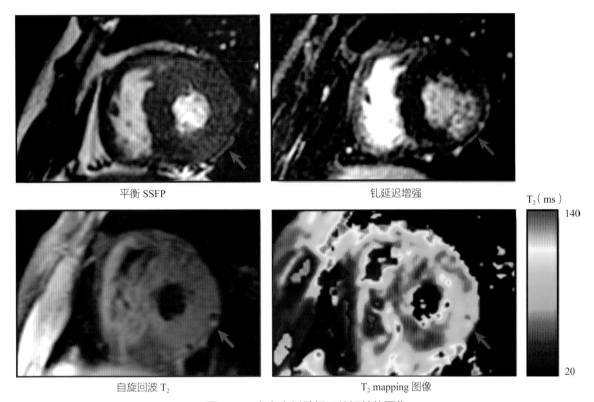

平衡 SSFP

钆延迟增强

自旋回波 T₂

T₂ mapping 图像

T₂(ms)

140

20

▲ 图 4-32　左心室侧壁梗死的短轴位图像

包括平衡 SSFP、钆延迟增强、单回波 T₂ 加权自旋回波和 T₂ mapping 图像；彩标表明梗死（红箭）的 T_2 值小于心肌的其他节段，这表明液体含量很少，因此这是非急性梗死

2 个 R-R 间期）。

（3）TE 数量：通常为 8～12。对于严重铁过载的患者，通常需要较少的回波，因为较长 TE 的信号可达到图像噪声水平。最常用的是采用电影序列重建 20 个心动时相。

通过将信号强度拟合为回波时间 TE_i 来估算 T_2^* 值

$$S_i(TE_i) = Ae^{-\frac{TE_i}{T_2^*}} + B \qquad （公式5）$$

其中 A 是 TE 为零时的信号。TE_i 是第 i 个回波时的 TE，B 是图像中噪声水平的估计值。

可通过将 T_2^* 代入公式来估算以每克组织所含毫克铁为单位的心肌铁负荷 [Fe]（表 4-3）：

$$[Fe] = 45(T_2^*)^{-1.22} \qquad （公式6）$$

请注意，心脏 $T_2^* < 10ms$ 代表严重的心脏铁负荷，随着 T_2^* 的降低，心力衰竭的风险急剧增加。$T_2^* < 6ms$ 的患者在 1 年内发生心力衰竭的风险为 50%（所有数值均在场强 1.5T 时测得）。

表 4-3　正常心肌、中度和重度心肌
铁过载的 T_2^* 和 [Fe] 参考值

心脏组织	T_2^*(ms)	[Fe](mg/g)
正常	> 20	< 1.16
轻度到中度血色素沉着	10～20	1.16～2.71
重度血色素沉着	< 10	> 2.71

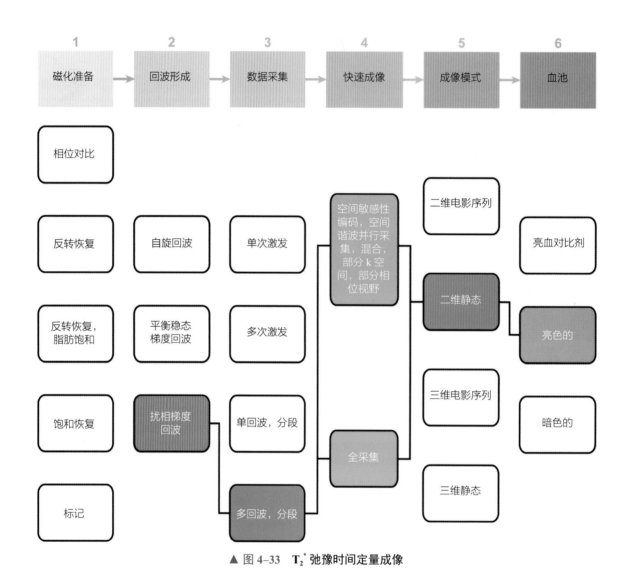

▲ 图 4–33 T_2^* 弛豫时间定量成像

（四）DIXON 水脂分离

这是一种使用第二种化学位移效应的多回波梯度或自旋回波序列。此序列首先由 Thomas Dixon 发现，该方法采集 2 个单独的回波图像，其中脂肪和水信号彼此为同相和反相位。这 2 个图像集的相加和相减生成仅包含水或脂肪信号的图像。采集 3 个或更多回波的迭代方法解决了由于 B_0 不均匀性导致的非共振效应，提高了单独包含水和脂肪图像重建的准确性。对于钆延迟增强成像，与非脂肪抑制相比，基于 Dixon 的方法可用于区分脂肪和梗死区域。此方法增加了 T_1 加权，因此具有更高的脂肪信号。

特定序列参数

当存在基于 Dixon 的迭代方法的各种应用（如心电门控、非心电门控、电影、静态、自旋回波和梯度回波）时，特定序列参数在这种情况下不适用。

当使用基于 Dixon 的重建方法时，需要至少采集 2 个单独的数据集。最简单的情况是采集 2 张图像（图 4–35）。通常在脂肪和

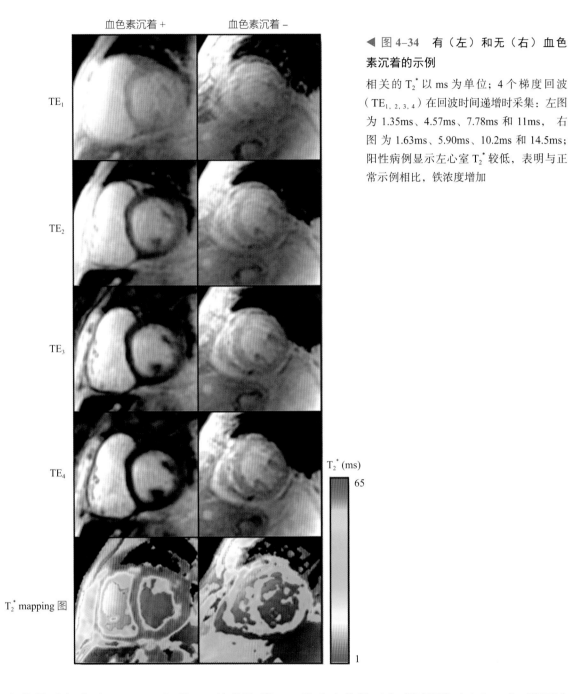

血色素沉着 +　　　血色素沉着 –

TE$_1$

TE$_2$

TE$_3$

TE$_4$

T$_2^*$ mapping 图

T$_2^*$ (ms)

65

1

◀ 图 4-34　有（左）和无（右）血色素沉着的示例

相关的 T$_2^*$ 以 ms 为单位；4 个梯度回波（TE$_{1, 2, 3, 4}$）在回波时间递增时采集：左图为 1.35ms、4.57ms、7.78ms 和 11ms，右图为 1.63ms、5.90ms、10.2ms 和 14.5ms；阳性病例显示左心室 T$_2^*$ 较低，表明与正常示例相比，铁浓度增加

水信号反相位（Δθ=180°）的 TE 处获取第一张图像，进而相减。第二幅或同相位图像是通过选择 TE 采集的，使得每个体素内的脂肪和水信号对齐或同相位（Δθ=0°），进而进行相加。处理同相和反相位数据会生成具有纯脂肪或纯水含量的图像。

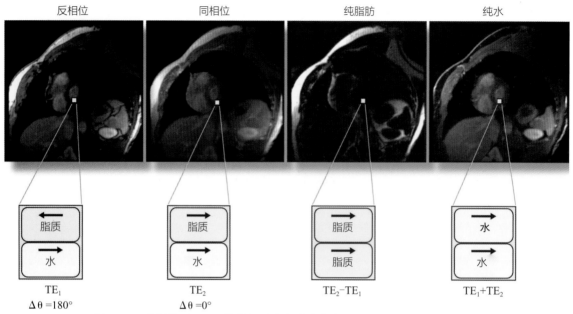

▲ 图 4-35 采用基于 **Dixon** 的数据重建方法分离水和脂肪信号的钆延迟增强图像

TE_1 时，水和脂肪信号反相位（$\Delta\theta = 180°$），而 TE_2 时，水和脂肪信号对齐或同相位（$\Delta\theta = 0°$）

推 荐 阅 读

心脏磁共振

[1] Bogaert J, Dymarkowski S, Taylor AM. Clinical cardiac MRI: with interactive CD-ROM. Berlin: Springer; c2005.

[2] Lee VS. Cardiovascular MRI: physical principles to practical protocols. Philadelphia (PA): Lippincott Williams & Wilkins; c2006.

Dixon 法

[1] Dixon WT. Simple proton spectroscopic imaging. Radiology. 1984 Oct;153(1):189–94.

[2] Glover GH. Multipoint Dixon technique for water and fat proton and susceptibility imaging. J Magn Reson Imaging. 1991 Sep–Oct;1(5):521–30.

[3] Reeder SB, McKenzie CA, Pineda AR, Yu H, Shimakawa A, Brau AC, et al. Water–fat separation with IDEAL gradient–echo imaging. J Magn Reson Imaging. 2007 Mar;25(3):644–52.

流量与速度的测量

[1] Jager KA, Ricketts HJ, Strandness DE Jr. Duplex scanning for the evaluation of lower limb arterial disease. In: Bernstein EF, editor. Noninvasive diagnostic techniques in vascular disease. 3rd ed. St. Louis (MO): Mosby; c1985. p. 619–31.

MR 相关缩写

[1] Boyle GE, Ahern M, Cooke J, Sheehy NP, Meaney JF. An interactive taxonomy of MR imaging sequences. Radiographics. 2006 Nov–Dec;26(6):e24.

[2] Brown MA, Semelka RC. MR imaging abbreviations, definitions, and descriptions: a review. Radiology. 1999 Dec;213(3):647–62.

[3] Nitz WR. MR imaging: acronyms and clinical applications. Eur Radiol. 1999;9(5):979–97.

[4] Sprung K. Basic techniques of cardiac MR. Eur Radiol. 2005 Feb;15 Suppl 2:B10–6.

磁共振物理学与脉冲序列

[1] Bernstein MA, King KF, Zhou XJ. Handbook of MRI pulse sequences. Amsterdam: Elsevier Academic Press; c2004.

[2] Greenman RL, Shirosky JE, Mulkern RV, Rofsky NM. Double inversion black–blood fast spin–echo imaging of the human heart: a comparison between 1.5T and 3.0T. J Magn Reson Imaging. 2003 Jun;17(6):648–55.

[3] Simonetti OP, Finn JP, White RD, Laub G, Henry DA. "Black blood" T2–weighted inversion–recovery MR imaging of the heart. Radiology. 1996 Apr;199(1):49–57.

T₁ Look-Locker 序列

[1] Look DC, Locker DR. Time saving in measurement of NMR and EPR relaxation times. Rev Sci Instrum. 1970 Feb;41(2):250–1.

[2] Messroghli DR, Plein S, Higgins DM, Walters K, Jones TR, Ridgway JP, et al. Human myocardium: single–breath–hold MR T1 mapping with high spatial resolution: reproducibility study. Radiology. 2006 Mar;238(3):1004–12. Epub 2006 Jan 19.

[3] Messroghli DR, Radjenovic A, Kozerke S, Higgins DM,

Sivananthan MU, Ridgway JP. Modified Look–Locker inversion recovery (MOLLI) for high–resolution T1 mapping of the heart. Magn Reson Med. 2004 Jul;52(1):141–6.

[4] Song T, Stainsby JA, Ho VB, Hood MN, Slavin GS. Flexible cardiac T1 mapping using a modified Look–Locker acquisition with saturation recovery. Magn Reson Med. 2012 Mar;67(3):622–7. Epub 2012 Jan 3.

T_2

[1] Giri S, Chung YC, Merchant A, Mihai G, Rajagopalan S, Raman SV, et al. T2 quantification for improved detection of myocardial edema. J Cardiovasc Magn Reson. 2009 Dec 30;11:56.

[2] Kellman P, Aletras AH, Mancini C, McVeigh ER, Arai AE. T2–prepared SSFP improves diagnostic confidence in edema imaging in acute myocardial infarction compared to turbo spin echo. Magn Reson Med. 2007 May;57(5):891–7.

T_2^*

[1] Carpenter JP, He T, Kirk P, Roughton M, Anderson LJ, de Noronha SV, et al. On T2* magnetic resonance and cardiac iron. Circulation. 2011 Apr 12;123(14):1519–28. Epub 2011 Mar 28.

T_1、T_2 与场强

[1] Stanisz GJ, Odrobina EE, Pun J, Escaravage M, Graham SJ, Bronskill MJ, et al. T1, T2 relaxation and magnetization transfer in tissue at 3T. Magn Reson Med. 2005 Sep;54(3):507–12.

第 5 章　模块化心脏 MRI 扫描方案
Modular Cardiac MR Imaging Protocols

Phillip M. Young　Eric E. Williamson　James F. Glockner　**著**

冯长静　李丹燕　李小虎　**译**

祝因苏　李小虎　**校**

心脏磁共振成像检查的"模块化"过程——确定适合患者需求的成像方案——可能会使新手感到困惑。心脏 MRI 脉冲序列的应用与身体其他部位的 MRI 检查略有不同，成像平面也不同。但是，选用的序列和成像平面均对心血管疾病的诊断具有特定用途。为解决心脏 MRI 检查方案制订过程中的问题，将检查方案变为一系列不同模块，这些模块旨在根据患者所需的信息回答特定临床问题。

本章将介绍 6 个特定心脏成像模块及每个模块所包含的脉冲序列，并演示如何组合这些模块以生成特定心脏成像方案。本章中讨论的 6 个模块的描述性名称代表了其具体应用：定位、钆延迟增强 / 心肌活性、灌注、组织特征、血流，以及结构和功能模块。本章中提供的心脏成像方案虽不全面的但是涵盖了心脏 MR 成像的常见应用。这些模块和方案可满足每个读者的具体基本需求。

特定模块内的脉冲序列包括标准成像平面的介绍，例如，结构和功能模块所述心脏短轴和二腔、三腔和四腔心层面。确定这些平面的方法见第 3 章所述。因此，第 3 章为本章的指南内容。根据需要，建议读者交叉参考第 3 章概述的方法。此外，每个模块所用脉冲序列的具体信息，可参见第 4 章。

最后，在组成单个模块的许多成像序列中，使用了个体化类型的并行成像。重要的是要认识到，不同磁共振扫描仪制造商和软件平台的并行成像思路和方法各不相同，构建心脏 MR 方案的人员应了解每种方法的性能和局限性。下面的大多数序列都可以使用某种形式的并行成像；正确使用加速因子和适当的层面选择将在很大程度上影响所获得图像的质量。

一、定位模块

所有心脏 MR 检查均应从定位像开始，定位像即技术人员对患者解剖结构进行定位，并识别用于规定各种所需标准心脏成像平面的标志。定位模块（表 5-1）旨在介绍成像平面和脉冲序列，以便能够快速确定胸腔和心脏的关键解剖标志。从该模块获得的图像用作心脏的标准平面，并作为心脏 MRI 检查的起点。在我们的实践中，定位图或第一个成像系列由平衡稳态自由进动（SSFP）成像序列采集的三个平面图像集组成。三个平面定位采集轴位、冠状位和矢状位中的正交成像平面。大视野厚层（≈10mm）和宽间距能够覆盖大部分胸腔，适用于多层成像。单次激发、多回波、自旋回波序列同样成像效果良好，在某些扫描中是首选。

除了三平面定位集，获取覆盖整个胸部的快速非门控轴位平衡 SSFP 图像集也不错。这些方法的优点是快速检出整个胸部是否存在其他不容易发现的异常，如左侧上腔静脉或肺静脉异位回流。

轴位或三平面定位集的图像均可用于从二尖瓣到左心室心尖平面的二腔心定位。接下来，二腔心定位用于生成四腔心定位图像，依旧从二尖瓣平面到左心室心尖。一般而言，这些图像应在舒张期采集，以提高可重复性。

该模块还应包括并行成像或线圈表面信号强度校正所需的任何校准扫描。

二、结构和功能模块

MRI 用于心脏成像的优势之一是能够获得动态电影图像，显示局部室壁运动和瓣膜运动，并可准确定量心室容积和其他参数，如射血分数。

结构和功能模块旨在提供能够评估容积、功能和局部运动异常的成像平面和序列（表5-2）。本模块中介绍的大多数序列都是心电门控、平衡 SSFP 图像，因为它们具有速度快、空间分辨率高和极佳的血液与心肌对比度等优点。这些序列还可对瓣膜形态进行评估，并且可以观察瓣膜狭窄或关闭不全（可以导致体素失相位）。结构和功能模块通常位于定位模块之后。定位模块的图像是结构和功能成像系列的基础，其中第一个序列是以双斜位方式为基础的一系列短轴图像。随后通常是长轴位二腔心、三腔心和四腔心成像系列，用于进一步评估。

表 5-1　定位模块序列

名　称	成像平面[a]	序列[b]
三平面定位	轴位、冠状位和矢状位相互正交	平衡 SSFP[c]
二腔心定位	轴位图像上二尖瓣至心尖平面	平衡 SSFP
四腔心定位	二腔心长轴图像上二尖瓣至心尖平面	平衡 SSFP

SSFP. 稳态自由进动；a. 有关成像平面的详细信息请参见第 3 章；b. 脉冲序列详情参见第 4 章；c. 还可采集轴位单次激发快速自旋回波图像，以补充三平面采集

表 5-2　结构和功能模块序列

名　称	成像平面[a]	脉冲序列[b]
短轴位	双斜位，二尖瓣至心尖平面，在二腔心和四腔心定位图像上	平衡 SSFP
二腔心（VLA）	二尖瓣至心尖平面，平行于室间隔并垂直于短轴位图像上的前壁和下壁	平衡 SSFP
四腔心（HLA）	二尖瓣至心尖平面，短轴位图像上垂直于室间隔和侧壁	平衡 SSFP
三腔心（LVOT）	二尖瓣至心尖平面，第三点设定在主动脉瓣中间	平衡 SSFP
RV 轴位	直接（真实人体）轴位	平衡 SSFP
LVOT 堆叠	与三腔心等同，但在多个图像的堆叠中进行	平衡 SSFP

HLA. 水平长轴；LVOT. 左心室流出道；RV. 右心室；SSFP. 稳态自由进动；VLA. 垂直长轴；a. 有关成像平面的详细信息请参见第 3 章；b. 这些成像平面首选平衡 SSFP 成像序列，但根据需要该序列可以用扰相梯度回波成像序列来代替

如果这些平面中的心脏无法在定位图像中准确显示，则采集的长轴位二腔心和四腔心图像就不准确。因此，定位像为本模块中的优先序列。

在体型较小的（儿童）患者中，平衡 SSFP 成像序列可能因为心脏所需的空间分辨率不足而出现明显的非共振伪影。使用扰相梯度回波代替平衡 SSFP 序列可能是一个有用的解决方案。这些序列通常显示出比平衡 SSFP 更多的失相位，并且有时可能有助于显示由于 T_2^* 失相位导致的瓣膜病或小分流。

三、组织特征模块

本模块是介绍可用于量化心脏和周围组织固有磁化特征（即：T_1、T_2 和 T_2^* 弛豫时间）的脉冲序列，这些组织被用于描述心肌病理变化过程。最常见的方法是基于快速自旋回波的技术，但最近也开发了基于梯度回波的序列（表 5-3）。对于快速自旋回波序列，脉冲重复时间（TR）受患者心率影响，多设置为每个 R-R 间期（较短 TR，多个 T_1 加权）或每隔一个 R-R 间期（较长 TR，多个 T_2 加权）。值得注意的是，使用这种方法，T_1 和 T_2 加权是可变的，这取决于患者的心率，并且通常比身体其他部位的图像中达到的"纯度"低。尽管传统的心电门控自旋回波成像序列因其采集时间较长而不常应用于大多数心脏成像方案，但它们可适用于完全不能屏气的患者，因为可使用呼吸补偿技术。如今更常用的是双反转恢复快速自旋回波序列。它们采用长回波序列将采集时间缩短至单次屏气时间内。使用 2 个反转脉冲（即双反转）增加了流空的"黑血"效应，"三反转"恢复增加了非选择性反转脉冲以抵消脂肪信号。双反转和三反转技术均可应用在 T_1 或 T_2 加权上。

T_1 加权成像可用于识别正常解剖结构，包括心包和淋巴结，以及病理学特征，如主动脉壁内血肿或右心室心肌脂肪。T_2 加权成像通常用于显示急性心肌水肿，如疑似心尖气球样心肌病、急性心肌炎或急性心肌梗死。

对于致心律失常性右心室发育不良 / 心肌病，诊断标准不再包括是否存在右心室脂肪。但是，通常使用轴位或短轴位、T_1 加权、双反转恢复、多回波、自旋回波序列等对其进行筛查。如果怀疑存在脂肪，可通过 T_1 加权、三反转恢复、多回波及自旋回波序列确认。

四、灌注模块

灌注模块（表 5-4）介绍了可用于动态

表 5-3　组织特征模块

名　称	成像平面	脉冲序列 [a]
非脂肪抑制 T_1 加权（1 个 R-R 间期）和 T_2 加权（2 个 R-R 间期）	可变	双反转恢复快速自旋回波
脂肪抑制 T_1 加权（1 个 R-R 间期）和 T_2 加权（2 个 R-R 间期）	可变	三反转恢复快速自旋回波
T_1 mapping 图（定量）	可变	Look-Locker 反转恢复 T_1 mapping 序列
T_2 mapping 图（定量）	可变	多个 TE 自旋回波或 T_2 加权平衡 SSFP
T_2^* mapping 图（定量）	可变	多个 TE 扰相梯度回波

SSFP. 稳态自由进动；TE. 回波时间；a. 脉冲序列详情参见第 4 章

评估钆对比剂团注后心肌首过灌注的序列和成像平面。心肌灌注成像可以使用扰相或平衡稳态梯度回波成像序列。扰相梯度回波方法是首选，因为其 T_1 加权更纯粹，心肌的对比成像更明显。在采集层面、空间分辨率和时间分辨率之间需要权衡。一般而言，R–R 间期为 2、层数为 7 可以覆盖心肌的短轴位，加速因子为 1.75～2 是大多数患者的首选成像参数。

五、钆延迟增强 / 心肌活性模块

钆延迟增强 / 心肌活性模块（表 5-5）介绍了用于识别和分类心肌瘢痕组织或纤维化的脉冲序列和成像平面的组合。心肌纤维化或瘢痕的评估是基于其在特定时间点相对于正常心肌的钆摄取增加。纤维化瘢痕组织增加导致细胞外间隙扩大，从而在静脉注射后会逐渐积聚钆，而正常心肌钆会迅速灌注且迅速廓清。通过使用反转脉冲选择性地抵消

"正常"心肌信号，从而利用这种信号差异。钆浓度较高的瘢痕将恢复信号，并在较暗心肌旁边出现"亮"信号。作为动态对比增强（即灌注）序列的一部分，在给予对比剂后延迟 10min 或更长时间进行延迟成像，这种心肌纤维化成像被称为钆延迟增强成像。

一些 MR 扫描仪制造商提供有 Look-Locker 序列，类似于组织特征模块中描述定量 T_1 mapping 的方法，其在多个反转时间采集图像，使用户在进行钆延迟增强图像之前选择心肌信号的最佳零点。如果 Look-Locker 序列不可用，那么在选择用于抑制正常心肌信号的反转时间的过程中会出现一些错误（框 5-1）。

六、血管和血流模块

血管结构的显影和血管内血流的定量评估可以使用下面列出的血管和血流模块中所述的脉冲序列来完成（表 5-6）。

表 5-4　灌注模块

名　称	成像平面	脉冲序列 [a]
采集短轴位超短 TE 和 TR T_1 加权梯度回波成像	常用短轴位平面 [b]	基于扰相梯度回波平衡，也可用 SSFP 序列

SSFP. 稳态自由进动；TE. 回波时间；TR. 脉冲恢复时间；a. 脉冲序列详情参见第 4 章；b. 也可显示为长轴位平面，特别是在对肿块进行成像以获得灌注信息时；一些脉冲序列在同一成像序列（如短轴位和长轴位）内采集多个斜位成像平面具有灵活性，有利于显示心脏和多个成像平面中有问题的解剖特征

表 5-5　钆延迟增强 / 心肌活性模块

名　称	成像平面	脉冲序列 [a]
用于反转时间选择和优化的 T_1 定位	短轴位	反转恢复快 T_1 mapping（反转恢复或抑制恢复）
钆延迟增强 [b]	短轴位	反转恢复梯度回波（扰相或平衡 SSFP）
钆延迟增强 [b]	长轴位	反转恢复梯度回波（扰相或平衡 SSFP）
钆延迟增强 [b]	可变	反转恢复梯度回波（扰相或平衡 SSFP）

SSFP. 稳态自由进动；a. 脉冲序列详情参见第 4 章；b. 选择反转时间抑制来自正常心肌的信号；T_1 定位用于辅助选择和优化该反转时间；由于正常心肌和梗死心肌的血流动力学不同，如果在钆延迟增强时梗死心肌出现显著延迟强化，则可重复该序列以追踪反转时间的演变

框 5-1 钆延迟增强成像要点

- 使用标准的临床可用技术无法重复定量测量非缺血性钆延迟增强。该技术基于消除"正常"心肌信号以突出病理性瘢痕组织。在弥散性或非缺血性纤维化的情况下，即使有正常的心肌，也不清楚哪些心肌是"正常的"。
- 必须正确选择用于抑制正常心肌信号的反转时间参数。
- 一些心肌活性成像使用平衡 SSFP 而不是扰相梯度回波进行解析。这种序列具有速度快的优点，通常可以很好地评估心肌。然而，平衡 SSFP 的信号具有 T_2 分量。采用这种方法，心包积液可能显得很明亮，并可能被误认为是心包强化。从理论上讲，这也可能发生在心肌水肿时。
- 在非缺血性心肌病的情况下，钆增强的百分比是预测患者预后的关键。这些图像应在收缩末期获得，并适当设置触发延迟以获得收缩期图像。
- 脂肪抑制钆延迟增强成像序列可用于区分增强心肌和脂肪浸润。

SSFP. 稳态自由进动

表 5-6 血管和血流模块

名 称	成像平面	脉冲序列 [a]
磁共振血管造影 [b]	可变	3D 扰相或平衡稳态梯度回波
流量定量 [c]	可变	相位对比梯度回波脉冲序列

3D. 三维；a. 脉冲序列详情参见第 4 章；b. 各种序列可应用于 3D 血管造影；最常见的是使用基于含钆对比剂的扰相梯度回波成像序列（参见第 13 章）；非对比剂增强技术正逐渐成为对比剂禁忌患者成像检查的主要技术手段，可使用平衡稳态自由进动或快速自旋回波成像序列；此外，传统的时间飞跃技术可用于血流和血管系统成像，但缺点是采集时间较长；c. 最常见的是仅对单一方向的血流进行编码；通常选择的方向与成像层面或平面正交；完整 3D 血流编码可量化真实血流矢量（方向和幅度），但需要较长的采集时间；四维血流 3 个空间维度和 1 个时间维度）序列正在转化为临床实践，但并未被常规使用，主要由于这些序列需要较长的采集时间且需要用于血流复杂的可视化的后处理工具

扫描方案 5-1 心肌缺血和梗死

模 块	备 注
定位	
结构和功能	
组织特征	如怀疑有急性心肌梗死时可采用短轴位、T_2 加权、三反转恢复、快速自旋回波序列以显示心肌水肿
灌注	
钆延迟增强 / 心肌活性	

扫描方案 5-2 非缺血性心肌疾病

模 块	备 注
定位	
结构和功能	
灌注	
钆延迟增强 / 心肌活性	
额外的 / 可选择序列	
组织特征模块：	
短轴位，T_2 加权，三 IR	如果怀疑心肌水肿，尤其是在可能存在心肌炎或应激性心肌病综合征的情况下使用
T_2^* 加权图像	用于评估铁过载
长轴或短轴位双以及三 IR	可用于评估疑似 ARVC 是否存在心肌脂肪
结构和功能模块：	
被定义为 LVOT 堆叠的任何平衡 SSFP 电影	可用于肥厚型心肌病
被定义为直接轴位图像的任何平衡 SSFP 电影序列	用于量化右心室功能（如在疑似 ARVC 中）

ARVC. 致心律失常性右心室发育不良；IR. 反转恢复；LVOT. 左心室流出道；SSFP. 稳态自由进动

扫描方案 5-3　心包炎

模　块	备　注
定位	
结构和功能	
组织特征	• 轴位，T_1 加权、双反转恢复（脂肪抑制）、快速自旋回波序列扫描用于发现心包增厚或纵隔脂肪 • 短轴位，T_2 加权、三反转恢复（脂肪抑制）、快速自旋回波序列扫描用于发现心肌水肿
钆延迟增强 / 心肌活性	轴位钆延迟增强（可用于心包炎）
额外的 / 可选择序列	
结构和功能模块：	
任何平衡 SSFP 电影序列	评估室间隔的呼吸相变化；设置为可在自由呼吸、低分辨率、非连接、非分段、多相、连续采集期间成像
心肌标记[a]	评估心肌粘连（脉冲序列详情参见第 4 章）

SSFP. 稳态自由进动；a. 该脉冲序列不经常使用，未在任何模块中介绍

扫描方案 5-4　心脏瓣膜病

模　块	备　注
定位	
结构和功能	包括 RV 长轴
血管和血流模块	
相位对比电影序列	感兴趣区瓣膜以上或以下：以上量化前向血流或峰值流速，以下量化反流（脉冲序列详情参见第 4 章）
MR 血管造影	肺动脉或主动脉用于发现动脉瘤或狭窄；获得相位对比后钆图像也会增加相位对比数据中的信噪比（脉冲序列详情参见第 4 章）

MR. 磁共振；RV. 右心室

扫描方案 5-5　肺静脉

模　块	备　注
定位	
结构和功能	如果定位图像足以显示肺静脉，则可认为是可选模块
额外的 / 可选择序列	
血管和血流模块：	
MR 血管造影	应基于流入肺静脉的时间选择推注到达的时间（脉冲序列详情参见第 4 章）

MR. 磁共振

扫描方案 5-6　心脏占位

模　块	备　注
定位	
结构和功能	可根据本模块中的任何平衡 SSFP 序列获取直接轴位数据，以确定肿块的位置
组织特征	肿块的 T_1 加权双反转恢复（非脂肪抑制）、T_2 加权三反转恢复（脂肪抑制），快速自旋回波图像
灌注	在肿物层面评估其血流灌注
钆延迟增强 / 心肌活性	覆盖肿块以及根据需要筛选心肌、心包和可能的其他组织的成像平面
额外的 / 可选择序列	
结构和功能模块：	
任何平衡 SSFP 电影或扰相梯度回波图像	可用于检查胸部其他部分，如直接轴位可以评估转移灶

SSFP. 稳态自由进动

扫描方案 5-7　先天性心脏病

模　块	备　注
定位	
结构和功能	适时包括 RV 长轴
额外的 / 可选择序列	
结构和功能模块：	
任何平衡 SSFP 电影序列	可用于量化心室功能、折流板或动脉导管
任何平衡 SSFP 电影或扰相梯度回波图像	通过瓣膜、梗阻和动脉导管的长轴图像用于显示特定解剖特征
血管和血流模块：	
MR 血管造影	可用于显示狭窄或动脉瘤
相位对比电影序列	量化血流流向、体积或速度
钆延迟增强 / 心肌活性：	
增强后钆延迟增强	可用于评估瘢痕组织

MR. 磁共振；RV. 右心室；SSFP. 稳态自由进动

推 荐 阅 读

[1] American College of Cardiology Foundation Task Force on Expert Consensus Documents; Hundley WG, Bluemke DA, Finn JP, Flamm SD, Fogel MA, Friedrich MG, et al. ACCF/ACR/AHA/NASCI/SCMR 2010 expert consensus document on cardiovascular magnetic resonance: a report of the American College of Cardiology Foundation Task Force on Expert Consensus Documents. J Am Coll Cardiol. 2010 Jun 8;55(23):2614–62.

[2] Kramer CM, Barkhausen J, Flamm SD, Kim RJ, Nagel E; Society for Cardiovascular Magnetic Resonance Board of Trustees Task Force on Standardized Protocols. Standardized cardiovascular magnetic resonance imaging (CMR) protocols, Society for Cardiovascular Magnetic Resonance: Board of Trustees Task Force on Standardized Protocols. J Cardiovasc Magn Reson. 2008 Jul 7;10:35.

临床应用与病例
Clinical Applications and Case Studies

第二篇

第6章 心肌缺血与心肌梗死
Myocardial Ischemia and Infarction

Thomas A. Foley 著

胡 玶 束晶苇 王海涛 纵 然 译

赵 韧 李小虎 校

心脏磁共振成像是显示心肌缺血和梗死的重要方法。该方法通过心肌灌注和组织特征成像来提供心肌梗死范围和分期、局部和整体心肌功能及生理状态的信息。MRI 还可用于心肌梗死并发症的诊断，如室壁瘤、血栓、室壁破裂和缺血性二尖瓣反流等。诱发心肌缺血药物（如腺苷或多巴酚丁胺）或运动可作为负荷方式进行心肌 MRI "负荷试验"。

图 6-1 使用美国心脏协会定义的心肌 17 段模型，显示了 3 条主要冠状动脉及其供血的心肌区域的解剖位置。参照此模型描述缺血性心脏病相关的具体解剖位置，特别是涉及的心肌节段。本章主要介绍心肌缺血和梗死等各种临床情形的病例分析，并推荐相应的 CMR 成像方案，提供相应的磁共振图像。

一、心脏不同供血区域的梗死

（一）左前降支范围梗死特征：透壁性梗死伴微血管阻塞

【临床表现及病史】

患者男，57 岁，农场工作中胸痛数小时无明显缓解于当地急诊科就诊。入院心电图显示 ST 段抬高，随后进行心导管介入术，诊断为左冠状动脉前降支（LAD）近端闭塞并予以治疗。

【检查目的】

发病次日进行心脏磁共振检查（图 6-2）以评估梗死范围及其对预后的影响。

【心脏磁共振扫描方案】

心肌缺血与梗死扫描方案 5-1（请参见第 5 章）。

【影像学表现】

钆对比剂延迟增强（LGE）图像可见左心室前壁、室间隔和心尖部强化，这是 LAD 供血区心肌梗死的典型分布。在延迟强化中，由于微血管阻塞（MVO），心肌出现低信号区。在

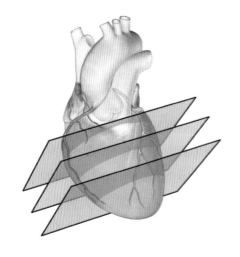

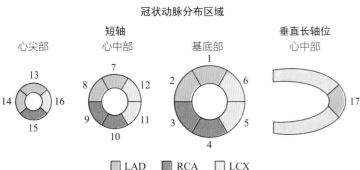

动态灌注成像上，前壁和间隔壁也出现灌注缺损。在电影平衡稳态自由进动（SSFP）图像（未展示）上，前壁、室间隔和心尖部运动异常。

【总结】

经 MRI 检查确诊为 ST 段抬高心肌梗死的范围后，患者进行高脂血症和高血压的药物治疗。随访影像学检查显示，存在 MVO 的心肌功能没有改善。

心肌梗死后的预后取决于几个因素，包括年龄和再灌注时间，这与心肌梗死面积和射血分数有关。一次心脏 MRI 可以完成梗死大小和射血分数的评估。在注射钆对比剂期间，动态首过灌注序列可以显示心肌血流减少或灌注缺损区域。存活心肌的数量和梗死面积为心肌梗死后心功能恢复和心律失常的风险等预后评估提供了重要的信息。

LGE 在缺血性心脏病患者的评估中起着关键作用。对比剂延迟增强显示急性和慢性心肌梗死比正常心肌摄取更多的对比剂。这样就可以确定梗死心肌的范围（如非透壁性与透壁性心肌梗死）。在延迟增强上，非梗死但缺血的心肌对比剂摄取是正常的。梗死区在 T_2 加权脂肪抑制（三反转恢复）上显示为亮区，表示水肿。

MVO 是由于心脏微血管的血流不足所致，即使心外膜冠状动脉已重新开放，也可能发生 MVO。梗阻的原因可能是局部组织损伤、炎症和水肿、微血管栓塞或几种因素共同作用。在 LGE 中，MVO 显示为缺乏钆摄取的区域（黑色），通常被梗死的、强化明显的组织包围。相关研究已证明 MVO 是心肌梗

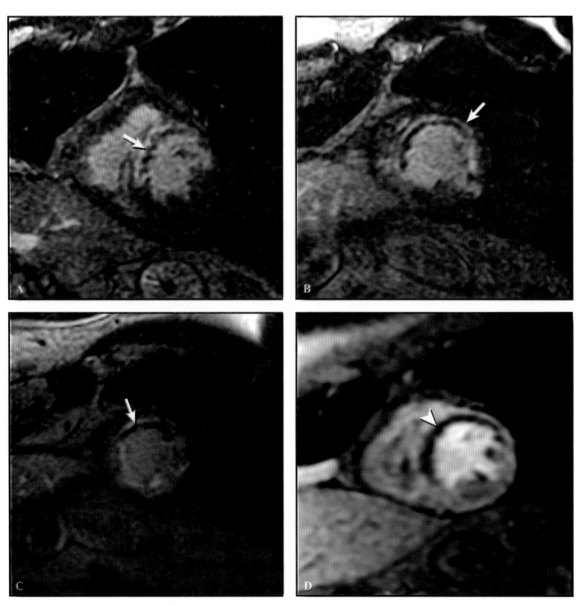

▲ 图 6-2 基底部（A）、心中部（B）和心尖部（C）的 LGE 图像显示前壁、室间隔和心尖部（箭）的透壁性强化（高信号），呈典型的左前降支支配区心肌梗死；心外膜下心肌低信号区显示该区域微血管阻塞；**D.** 短轴位动态灌注显示前壁和室间隔（箭头）信号减低，提示该区域灌注减少或无灌注

死后区域功能恢复差和预后不良的预测因子。

（二）心外膜下动脉回旋支供血区心肌梗死特征

【临床表现及病史】

患者男，44 岁，因持续 2 天的间歇性胸痛在急诊科就诊。心电图显示 ST 段压低。尽

管进行了最佳的药物治疗，患者仍有反复出现的症状。患者遂进行心导管介入术，并放置支架以打开闭塞的左回旋支冠状动脉。

【检查目的】

介入术后两天，应用心脏 MRI（图 6-3）评估梗死范围。

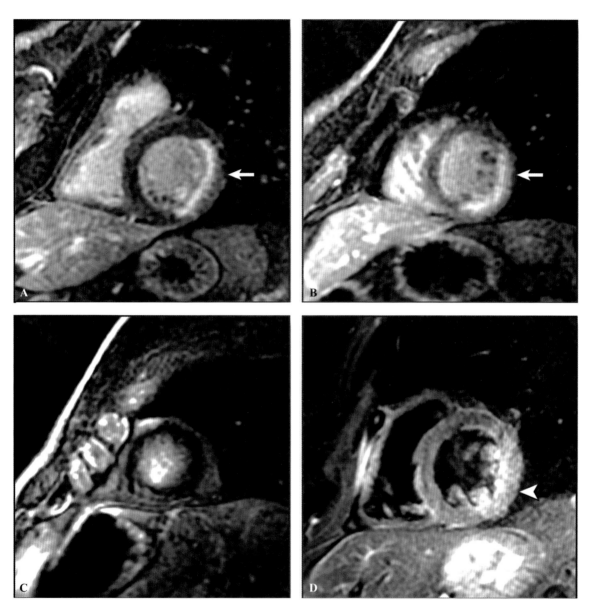

▲ 图 6-3　基底部（A）、心中部（B）和心尖部（C）的短轴位 LGE 图像显示基底部和心中部（箭）侧壁心内膜下强化（高信号），不累及心尖部，呈典型的回旋支区域心肌梗死；心中部短轴位 T₂ 脂肪抑制黑血图像（D）显示左心室侧壁信号增高，与水肿区一致（箭头）

【心脏磁共振扫描方案】

心肌缺血与梗死扫描方案 5-1（请参见第 5 章）。

【影像学表现】

在 LGE 图像上，基底部和心中部的侧壁出现心内膜下心肌强化，符合典型的非透壁性回旋支供血区心肌梗死的分布。T₂ 加权脂

肪抑制（三反转恢复）图像上，侧壁也有心肌信号增强，这与水肿区域相一致。

【总结】

在 MRI 确认心肌梗死的大小和范围后，患者随后接受心脏康复和调血脂药治疗。心肌梗死强化方式从心内膜向心外膜呈透壁性扩散，心肌受累的透壁程度取决于缺血性损

伤的严重程度。在心肌梗死中，LGE 图像上的心肌强化总是累及心内膜下。如果心肌增强未累及心内膜下层，则需要考虑是非缺血性心肌疾病，如心肌炎等引起强化的病因。

对于正在考虑血运重建的慢性缺血性心脏病患者，心脏 MRI 是确定心肌存活的准确方法。LGE 上心肌功能减退但无心肌强化，或强化程度小于 25% 的节段，血运重建后功能改善的可能性较大。相反，在对比剂延迟增强图像上，随着透壁强化程度的增加，心肌节段功能恢复的概率降低。

在急性缺血性损伤中，对于急性心肌梗死后射血分数恢复的预测可以通过瘢痕组织的数量来推断。也就是说梗死后射血分数恢复程度可通过对比剂延迟增强的体积来预测。可挽救心肌被定义为实际心肌梗死与潜在心肌梗死的不匹配区域，后者被定义为急性冠脉闭塞期间的初始危险区域。这是通过确定水肿区和疤痕组织之间的体积差来计算的。

（三）右冠状动脉供血区透壁梗死合并 MVO、水肿和右心室梗死特征

【临床表现及病史】

患者女，72 岁，因气短 3 天就诊，心电图显示 ST 段抬高。患者进行心导管介入术，发现右冠状动脉中段闭塞，行血管成形术后血管重新开放。

【检查目的】

术后第二天进行心脏 MRI 检查（图 6-4）以评估心肌存活能力，并评估梗死范围对预后的影响。

【心脏磁共振扫描方案】

心肌缺血与梗死扫描方案 5-1（请参见第 5 章）。

【影像学表现】

LGE 图像显示，基底部和心中部的下室间隔段和下壁，以及右心室的下壁可见透壁性强化，符合典型的右冠状动脉供血区透壁性心肌梗死的分布。基底部下壁可见一小片心内膜下 MVO。T_2 加权脂肪抑制（三反转恢复）、黑血图像下壁和下室间隔段心肌呈高信号，与水肿区相一致。在电影图像上，同一区域存在心肌运动异常，少量心包积液。

【总结】

由于 MRI 显示了心肌梗死的范围，因此该患者开始了门诊心脏康复疗程包括生活方式改变（如戒烟）咨询和辅导。

T_2 加权（"水肿加权"）成像识别心肌含水量增加（水肿）的区域。在缺血性心脏病中，心肌 T_2 信号强度可以在缺血开始后 30min 内增加。在急性冠脉综合征中，T_2 信号增加的心肌在没有 LGE 的情况下，代表可挽救的心肌区域，即如果动脉不迅速开放就会发生梗死的区域。这意味着对存在梗死风险区进行干预患者获益最大。

在急性心肌梗死中，电影图像（如电影平衡 SSFP 图像）提供相对较高时间分辨率的心脏运动图像。该序列在急性缺血性心脏病患者的 MRI 评估中很重要，因为心功能评估是心肌梗死后的核心指标。室壁运动异常可提示心肌梗死、顿抑或冬眠；这些可通过心脏 MRI 加以区分。此外，心室容积和射血分数也可以从电影图像中测量，并用于预后和

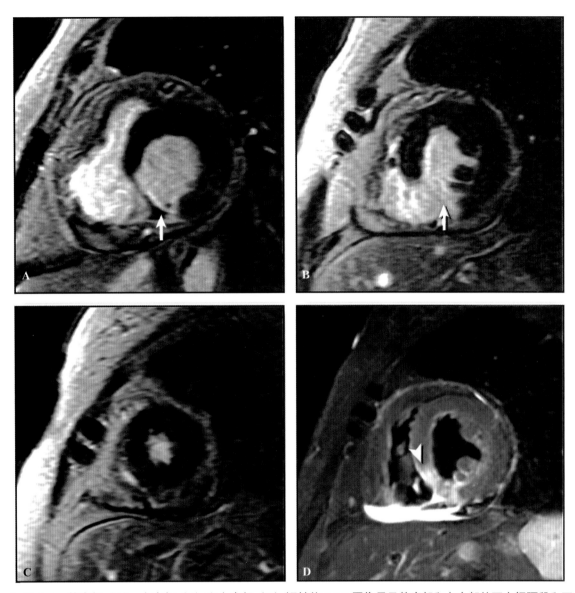

▲ 图 6-4　基底部（**A**）、心中部（**B**）和心尖部（**C**）短轴位 **LGE** 图像显示基底部和心中部的下室间隔段和下壁强化（高信号；箭），不累及心尖部，是右冠状动脉供血区心肌梗死的典型分布；短轴位 **T₂** 加权黑血图像（**D**）显示在心中部相同区域信号增高（箭头），符合水肿的表现；心包积液可导致心包间呈高信号

治疗决策评估。

二、室壁瘤伴血栓

（一）真性室壁瘤

【临床表现及病史】

患者女，48 岁，有冠心病病史。因间歇

性胸痛和心力衰竭症状就诊。曾行左前降支血管成形术和支架植入术。

【检查目的】

心脏 MRI（图 6-5）用于评估心脏功能。

【心脏磁共振扫描方案】

心肌缺血与梗死扫描方案 5-1（请参见 5 章）。

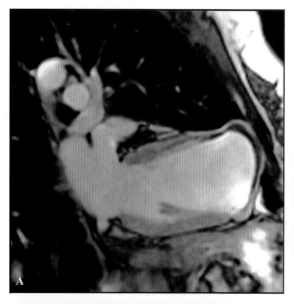

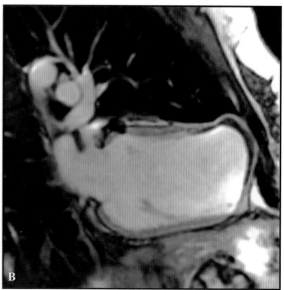

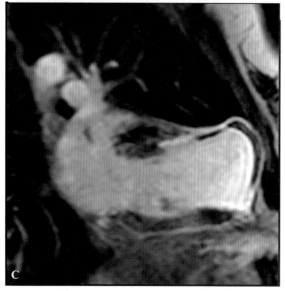

▲ 图 6-5　收缩末期（A）和舒张末期（B）长轴位平衡 SSFP 序列显示心尖部前壁收缩期异常凸起，颈宽，符合真性室壁瘤表现。LGE 图像（C）可见一薄层强化壁，心肌的三层结构是完整的，平衡 SSFP 图像和 LGE 图像可见心内膜表面条状低信号区域，符合附壁血栓表现

【影像学表现】

所有序列上均可见左心室心尖部前壁心肌变薄，平衡 SSFP 电影图像收缩期该区域出现矛盾运动。LGE 图像也可见异常强化。这些表现都提示为心肌梗死合并真性室壁瘤形成。平衡 SSFP 图像和对比剂延迟增强图像显示心内膜表面有一条带状低信号区域，符合附壁血栓表现。

【总结】

MRI 明确心肌梗死范围后，患者仍有呼吸急促和胸部不适。患者接受了 3 条冠状动脉旁路移植术和左心室心尖部室壁瘤切除术。

左心室真性室壁瘤是由于梗死后心室重构导致的异常轮廓，并伴有室壁运动障碍或反常运动（即收缩时向外凸出）。真性室壁瘤通常有宽颈，包括正常心肌的 3 层结构。与假性室壁瘤相比，它们通常进展缓慢，破裂的概率较低。相比之下，假性室壁瘤是狭颈的（表现更像是包裹性心肌破裂），破裂风险很高，通常需要手术治疗。所有的室壁瘤均与血栓形成的发生率增加有关。

（二）假性室壁瘤

【临床表现及病史】

患者男，81 岁，运动耐量下降、呼吸困难数周。最近一次心导管术中提示左前降支严重狭窄。

【检查目的】

心脏 MRI（图 6-6）用于评估心肌功能（即射血分数）。

【心脏磁共振扫描方案】

心脏磁共振扫描方案：心肌缺血与梗死扫描方案 5-1（请参见第 5 章）。

【影像学表现】

在所有心肌 LGE 图像上，心尖处均可见透

壁性梗死性心肌强化。梗死区有一小块心肌破裂区，颈部狭窄，符合假性室壁瘤征象。层状血栓从心尖部穿过心肌缺损延伸到包裹性破裂腔内。短轴位电影平衡 SSFP 图像的定量分析发现收缩功能降低，左心室射血分数为 30%。右心室大小和功能正常，射血分数为 47%。

【总结】

通过 MRI 测量并明确心肌梗死合并假性室壁瘤的诊断后，患者接受了室壁瘤的外科修复和冠状动脉旁路移植术。假性室壁瘤是心肌破裂所致，一般发生在梗死后的急性期或亚急性期，此时薄弱的心肌容易破裂，破裂后被覆盖的心包所包裹。随着时间的推移，室壁瘤可能会增长并最终破裂。与真性室壁瘤相反，假性室壁瘤通常需要手术治疗，因为其破裂的风险更高。假性室壁瘤的颈部通常较窄，而真性室壁瘤的颈部通常较宽。

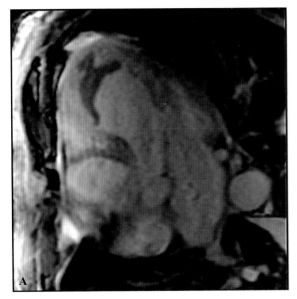 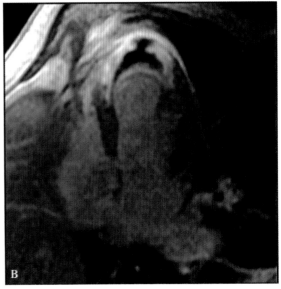

▲ 图 6-6　长轴位平衡 SSFP（A）和 LGE（B）图像显示心尖部透壁性梗死，心尖部心肌局灶性破裂伴假性室壁瘤；心尖部可见层状血栓（低信号），并经缺损延伸至假性室壁瘤内，瘤颈部狭窄

三、缺血性心肌病

（一）病例 1

【临床表现及病史】

患者男，44 岁，有充血性心力衰竭病史，因呼吸困难加重入院。心导管检查显示严重的阻塞性冠状动脉病变，主要累及左前降支和右冠状动脉及其分支。

【检查目的】

心脏 MRI（图 6-7）用于评估心功能和心肌存活率。

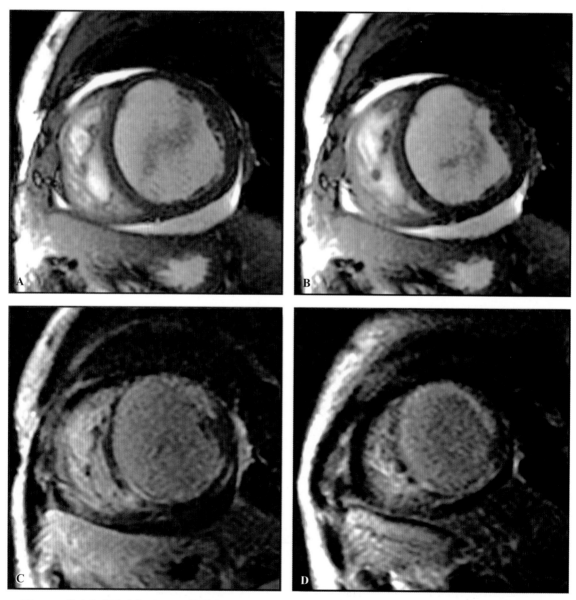

▲ 图 6-7　基底部舒张末期（A）和收缩末期（B）短轴位平衡 SSFP 图像显示左心室明显扩大（舒张末期容积，405ml），左心室射血分数（14%）严重降低，侧壁收缩功能正常。心室壁变薄，前壁最显著。基底部（C）和心中部（D）短轴位 LGE 图像显示心肌出现大面积透壁性和非透壁性强化，符合心肌梗死表现

【心脏磁共振扫描方案】

心肌缺血与梗死扫描方案 5-1（请参见第 5 章）。

【影像学表现】

平衡 SSFP 电影图像显示左心室（舒张末期容积，405ml）明显增大，左心室射血分数（14%）严重降低，前壁心肌变薄、不能运动。LGE 显示透壁性和非透壁性心肌缺血样强化，主要累及前壁、室间隔、下壁和心尖壁，侧壁相对较少。

【总结】

在 MRI 确认并量化心肌梗死和全心衰竭后，开始行内科药物治疗。随后的超声心动图评估显示心功能随时间推移缓慢恢复。

心肌梗死后一般会出现一定程度的左心室功能障碍，功能障碍的程度通常与心肌损伤的程度和部位有关。随着多发或大面积心肌梗死的发生，左心室整体功能可显著降低，发生左心室重构进而引起左心室扩大。这种左心室扩张、功能下降的情况称为缺血性心肌病。在这些患者中使用延迟强化对于寻找缺血性强化模式的证据以区分缺血性和非缺血性扩张型心肌病很重要，但有时相对比较困难。

在慢性缺血性心脏病中，心脏 MRI 可以在无电离辐射的情况下准确地测定心肌存活情况。心肌功能降低而无 LGE 的节段，或延迟强化透壁程度小于 25% 的节段，在血运重建后功能改善的可能性很高（> 80%）。相反，在对比剂延迟增强图像上，随着心肌强化透壁程度的增加，节段功能恢复的概率降低。也就是说，心肌功能不全但无钆对比剂延迟增强的心肌节段提示有存活心肌，而有功能障碍和透壁性钆对比剂延迟强化的心肌节段提示无存活心肌。

（二）病例 2

【临床表现及病史】

患者女，51 岁，因急性呼吸困难发作 20min 至急诊科就诊。有高血压和长期吸烟史。心电图显示 ST 段抬高。心导管检查发现左前降支近端闭塞。

【检查目的】

心脏 MRI（图 6-8）用于评估心肌梗死范围和存活能力对预后的影响。

【心脏磁共振扫描方案】

心肌缺血与梗死扫描方案 5-1（请参见第 5 章）。

【影像学表现】

左心室游离壁在收缩末期和舒张末期均明显变薄，未见心内膜下延迟强化，但发现了水肿区域。这种分布是典型 LAD 狭窄所致心肌缺血但无心肌梗死。T_2 加权脂肪抑制像上可见前壁心肌信号增高，符合水肿表现。

【总结】

MRI 检查后，患者成功进行了心脏导管术，并且无永久性心肌损伤（即梗死）。这位患者的总体预后很好，患者经上述影像学检查后进行常规药物治疗。

对于慢性缺血性心脏病患者，在梗死后的急性期，心脏 MRI 是一种根据存在的瘢痕组织的数量确定心肌是否存活和提供预后信

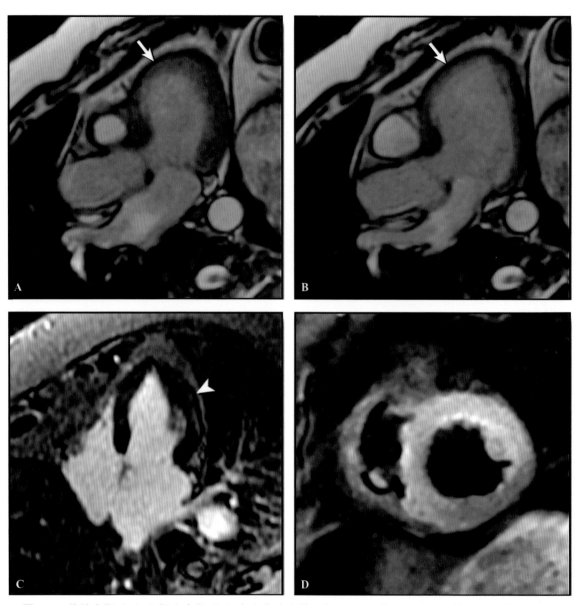

▲ 图 6-8　收缩末期（A）和舒张末期（B）左心室流出道平衡 SSFP 图像显示左心室前壁（左前降支供血区域）明显运动异常（箭）。四腔心 LGE 图像（C）未发现梗死区域（箭头），提示心肌存活。脂肪抑制 T_2 加权的黑血图像（D）显示左心室前壁高信号，提示左心室心肌水肿。左前降支大面积水肿但无梗死，属于完全可挽救心肌

息的准确方法。梗死程度也是心肌功能恢复的预测指标。此外，MRI 还可以用来确定抢救那些没有干预（潜在梗死与实际梗死）就会发生心肌梗死的区域面积，或者通过对闭塞血管进行快速干预治疗而有效恢复的心肌数量。可挽救心肌是根据水肿体积和瘢痕组织体积之间的差值来计算的，目前许多研究都将其作为判断干预治疗成功与否的标志。在这种情况下，本病例全部挽救了心肌，表明快速干预治疗的重要性。随访影像显示治疗后心脏室壁运动异常完全消失。

四、药物负荷试验

（一）阴性结果

【临床表现及病史】

患者男，76 岁，最近被诊断为骨盆软骨肉瘤，有糖尿病、高脂血症和间歇性胸痛的病史。患者最初准备行术前负荷超声心动图评估，但未能成功。

【检查目的】

由于运动负荷超声心动图未成功完成，要求进行腺苷负荷 MRI（图 6-9）进行术前评估。

【心脏磁共振扫描方案】

心肌缺血与梗死扫描方案 5-1（请参见第 5 章）。在腺苷给药期间和静息状态进行灌注序列扫描。

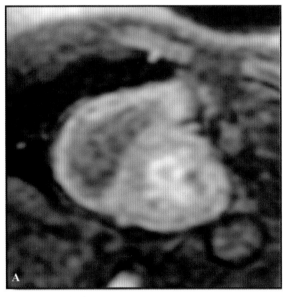
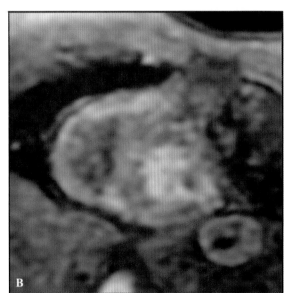
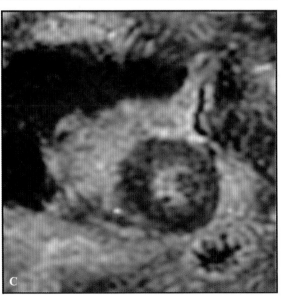

▲ 图 6-9 心中部负荷（A）和静息（B）短轴位灌注成像显示灌注正常，提示无诱发性心肌缺血；对应的 LGE 图像（C）中无心肌延迟强化区域

【影像学表现】

无论是负荷还是静息动态灌注序列心肌均未出现灌注异常。静息状态下平衡 SSFP 电影图像（未显示）上无局部室壁运动异常或 LGE 无心肌强化。本病例心肌是正常的，心肌诱发性缺血或梗死均呈阴性。

【总结】

由于心功能和 MRI 表现正常，无心肌缺血的证据，未行进一步治疗。心脏负荷试验可以使用运动或血管扩张药（如腺苷、瑞格腺苷）或正性肌力（如多巴酚丁胺）药物进行心脏 MRI 检查。运动试验通常包括患者在扫描过程中骑一辆与 MRI 兼容的特殊卧式自行车。使用跑步机的运动负荷心脏 MRI 检查也有报道，但未在大多数机构中使用。心脏 MRI 负荷试验与其他非侵入性负荷试验如负荷超声心动图和核医学负荷试验具有相似的敏感性和特异性。

通过使用多巴酚丁胺或运动的负荷试验，在静息和负荷期间获得电影亮血图像（例如，平衡 SSFP 图像）。心肌梗死节段在静息和负荷状态下会出现室壁运动异常。缺血心肌节段在静息状态下室壁运动正常，但在多巴酚丁胺注射或运动后出现室壁运动异常。LGE 也用来评估梗死区域和梗死周围缺血情况。

（二）心肌梗死的检出

【临床表现及病史】

患者男，65 岁，已知有冠状动脉疾病，心肌梗死后曾行左前降支近端支架植入术，因劳累而复发性胸痛而寻求治疗。

【检查目的】

腺苷负荷 MRI（图 6-10）用于评估诱导性心肌缺血。

【心脏磁共振扫描方案】

心肌缺血与梗死扫描方案 5-1（请参见第 5 章）。在腺苷给药期间和静息状态进行灌注序列扫描。

【影像学表现】

在腺苷注射（负荷图像）和静息状态下获得的动态灌注图像上均显示前间隔和前壁灌注缺损。在前间隔和前壁的 LGE 图像上的显示非透壁性心肌延迟强化，平衡 SSFP 电影图像上这些节段的运动减退。该病例发现左心室前间隔和前壁出现非透壁性心肌梗死，但诱发性心肌缺血呈阴性。

【总结】

负荷 MRI 的结果证实了陈旧性心肌梗死的存在，且梗死周围无缺血。基于患者目前的状况，对其进行了内科治疗。

在静息和负荷状态下血流灌注均降低。与负荷图像相比，静息图像上的灌注缺损可能不太明显，这是由于梗死心肌受负荷影响。在 LGE 图像上会出现梗死心肌。静息灌注缺损延伸到梗死区外，提示梗死区周围存在缺血。

（三）心肌缺血的检出

【临床表现及病史】

患者男，79 岁，胸痛数月就诊，社区医生提示患者既往心导管诊断为冠心病。

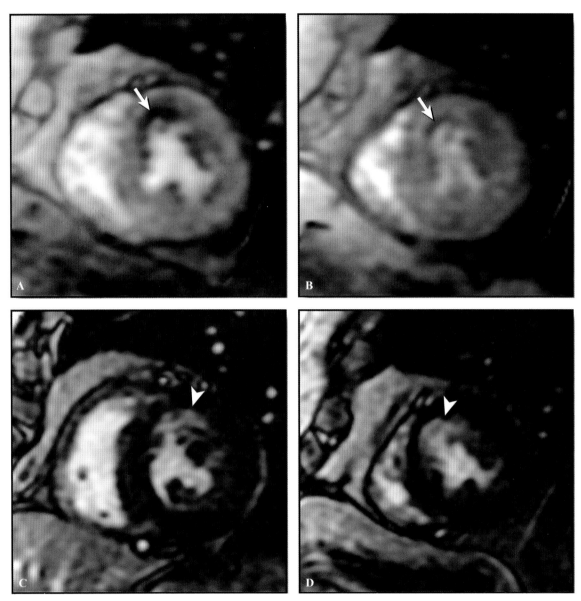

▲ 图 6–10　心中部的短轴位动态灌注负荷（A）和静息（B）图像显示前室间隔和前壁（箭）心内膜下出现灌注缺损，符合心肌梗死表现；相应的 LGE 图像（C 和 D）显示心内膜下延迟强化区域与灌注缺损区一致（箭头），证实为陈旧性心肌梗死

【检查目的】

要求进行腺苷负荷 MRI（图 6–11）以评估诱导性心肌缺血和存活情况。

【心脏磁共振扫描方案】

心肌缺血与梗死扫描方案 5–1（请参见第 5 章）。在腺苷给药期间和静息状态进行灌注序列扫描。

【影像学表现】

在腺苷注射过程中获得的动态灌注图像（负荷图像）上显示前壁灌注缺损。静息动态心肌灌注图像上无灌注缺损。平衡 SSFP 电影图像上无局部室壁运动异常，LGE 图像上无

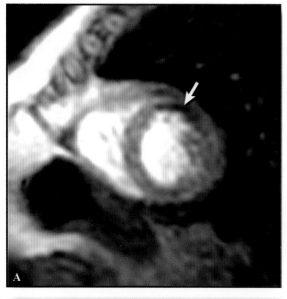

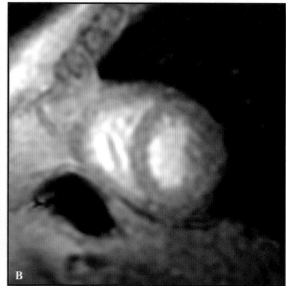

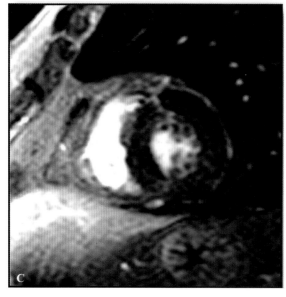

▲ 图 6-11 短轴位动态灌注成像显示负荷状态下心中部前壁（箭）心内膜下出现灌注缺损（**A**），而静息状态下正常（**B**），提示该节段为诱导性缺血；LGE 图像（**C**）对应区域无延迟强化，没有证据提示患者存在陈旧性心肌梗死

心肌出现延迟期强化。该患者诊断为诱发性前壁心肌缺血，但无心肌梗死证据。

【总结】

进行心导管术时，腺苷负荷 MRI 显示心肌缺血并伴有严重的冠状动脉狭窄。该动态心肌灌注成像不管是在给负荷药物（如腺苷）和静息状态下均使用静脉注射钆采集的。这种案例必须注射两次钆对比剂。通常，负荷图像是在静息图像之前获取的，因此负荷导致的灌注缺损不会被覆盖。缺血心肌节段在静息状态下血流灌注正常，在负荷状态下血流灌注降低。灌注成像后获得的 LGE 图像将显示无梗死。功能（电影）序列也可以用来评估室壁运动异常。

图 6-12 显示了使用血管扩张药腺苷进行药物负荷试验的方案示意，并描述了可在"典型"负荷 MRI 检查中进行扫描的时间顺序。

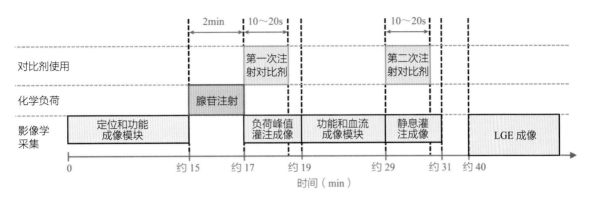

▲ 图 6-12　心脏 MRI 上进行药物负荷试验以诊断冠状动脉疾病的方案

成像模块和序列的描述见第 5 章。所列时间代表近似值。示意图展示了药物负荷 MRI 的典型序列［经许可转载，引自 Kim HW, Klem I, Kim RJ. Detection of myocardial ischemia by stress perfusion cardiovascular magnetic resonance. Magn Reson Imaging Clin N Am. 2007 Nov；15（4）：527-40.］

推 荐 阅 读

动脉瘤伴血栓

[1] Kumbasar B, Wu KC, Kamel IR, Lima JA, Bluemke DA. Left ventricular true aneurysm: diagnosis of myocardial viability shown on MR imaging. AJR Am J Roentgenol. 2002 Aug;179(2):472-4.

梗死特征：左前降支供血区域，透壁范围伴微血管栓塞

[1] Kim RJ, Fieno DS, Parrish TB, Harris K, Chen EL, Simonetti O, et al. Relationship of MRI delayed contrast enhancement to irreversible injury, infarct age, and contractile function. Circulation. 1999 Nov 9;100(19):1992–2002.

[2] Wu KC, Zerhouni EA, Judd RM, Lugo-Olivieri CH, Barouch LA, Schulman SP, et al. Prognostic significance of microvascular obstruction by magnetic resonance imaging in patients with acute myocardial infarction. Circulation. 1998 Mar 3;97(8):765–72.

梗死特征：右侧冠状动脉供血区域，透壁梗死伴微血管栓塞、水肿和右心室梗死

[1] Raman SV, Simonetti OP, Winner MW 3rd, Dickerson JA, He X, Mazzaferri EL Jr, et al. Cardiac magnetic resonance with edema imaging identifies myocardium at risk and predicts worse outcome in patients with non-ST-segment elevation acute coronary syndrome. J Am Coll Cardiol. 2010 Jun 1;55(22):2480–8.

梗死特征：发生于心外膜下和回旋动脉区的梗死

[1] Selvanayagam JB, Kardos A, Francis JM, Wiesmann F, Petersen SE, Taggart DP, et al. Value of delayed-enhancement cardiovascular magnetic resonance imaging in predicting myocardial viability after surgical revascularization. Circulation. 2004 Sep 21;110(12):1535–41. Epub 2004 Sep 7.

缺血性心肌病

[1] Nagel E, Lehmkuhl HB, Bocksch W, Klein C, Vogel U, Frantz E, et al. Noninvasive diagnosis of ischemia-induced wall motion abnormalities with the use of high-dose dobutamine stress MRI: comparison with dobutamine stress echocardiography. Circulation. 1999 Feb 16;99(6):763–70.

[2] Sakuma H, Suzawa N, Ichikawa Y, Makino K, Hirano T, Kitagawa K, et al. Diagnostic accuracy of stress first-pass contrast-enhanced myocardial perfusion MRI compared with stress myocardial perfusion scintigraphy. AJR Am J Roentgenol. 2005 Jul;185(1):95–102.

第7章 非缺血性心肌病
Nonischemic Myocardial Disease

Nila J. Akhtar　Matthew W. Martinez　Eric E. Williamson　著

赵玲玲　俞宏林　朱娟　张新娜　译

李小虎　赵韧　校

心肌病包括多种缺血性（参见第6章）和非缺血性心肌病。非缺血性心肌病包括扩张型心肌病（DCM）、肥厚型心肌病（HCM）、浸润性心肌病和致心律失常性右心室型心肌病/发育不良等心肌病。实际上，非缺血性心肌病不仅限于以上几种心肌病（图7-1），它可能是心肌慢性损伤导致，也可能是急性损伤导致，如病毒诱发的DCM或所谓的球形心综合征（如心尖球形心肌病）。

与其他心脏病一样，心脏磁共振成像不仅提供了双心室局部和整体的心肌功能、水肿和纤维化信息，还可以显示心肌解剖特征，包括异常的小梁化、心肌变薄和肥厚。在这一章中，我们将介绍和描述最常见的非缺血性心肌病及其相关的MRI特征。

一、肥厚型心肌病

HCM相关心肌肥厚的定义是原因不明的心肌肥厚，要排除能引起室壁肥厚的其他原因（如长期严重高血压、法布里病和心肌淀粉样变性等）。HCM主要累及左心室，但也可累及右心室。HCM是最常见的遗传性非缺血性心肌病，也是最常见的遗传性心血管疾病。HCM是常染色体显性遗传疾病，具有多个外显和表型表达，目前已知有数百个相关基因突变会导致HCM。

HCM的临床表现从无症状到有症状不等，典型症状包括劳力性呼吸困难、乏力、心悸、晕厥及心源性猝死。其症状变化很大，与心肌的肥厚程度无明显相关。HCM的病理生理机制包括心室舒张功能障碍和左心室流出道（LVOT）梗阻伴二尖瓣关闭不全等，约60%的HCM患者会出现这种现象。

在手术或介入治疗前，应用CMR评估心肌的最大肥厚程度及肥厚心肌的形态和分布非常重要。通过识别湍流相关的信号流空，CMR可以检查到LVOT梗阻和二尖瓣反流。然而，二尖瓣反流的严重程度不能用信号流空的主观程度来判断，因为它高度依赖于序列参数和成像平面。CMR很少用来测量LVOT压力梯度，因为获得垂直于流出道血流的成像平面进行相位对比成像和在负荷状态下评估其压力梯度都很困难。超声心动图

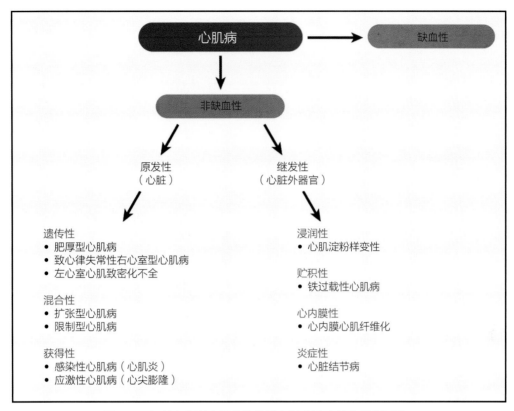

▲ 图 7-1 与所有心肌病相关的非缺血性心肌病的分类和亚型

引自 Maron BJ, Towbin JA, Thiene G, Antzelevitch C, Corrado D, Arnett D, et al; American Heart Association; Council on Clinical Cardiology, Heart Failure and Transplantation Committee; Quality of Care and Outcomes Research and Functional Genomics and Translational Biology Interdisciplinary Working Groups; Council on Epidemiology and Prevention. Contemporary definitions and classification of the cardiomyopathies: an American Heart Association Scientific Statement from the Council on Clinical Cardiology, Heart Failure and Transplantation Committee; Quality of Care and Outcomes Research and Functional Genomics and Translational Biology Interdisciplinary Working Groups; and Council on Epidemiology and Prevention. Circulation. 2006 Apr 11; 113 (14): 1807-1816. Epub 2006 Mar 27.

是无创性判断是否存在 LVOT 梗阻和梗阻严重程度的参考标准。

　　HCM 在形态学上有四种亚型：乙状型、反向曲线型、心尖型和均匀型（图 7-2）。4个亚型的区分在临床上很重要，因为 HCM 的类型与 HCM 相关基因的突变密切相关。MRI 具有视野大、空间分辨率高、出色的组织对比度等优点，能更好地显示 HCM 的形态，是超声心动图评价 HCM 的重要补充手段。与磁共振图像相比，超声心动图可能会低估心肌肥厚的程度，这可能会影响疾病的

治疗。此外，在 MRI 上发现心肌纤维化是评估 HCM 风险的新兴标志物，有助于预测哪些患者有心搏骤停的风险。

　　室间隔肥厚是 HCM 最常见的心肌肥厚类型，其可以是乙状型，也可以是反向曲线型。乙状型的特征表现为基底部室间隔不对称肥大，导致相应部位室间隔凸起，其余部分主要凹入左心室腔。反向曲线型有一个新月形肥厚室间隔，主要凸入左心室腔。HCM 的基因突变最常见于反向曲线亚型，是最常与 HCM 关联的特征形态学表现。

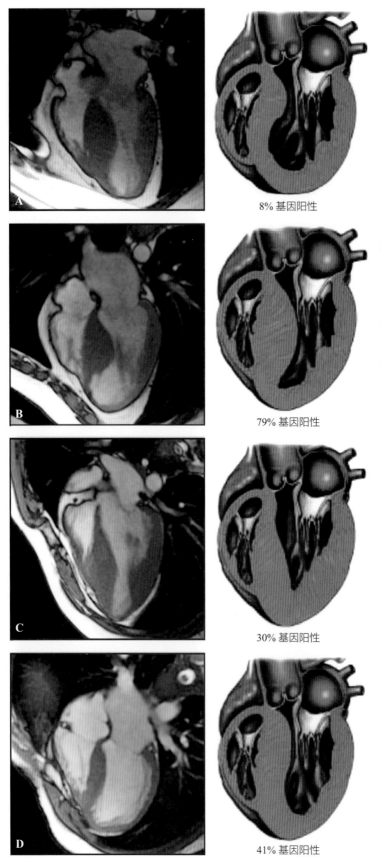

8% 基因阳性

79% 基因阳性

30% 基因阳性

41% 基因阳性

◀ 图 7-2　舒张末期四腔心平衡 SSFP 序列图像显示 HCM 的 4 种形态亚型：乙状型（A）、反向曲线型（B）、心尖型（C）和均匀型（D），并附有相应的表现实例；每种亚型都有可能与基因突变相关；"基因阳性"表示每个亚型的患者具有肌丝突变的百分比，这是一种与 HCM 相关的突变类型

经 Mayo Foundation for Medical Education and Research 许可转载，引自 Binder J, Ommen SR, Gersh BJ, Van Driest SL, Tajik AJ, Nishimura RA, et al. Echocardiography-guided genetic testing in hypertrophic cardiomyopathy: septal morphological features predict the presence of myofilament mutations. Mayo Clin Proc. 2006 Apr; 81(4): 459–467.

心尖肥厚型的典型特征是心尖部心肌肥厚。当心尖部变薄并伴发血栓形成时，类似一个"心尖袋"。这一发现通常与心尖部心肌纤维化有关，并已被证明与不良心血管事件有关。

均匀肥厚型的心肌呈均匀或接近均匀的肥厚，累及所有心肌壁。这一亚型通常很难与高血压或运动员心肌肥厚鉴别。以下案例重点展示了这些不同亚型的 HCM。

（一）反向曲线型 HCM

【临床表现及病史】

患者男，40 岁，6 年前曾被诊断为 HCM。患者因症状加重，胸痛、呼吸困难、心悸和疲劳来院就诊。尽管进行了全面的药物治疗，超声心动图仍然显示左心室壁增厚加重和静息态 LVOT 梗阻。

【检查目的】

术前进行磁共振（MR）扫描（图 7-3）评估心肌肥厚的程度，并确定是否存在心肌纤维化。

【心脏磁共振扫描方案】

使用非缺血性心肌病扫描方案 5-2（请参见第 5 章）。附加 / 可选序列包括 LVOT 电影平衡 SSFP 序列。

【影像学表现】

HCM 合并 LVOT 梗阻及心肌纤维化：平衡 SSFP 图像显示 HCM 反向曲线间隔肥厚，舒张末期室间隔厚度为 37mm。平衡 SSFP 图像显示 LVOT 梗阻伴二尖瓣收缩期前向运动（SAM）和二尖瓣后向关闭不全。延迟强化图像显示室间隔的非缺血性异常强化。短轴

电影图像的定量评估显示左心室射血分数为 75%。短轴首过灌注图像显示心肌沿左心室间隔出现早期强化。

【总结】

尽管进行了最优化的药物治疗，患者的症状仍未缓解。CMR 检查证实严重左心室流出道梗阻伴心肌肥厚和纤维化。建议患者行心肌切除术并植入植入型心律转复除颤器（ICD）。反向曲线型肥厚间隔主要凸入左心室腔，这是最常与 HCM 联系在一起的经典形态学表现，其基因突变类型是最常见的。

（二）伴有收缩期二尖瓣前叶前向运动的乙状型梗阻性 HCM

【临床表现及病史】

患者男，45 岁，已知肥厚型心肌病，接受最优化药物治疗，因劳力性呼吸困难加重和头晕进行检查。患者无阻塞性冠状动脉疾病。超声心动图显示静息时 LVOT 压力阶差为 31mmHg，应激时 LVOT 压力阶差为 92mmHg。拟行室间隔心肌切除术。

【检查目的】

术前进行 MR 扫描（图 7-4），评估左心室形态及肥厚心肌分布。

【心脏磁共振扫描方案】

使用非缺血性心肌病扫描方案 5-2（请参见第 5 章）。附加 / 可选序列包括 LVOT 电影平衡 SSFP 序列。

【影像学表现】

乙状型梗阻性 HCM 合并二尖瓣 SAM 的 MRI 表现。舒张末期 SSFP 图像显示不对称

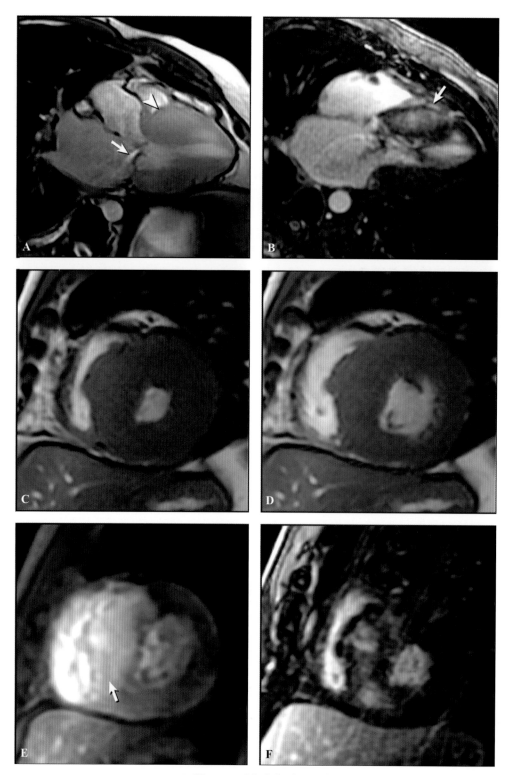

▲ 图 7-3　反向曲线型 HCM

A. 三腔心平衡 SSFP 图像显示室间隔反向曲线肥厚型 HCM 特征（箭头），LVOT 梗阻并由此导致二尖瓣反流，通过反流（箭）进入左心房来识别；B. 三腔心 LGE 图，显示左心室室间隔内异常强化（箭）；C 和 D. 收缩末期（C）和舒张末期（D）的心室中部短轴平衡 SSFP 图像；E. 短轴位灌注图像显示沿左心室前室间隔和下室间隔弥漫性心外膜下和心肌中层强化（箭）；F. LGE 图像显示相应节段心外膜下和心肌中层斑片状强化

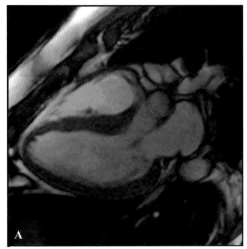

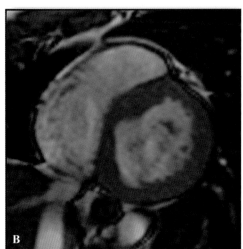

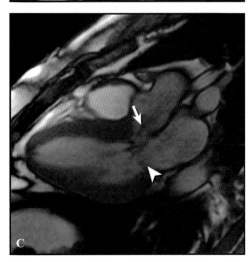

▲ 图 7-4　乙状型 HCM 合并二尖瓣 SAM 征

A 和 B. 舒张末期三腔心（A）和短轴位（B）平衡 SSFP 图像显示不对称性左心室基底部前室间隔肥厚；C. 收缩末期三腔心平衡 SSFP 图像显示 LVOT 低信号流空（箭）；可见二尖瓣 SAM 征及二尖瓣反流（箭头）

性左心室基底部前室间隔肥厚，心肌最厚处为 19mm。收缩期图像显示 LVOT 有湍流。伴有反流的二尖瓣 SAM 很容易识别，SAM、二尖瓣瓣叶接触室间隔位置和乳头肌的形态是手术前需要描述的重要特征。

【总结】

根据 MRI 表现，患者进行肥厚型心肌病的手术治疗。包括扩大的室间隔切除术，目的是降低 LVOT 梗阻的严重程度。心肌切除术会扩大流出道，消除流出道梗阻。

难治性梗阻性 HCM 的最终治疗方法是室间隔切除术。经主动脉进行心肌切除术，去除肥厚心肌以减轻梗阻（图 7-5）。在某些情况下，可能需要扩大切除范围，扩大至乳头肌水平，同时植入瓣膜下二尖瓣装置。在有经验的医院进行手术，相关死亡风险小于 0.5%，死亡和严重并发症的综合风险为 1%～2%。90% 以上的患者症状得到长期明显改善。

室间隔酒精消融术是外科心肌切除术的替代疗法，手术侵入性较小，通常适合经药物治疗无效且没有外科手术指征的患者。

（三）乙状型梗阻性肥厚型心肌病

【临床表现及病史】

患者男，73 岁，已知肥厚型心肌病，长期接受药物治疗，因劳累和劳力性呼吸困难进行检查。超声心动图显示静息时 LVOT 压力阶差为 61mmHg。建议行室间隔切除术，但该手术风险较高。冠状动脉造影未见阻塞性冠状动脉疾病。拟经一支大的间隔穿支动脉行室间隔酒精消融术。

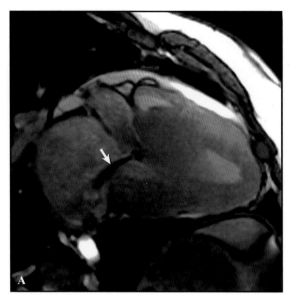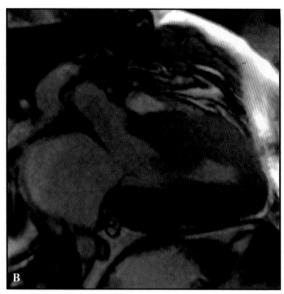

▲ 图 7-5　乙状型肥厚型心肌病

1 例初诊均匀型肥厚型心肌病的患者，心肌切除前（A）和心肌切除后（B）的三腔心 LVOT 的平衡 SSFP 图；术前可见动态左心室流出道梗阻，以反流（箭）为标志，术后消失［经许可转载，引自 Binder J, Ommen SR, Gersh BJ, Van Driest SL, Tajik AJ, Nishimura RA, et al. Echocardiography-guided genetic testing in hypertrophic cardiomyopathy: septal morphological features predict the presence of myofilament mutations. Mayo Clin Proc. 2006 Apr; 81(4): 459-467.］

【检查目的】

间隔酒精消融术后一周行 MR 检查（图 7-6）以评估心肌纤维化和手术并发症。

【心脏磁共振扫描方案】

使用非缺血性心肌病扫描方案 5-2（请参见第 5 章）。附加 / 可选序列包括 LVOT 电影平衡 SSFP 序列。

【影像学表现】

经血管室间隔心肌酒精消融术后，MRI 有助于确诊乙状型梗阻性 HCM。首过灌注短轴位可见基底部前室间隔和下室间隔灌注缺损。早期和晚期钆对比剂增强图像显示透壁性强化与中央病灶不强化和透壁性心肌梗死合并中心微血管阻塞均一致，SSFP 图像显示相应的节段运动障碍。心脏收缩期还显示 LVOT 持续低信号流空，提示湍流，与动态 LVOT 梗阻和二尖瓣反流持续低信号相一致。

【总结】

由于患者手术风险高，拟行酒精消融术缓解顽固性症状。目前为止，患者症状缓解且未发现消融术后并发症。室间隔酒精消融术被认为是缓解肥厚型心肌病合并难治性 LVOT 梗阻的一种治疗方案。向供应基底部室间隔的穿支动脉注射酒精，会引起局部心肌梗死以缓解梗阻。梗死的基底部室间隔无运动，可以迅速缓解梗阻，随着时间的推移，梗死后心肌负性重塑，会进一步缓解梗阻。MRI 可以评估心肌延迟强化图像上梗死心肌的大小和分布。间隔酒精消融导致不同类型的心肌梗死，通常累及基底部下室间隔段，并延伸到右心室。心脏 MRI 也可以评估消融

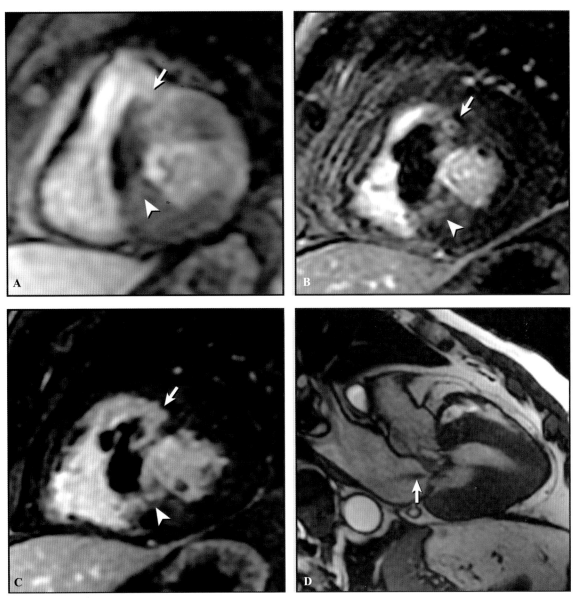

▲ 图 7-6　乙状型梗阻性 HCM

A 至 C. 短轴位图像显示基底部前室间隔（箭）和下室间隔（箭头）灌注缺损，以及相应部位的透壁强化（A）；在早期（B）和晚期（C）钆对比剂增强图像中，中央病灶无强化；这些发现与中心微血管阻塞的透壁性心肌梗死是一致；D. 收缩期三腔心平衡 SSFP 图像显示左心房持续低信号血流，提示伴有二尖瓣 SAM 征和持续性反流的左心室流出道梗阻（箭）

术后的室间隔小缺损或急性心包炎。

（四）乙状型非梗阻性肥厚型心肌病

【临床表现及病史】

患者男，53 岁，已知肥厚型心肌病，正

在接受药物治疗，心悸加重，建议进一步评估。

【检查目的】

MRI（图 7-7）通过评估心肌纤维化对患者心脏停搏进行危险分层。

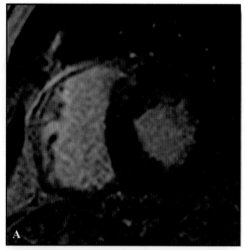

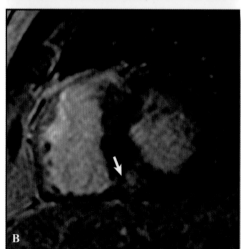

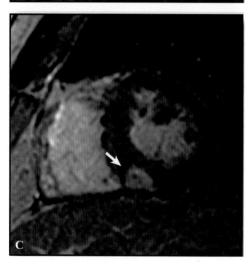

▲ 图 7-7 乙状型非梗阻性肥厚型心肌病

左心室短轴位基底部（A）、心中部（B）和心尖部（C）水平的晚期钆对比剂增强图像显示为乙状型 HCM，心外膜下和心肌中层的前室间隔段和下室间隔段可见局灶形强化灶（箭），提示心肌纤维化

【心脏磁共振扫描方案】

使用非缺血性心肌病扫描方案 5-2（请参见第 5 章）。附加 / 可选序列包括 LVOT 电影平衡 SSFP 序列。

【影像学表现】

乙状型非梗阻性 HCM 合并心肌纤维化的 MRI 影像学表现。延迟强化图像所示前室间隔段和下室间隔段心外膜下和心肌中层可见灶状强化灶，提示心肌纤维化。

【总结】

心肌纤维化可能是导致 HCM 心源性猝死的危险因素，因此，在制定诊疗方案时，综合考虑各项因素，推荐使用 ICD。后期继续进行药物治疗和定期的心血管随访。

在 MRI 上检测心肌延迟强化在危险分层中是一个新兴风险因子，用来识别适合安装 ICD 的患者。然而，尽管有研究报道显示心肌延迟强化与室性心律失常存在相关性，但仍没有足够的证据表明仅基于心肌延迟强化进行植入 ICD 治疗。40%～70% 的肥厚型心肌病患者有心肌延迟强化，强化分布变异度较大。延迟强化可呈斑片状和多灶性，累及右心室插入点，但最常见于肥厚最严重的区域。在这种情况下，延迟强化确切原因还不是很清楚。一种理论是微循环缺血，心肌胶原成分增加，使冠状动脉壁内小动脉发育不良，最终导致纤维化。另一种理论是肌动蛋白基因突变导致心肌结缔组织沉积增加。

（五）心尖型梗阻性肥厚型心肌病

【临床表现及病史】

患者男，30 岁，无症状，在一次常规

心脏检查中，经超声心动图发现心尖变异型HCM。

【检查目的】

MRI（图 7-8）评估是否存在心尖囊袋和心肌纤维化。

【心脏磁共振扫描方案】

使用非缺血性心肌病扫描方案 5-2（请参见第 5 章）。附加/可选序列包括 LVOT 电影平衡 SSFP 序列。

【影像学表现】

MRI 显示双心室受累的心尖型梗阻性HCM，左心室心尖无运动呈囊袋样改变伴心肌纤维化。心脏舒张末期和收缩末期的 SSFP图像可识别非对称性双心室心尖部肥厚，左心室心尖部舒张末期心肌厚度最大为 21mm。在没有心尖血栓的情况下有一个小的左心室无运动的心尖袋。左心室中段心腔内也可见小的线状低信号，提示有湍流。与孤立性心尖部肥厚性心肌病的典型表现一样，没有二尖瓣 SAM 或反流。延迟强化图像显示双心室心尖部心内膜下、心肌中层和心外膜下斑片状强化，提示心肌纤维化。

【总结】

MRI 证实 HCM 有心尖袋和心肌纤维化。尽管患者年轻，没有症状，生活方式不受影响，但仍有心源性猝死风险，需要考虑放置ICD。

心脏 MRI 能很好地显示心尖，对于心尖型 HCM，心尖囊袋有重要的预后意义。HCM 出现心尖袋可能会增加包括心律失常和脑卒中在内的并发症的风险。心尖袋可能是

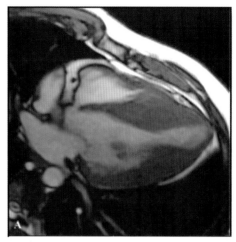
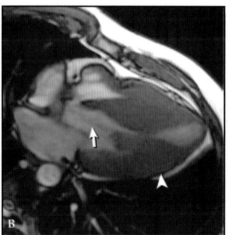
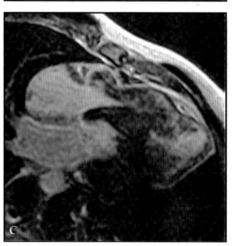

▲ 图 7-8　心尖型梗阻性肥厚型心肌病

舒张末期（A）和收缩末期（B）四腔心平衡 SSFP 图像显示不对称性双心室心尖部心肌肥厚（箭头）；在无心尖血栓的情况下有一个小的左心室无运动的心尖袋；左心室中部腔内也可见小的线状低信号（B），表明存在湍流（箭头）；C. 四腔心 LGE 图像显示双心室心尖部心外膜下和心肌中层斑片状强化，提示心肌纤维化

心尖区肌壁应力严重增加导致弥漫性心内膜下缺血的结果。随之而来的心尖部纤维化和室壁运动异常可能导致心律失常和血栓形成。

二、致心律失常性右心室型心肌病 / 发育不良

【临床表现及病史】

患者女，46 岁，一年前发作性心悸，现来院检查，运动压力测试显示非持续性室性心动过速频繁发作。电生理学显示室性心动过速起源于右心室流出道。

【检查目的】

MRI（图 7-9）评估致心律失常性右心室型心肌病 / 发育不良（ARVC/D）。

【心脏磁共振扫描方案】

使用非缺血性心肌病扫描方案 5-2（请参见第 5 章）。附加的 / 可选的序列包括长轴或短轴双反转和三反转恢复序列，以及规定为人体轴位的电影平衡 SSFP 序列。

【影像学表现】

MRI 有助于多学科诊断右心室增大伴节段性功能障碍，尤其是显示 ARVC/D 的右心室游离壁微小室壁瘤，舒张末期和收缩末期 SSFP 轴位层面显示右心室基底部下外侧壁多个微小室壁瘤。两幅图像均显示基底部下侧壁明显变薄，有脂肪浸润。右心室中度增大，舒张末期容积为 200ml/m²，射血分数严重降低，为 26%。延迟强化图像无明显心肌强化。

【总结】

MRI 是 ARVC/D 多学科诊断的主要标准之一，患者需要放置自动 ICD 装置。ARVC/D 是一种罕见的遗传性非缺血性心肌病，发病率约为 0.02%。ARVC/D 的病因尚不清楚，在对相关家庭成员进行无创性研究发现30%～50% 的人有 ARVC/D。ARVC/D 的组

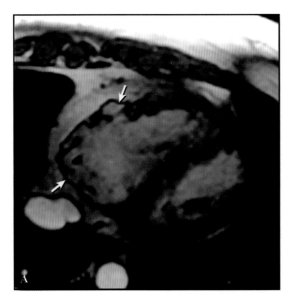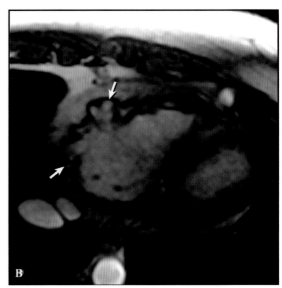

▲ 图 7-9　致心律失常性右心室型心肌病 / 发育不良

舒张末期（A）和收缩末期（B）轴位平衡 SSFP 图像显示右心室基底下外侧壁（箭）多个微小室壁瘤，伴有特征性的运动障碍，以及心肌变薄和脂肪浸润

织病理学表现为右心室心肌的脂肪化或被纤维脂肪组织替代（左心室较少见）。

ARVC/D 的诊断通常具有挑战性，不能仅仅依赖 MRI，需要在多学科方法指导下来制定主要和次要诊断标准。基于 MRI 轴位心脏影像所识别的结构和功能非常重要。目前 ARVC/D 的影像学诊断标准主要集中在局部和整体的形态和功能异常，包括右心室不运动、运动障碍或运动不同步。这些通常被称为右心室游离壁微小室壁瘤或运动障碍，其他影像标准包括右心室扩张和收缩功能降低。

三、左心室心肌致密化不全

（一）孤立性左心室心肌致密化不全

【临床表现及病史】

患者女，34 岁，患者非持续性多形性室性心动过速，有一级亲属心脏猝死家族史，建议心血管医师作进一步评估。通过全面的检查仍没有确定心动过速的原因。超声心动图显示左心室轻度增大，收缩功能严重减退。

【检查目的】

超声心动图整体图像质量较差。因此，用 MRI（图 7-10）评估双心室功能，推测为非缺血性心肌病。

【心脏磁共振扫描方案】

使用非缺血性心肌病扫描方案 5-2（请参见第 5 章）。附加的 / 可选的序列包括 LVOT 电影平衡 SSFP 序列。

【影像学表现】

MRI 诊断为左心室心肌致密化不全（LVNC）。SSFP 图像显示左心室心尖部下侧壁和心尖有过度小梁化，未致密心肌与致密心肌之比为 3∶1，左心室呈中度扩张。回顾性电影图像也显示整体左心室运动中度减退，射血分数为 33%。钆对比剂延迟强化图像心室未见血栓或异常强化。

【总结】

在 LVNC 确诊后，由于患者有几次快速多形性室性心动过速发作，建议植入 ICD。

LVNC 的特点是左心室心肌小梁增多和深部小梁间隐窝。大多数人认为 LVNC 的形态学表现是妊娠 5～8 周正常心肌发育的异常终止所致。心肌致密化通常从心外膜到心内膜，从心底到心尖，从室间隔到游离壁。因此，心脏在胚胎期停止致密化的时间决定了 LVNC 的严重程度。左心室中部下侧壁和心尖部是 LVNC 最常见的部位，且心尖部最常受累，伴随运动减退。

超声心动图或 MRI 根据未致密心肌厚度与致密心肌厚度的比值，均可诊断 LVNC。对于超声心动图，致密化不全的诊断标准是收缩末期两者厚度比 > 2。对于 MRI，致密化不全的诊断标准是舒张末期两者厚度比 > 2.3。MRI 的优点包括可以获得用于测量左心室功能的左心室真实短轴电影图像，尤其是可以显示心尖部病变。

（二）左心室心肌致密化不全伴收缩功能下降

【临床表现及病史】

患者女，33 岁，有左心室心肌致密化不全病史但无明显临床症状，超声心动图结果

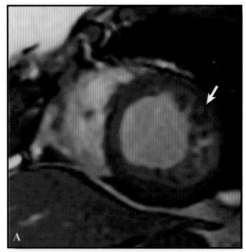

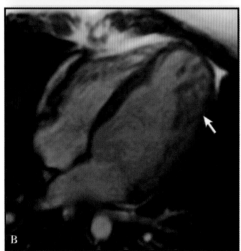

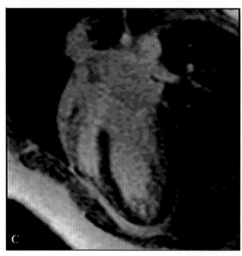

▲ 图 7-10　孤立性左心室心肌致密化不全

A、B. 舒张末期短轴位（A）和四腔心（B）平衡 SSFP 图像，显示左心室心尖下间隔壁和心尖（箭）的过度小梁化，左心室中度扩张；C. 四腔心 LGE 扫描未发现心室血栓或异常强化

显示左心室收缩功能较既往下降。

【检查目的】

应用 MRI（图 7-11）评估左心室心肌致密化不全的程度和分布，并量化左心室功能和心肌纤维化程度。

【心脏磁共振扫描方案】

使用非缺血性心肌病扫描方案 5-2（请参见第 5 章）。附加的 / 可选的序列包括 LVOT 电影平衡 SSFP 序列。

【影像学表现】

MRI 显示广泛双室心肌致密化不全伴左心室收缩功能下降，无心肌纤维化或血栓形成。舒张末期 SSFP 图像显示弥漫性粗大肌小梁。测量基底部到心尖室壁最厚的心肌，非致密化心肌与致密化心肌之比为 4∶1。在短轴和长轴 SSFP 图像上，均未见离散的乳头肌，右心室也可见粗大肌小梁，但程度较轻，右心室轻度扩张，收缩功能正常。钆对比剂延迟强化图像未见附壁血栓和异常心肌强化。

【总结】

MRI 确诊为心室心肌致密化不全，对患者进行心肌功能的纵向评估。由于对心室心肌致密化不全的认识在不断发展，目前的处理方法主要是根据患者临床症状进行观察和随访。

左心室心肌致密化不全的患者可能无症状，或出现左心室收缩功能障碍、心力衰竭、血栓栓塞和心律失常。未致密化心肌程度和分布，以及延迟强化的存在可能与临床疾病的严重程度有关。心血管影像学的不断改进和应用可以发现左心室肌小梁增多，但对于

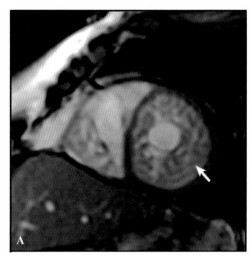

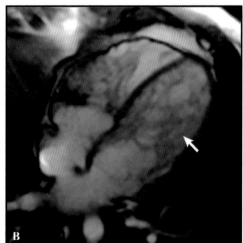

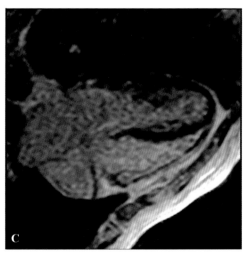

▲ 图 7-11 左心室心肌致密化不全

A、B. 舒张末期短轴位（A）和四腔心（B）平衡 SSFP 图像显示左心室弥漫性粗大肌小梁和左心室增大，右心室可见多发肌小梁，程度较轻，右心室大小正常；C. 四腔心 LGE 图像未见附壁血栓和异常心肌强化

左心室收缩功能正常的患者，这也可能是一种正常的变异。

四、扩张型心肌病

（一）不伴有纤维化的扩张型心肌病

【临床表现及病史】

患者男，28 岁，气喘伴呼吸困难，胸片显示心影扩大。患者 1 年内曾有流感样症状。超声心动图显示双心室明显扩大和收缩功能障碍。冠状动脉造影未发现冠状动脉阻塞性疾病。初步诊断为非缺血性心肌病。

【检查目的】

应用 MRI（图 7-12）查明心肌病的原因。

【心脏磁共振扫描方案】

使用非缺血性心肌病扫描方案 5-2（请参见第 5 章）。附加的 / 可选的序列包括短轴、T_2 加权、脂肪抑制、黑血（三反转恢复）和长轴或短轴、非脂肪抑制（双反转恢复）和脂肪抑制（三反转恢复）图像。

【影像学表现】

MRI 提示双心室扩大和收缩功能障碍，无心肌纤维化或血栓形成。舒张末期 SSFP 图像显示双心房和双心室增大，心肌轻度弥漫性变薄。通过对电影序列的定量分析，得到左心室和右心室射血分数分别为 10% 和 12%。LGE 未见异常心肌强化，提示无心肌纤维化。

【总结】

MRI 诊断为扩张型心肌病，且不伴有陈旧心肌梗死、纤维化或炎性病变，符合特发

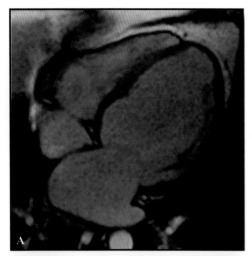

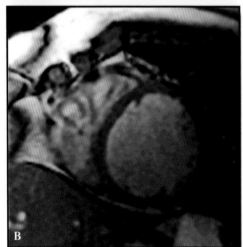

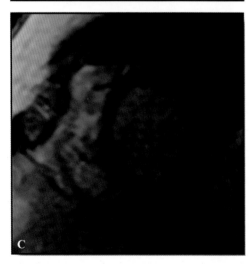

▲ 图 7-12　不伴有纤维化的扩张型心肌病

A 和 B. 舒张末期四腔心（A）和短轴位（B）平衡 SSFP 图像，显示双心房和双心室均增大，心肌弥漫性轻度变薄；C. 短轴位 LGE 图像上未见心肌异常强化，提示无心肌纤维化

性扩张型心肌病。患者确诊后，进行药物治疗、生活方式改变和常规随访。约 12 个月后，超声心动图显示其左心室射血分数从 MRI 测定的 10% 增加到 38%，心功能明显增强。

扩张型心肌病的特征是在没有缺血性心脏病的情况下，心室扩张和收缩功能下降。DCM 的组织病理学表现为心肌细胞变性和间质纤维化。初诊为 DCM 患者需要评估是否合并其他潜在的可逆性心肌病。MRI 是心肌病最佳的无创评估方法。在诊断为非缺血性心肌病的病例中，有 15% 的病例存在未确诊的心肌梗死。在非缺血性心肌病中，多项研究表明，与扩张型心肌病相比血色素沉着症等其他疾病治疗方法和患者预后明显不同。

（二）伴有纤维化的扩张型心肌病

【临床表现及病史】

患者男，67 岁，有高血压病史，1 年前诊断为扩张型心肌病，因新发充血性心力衰竭入院。超声心动图显示双心室重度扩大和收缩功能严重下降。冠状动脉造影未发现阻塞性冠状动脉疾病。

【检查目的】

利用 MRI（图 7-13）评估双心室功能，并确定非缺血性心肌病的可能原因。

【心脏磁共振扫描方案】

采用非缺血性心肌病扫描方案 5-2（请参见第 5 章）。附加的 / 可选的序列包括 LVOT 平衡 SSFP 序列。

【影像学表现】

根据 MRI 可诊断为双心室收缩功能障碍

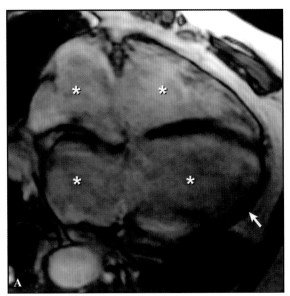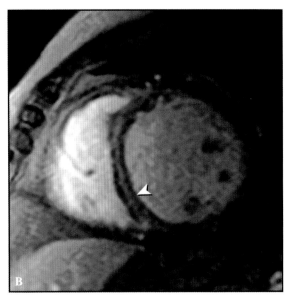

▲ 图 7-13 扩张型心肌病伴纤维化

A. 四腔平衡 SSFP 图像显示双房和双室扩大（＊），轻度弥漫性心肌变薄（箭）；B. 短轴位 LGE 图像显示线性前中隔和下中隔心肌增强（即心肌"条纹"）（箭头）提示心肌纤维化

伴广泛的心肌纤维化，但左心室内无血栓形成。延迟强化图像显示前室间隔和下室间隔心肌中层线样强化亦被称为"条纹"，提示心肌纤维化。四腔心图像显示双心房和双心室扩大，心肌轻度普遍变薄。对 SSFP 电影图像进行定量分析，左心室射血分数为 18%，右心室射血分数为 36%。符合扩张型心肌病的诊断。

【总结】

大多数扩张型心肌病患者在延迟强化图像上无异常心肌强化。然而高达 30% 的扩张型心肌病患者有一个特征性的、明显的、接近病理征象的纤维化区域，即在心肌中层出现细条纹状延迟强化，一般不累及心内膜（图 7-14）。未累及的心内膜可与心肌梗死及尸检时的局灶性纤维化相区别。据报道，这个重要发现是全因死亡率、心脏猝死和心血管

事件住院的独立预测因子。还应该注意的是，这种心肌中层延迟强化的鉴别诊断包括心肌炎，后者可并发扩张型心肌病。未痊愈的心肌炎被认为是特发性扩张型心肌病的潜在原因。当心肌中层有条纹状纤维化时，T_2 加权图像（脂肪抑制，三反转恢复图像）上无心肌水肿，有助于鉴别出急性和慢性心肌炎。

当回顾分析扩张型心肌病的 MRI 时，发现无纤维化的扩张型心肌病与有 3 支冠状动脉病变严重缺血的冬眠心肌很难区分。在某些情况下，三支病变缺血的心脏病没有延迟强化现象，这与扩张型心肌病相似。冬眠心肌导致心肌长期灌注不足，造成左心室功能不全。尽管它并不常见，但仍要考虑这种可能性。基于此，回顾分析研究 DCM 是否无 3 支冠状动脉阻塞性病变的冠状动脉造影检查具有深刻的指导意义。

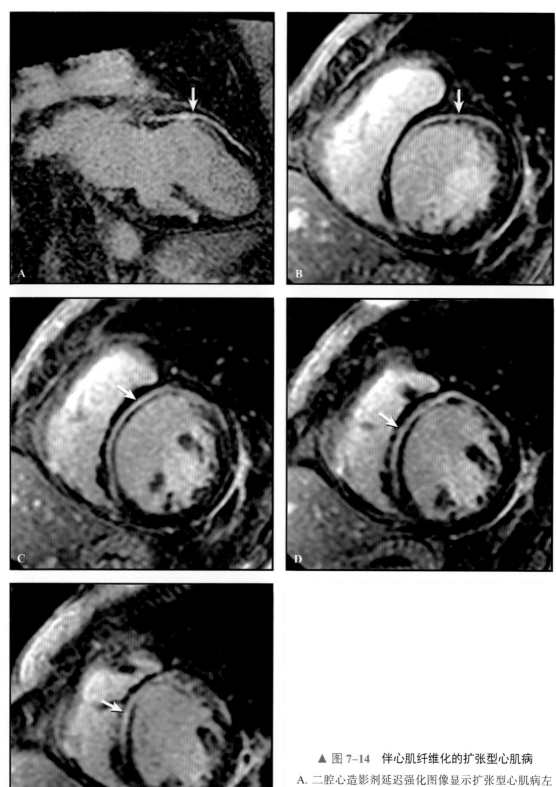

▲ 图 7-14　伴心肌纤维化的扩张型心肌病

A. 二腔心造影剂延迟强化图像显示扩张型心肌病左心室间隔心肌中层条纹状延迟强化（箭头）特征表现；B 至 E. 短轴位 LGE 图像显示从基底部（B）到左心室中部水平（E），心肌条纹（箭头）延伸到左心室间隔室壁以外

五、心肌炎

【临床表现及病史】

患者男，29 岁，无既往病史，由于突发胸痛并放射至左手臂入急诊室进行评估。心肌标志物示肌钙蛋白升高，心电图显示非特异性 T 波改变。超声心动图未见明显异常，冠状动脉造影未见明显异常。

【检查目的】

应用 MRI（图 7-15）诊断肌钙蛋白水平增高的原因，并鉴别非 ST 段抬高型心肌梗死或心肌炎。

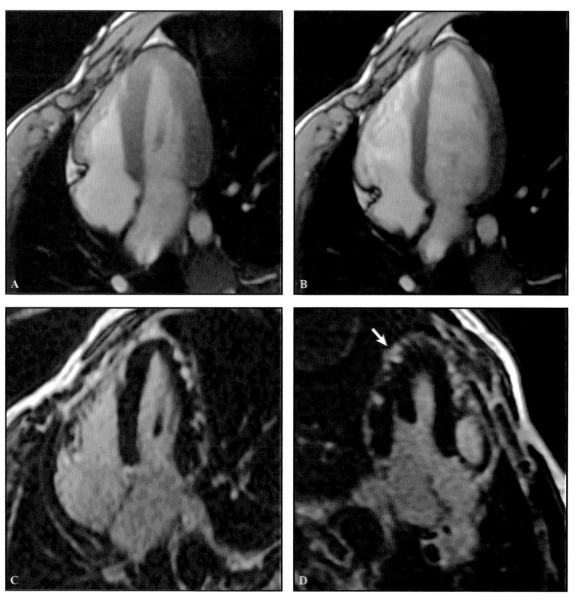

▲ 图 7-15　急性心肌炎

A 和 B. 收缩期（A）和舒张期（B）四腔心平衡 SSFP 图像显示双心室收缩功能正常；C 和 D. 四腔心（C）和三腔心（D）LGE 图像显示左心室中部及心尖部下侧壁和心包的心外膜下异常强化（箭）

【心脏磁共振扫描方案】

采用非缺血性心肌病扫描方案 5-2（请参见第 5 章）。附加的 / 可选的序列包括短轴、T_2 加权、脂肪抑制、黑血（三反转恢复）和长轴或短轴、非脂肪抑制（双反转恢复）和脂肪抑制（三反转恢复）。

【影像学表现】

MRI 显示非缺血性的心肌坏死和纤维化，提示急性心肌炎。收缩期和舒张期 SSFP 图像显示收缩功能正常。LGE 图像显示心外膜下心肌纤维化，未见明显心包积液。侧壁见异常 T_2 信号，提示心肌水肿。

【总结】

患者被诊断为急性心肌炎，并接受内科治疗。6 个月的影像随访显示，该患者心肌炎和心室功能已完全恢复，且无长期的后遗症。

心肌炎分感染性和非感染性心肌炎性病变。感染性的病原体包括病毒和细菌。常见的病原体有柯萨奇病毒 A 和 B、人疱疹病毒 6、细小病毒 B_1、腺病毒、Echo 病毒和脊髓灰质炎病毒。非感染性原因包括自身免疫性疾病、药物和创伤性损伤等。

心肌炎患者常出现急性胸痛、心电图异常、心肌标志物增高等，与急性冠状动脉综合征相似。MRI 是临床上诊断可疑心肌炎的主要非侵入性影像学方法。MRI 使临床医师能够将患有急性心肌炎的患者与急性冠状动脉综合征（例如非 ST 段抬高型心肌梗死）的患者区分开。与心肌炎相关的 MRI 异常表现包括特征性心外膜下心肌延迟强化。其延迟强化图像上可见透壁性斑片状弥漫性强化，可出现在心肌的任何区域，最常见于左心室

的基底部侧壁。

六、急性心肌炎伴纤维化

【临床表现及病史】

患者女，18 岁，无既往病史，因急性胸痛、心悸到急诊科就诊。临床检查显示心肌标志物肌钙蛋白水平升高，心电图出现非特异性 T 波改变，超声心动图未见明显异常。

【检查目的】

使用 MRI（图 7-16）诊断肌钙蛋白水平升高的原因，排除非 ST 段抬高心肌梗死或心肌炎。

【心脏磁共振扫描方案】

采用非缺血性心肌病扫描方案 5-2（请参见第 5 章）。附加的 / 可选的序列包括短轴、T_2 加权、脂肪抑制、黑血（三反转恢复）和长轴或短轴、非脂肪抑制（双反转恢复）和脂肪抑制（三反转恢复）图像。

【影像学表现】

MRI 示非缺血性心肌水肿、充血、坏死或纤维化，提示急性心肌炎。脂肪抑制黑血（三反转恢复）图像显示，在基底部下侧壁心外膜下和心肌中层出现高信号，提示心肌水肿。给药 2min 后，早期钆增强出现异常的强化，提示充血。LGE 也出现相应部位强化，提示坏死或纤维化。SSFP 电影图像显示心室大小和收缩功能正常，无节段性室壁运动异常，伴有极少量的心包积液。

【总结】

虽然 MRI 检查确认患者有心肌坏死或纤

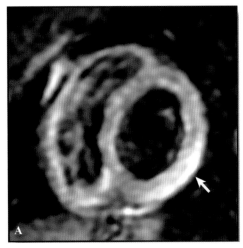

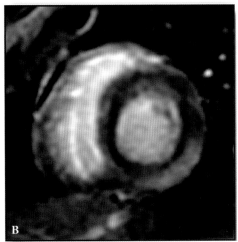

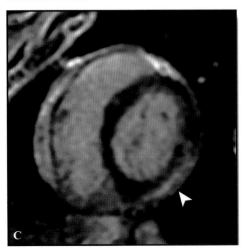

▲ 图 7-16　非缺血性心肌纤维化，提示心肌炎

A. 短轴位脂肪抑制黑血（三反转恢复）图像显示左心室基底部下侧壁心外膜下和心肌中层高信号（箭），提示水肿；B. 在给予对比剂 2min 后，相对应的强化图像显示早期强化，提示心肌充血；C. LGE 图像提示坏死或纤维化（箭头）

维化，但心室大小和功能正常的患者只需定期随访。

心肌炎的 MRI 评估包括在获取标准成像平面后再获取 3 个额外的成像序列，以利用 SSFP 成像技术评估心肌功能。首先，获得一个抑脂、T_2 加权的黑血序列（三反转恢复）图像。该图像用于心肌水肿的检测，心肌水肿与急性心肌损伤的血清生物标志物相关，有助于在后续的成像中区分急性和慢性变化。其次，获得早期钆增强（注射对比后 2～4min）反转恢复梯度回波序列的图像。在急性心肌炎发作后约 4 周内，心肌早期强化则提示心肌充血。最后，获得 LGE 图像（注射对比剂后 10～15min），以检测相对于造影前图像的心肌延迟强化。延迟强化提示心肌坏死或纤维化。

通常，MRI 异常信号的定性评估可用于诊断心肌炎。受呼吸运动、心律失常产生的伪影或 MR 采集固有伪影的影响，尤其是对水肿敏感的序列，通常难以量化由心肌炎引起的异常心肌信号强度，这与心脏磁共振诊断心肌炎国际共识小组（也称为路易斯湖标准）所提供的指南一致。此外，心肌水肿或心肌强化的异常信号往往呈斑片状，很轻微。

七、应激性心肌病

【临床表现及病史】

患者女，71 岁，无冠状动脉疾病病史，因突发胸痛、心肌标志物升高和心前区 ST 段抬高紧急转移进行心导管术。冠状动脉造影确诊为轻度非阻塞性冠状动脉疾病。左心室造影显示左心室心尖部膨出，基底部过度收缩。需注意个人史中患者丈夫近期突然去世。

【检查目的】

使用 MRI（图 7-17）分析肌钙蛋白水平
升高的原因，排除非 ST 段抬高性心肌梗死或
局灶性心肌炎。

【心脏磁共振扫描方案】

采用非缺血性心肌病扫描方案 5-2（请
参见第 5 章）。附加的 / 可选的序列包括短轴、
T₂ 加权、脂肪抑制、黑血（三反转恢复）图
像和 LVOT 电影平衡 SSFP 序列。

【影像学表现】

基于 MRI 表现，诊断为应激性心肌病
或 Takotsubo 心肌病。舒张末期和收缩末期
SSFP 图像显示左心室基底部高动力收缩，心
尖扩张及运动障碍。延迟强化图像显示无心
肌纤维化或梗死。另外，心尖部心肌的水肿
明显增加，但没有血栓形成。定量分析短轴
SSFP 图像，左心室射血分数为 37%。

【总结】

MRI 证实了应激性心肌病的临床诊断。
患者接受对症治疗，在住院期间多次超声心
动图检查均显示局部室壁异常的心肌运动几
乎消失。

应激性心肌病常出现短暂的、严重的左
心室收缩功能障碍，通常累及心尖，且最常
见于绝经后伴有非阻塞性冠状动脉疾病的妇
女。严重的心理应激往往是前提。本例患者
丈夫近期意外死亡很可能是其心理应激的主
要原因。发病机制可能是儿茶酚胺释放和血
管痉挛引起心脏病变。

应激性心肌病患者的症状和体征与急性

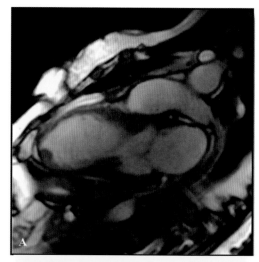

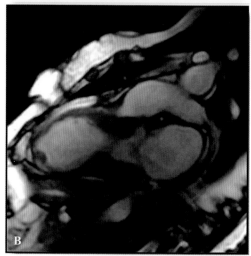

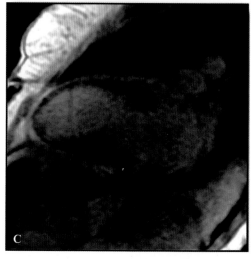

▲ 图 7-17 应激性心肌病

A 和 B. 二腔心舒张末期（A）和收缩末期（B）平衡 SSFP
图像显示左心室基底部、心中部运动亢进和心尖部扩张
及运动障碍；C. 二腔心 LGE 图像未见心肌纤维化

冠状动脉综合征相似，包括胸痛、急性心力衰竭、心电图改变（可能包括 ST 段抬高）和心肌标志物水平升高。

由于临床表现与急性冠状动脉综合征相似，通常在冠状动脉造影中，才初步诊断为应激性心肌病。冠状动脉造影显示冠状动脉正常或非阻塞性改变。然而，左心室造影显示应激性心肌病特征性的左心室室壁运动异常。在一些病例中，严重的心尖室壁运动异常可能是左心室心尖血栓形成原因。

MRI 常用于排除临床表现相似的急性心肌梗死和急性重症心肌炎，帮助确诊应激性心肌病。在梯度回波电影序列上，MRI 显示左心室心尖收缩功能严重减退，基底部高动力收缩。左心室造影和 MRI 显示的左心室收缩期的形状类似于日本章鱼捕集器或 takotsubo。在脂肪抑制、黑血（三反转恢复）图像上，左心室心尖信号增高，提示心肌水肿。然而，通常无心肌炎或急性心肌梗死样的心肌延迟强化。

应激性心肌病预后良好，可在几天到几周内恢复。

八、心肌淀粉样变性

【临床表现及病史】

患者男，67 岁，有高血压病史，由于劳力性呼吸困难和晕厥加重，初级保健医生诊断为原发性系统性淀粉样变性。冠状动脉造影证实所有冠状动脉均正常，超声心动图显示左心室收缩功能正常、左心室心肌肥厚和舒张压增高（左心室充盈压增高）。

【检查目的】

使用 MRI（图 7-18）诊断是否存在心肌淀粉样变性。

【心脏磁共振扫描方案】

使用非缺血性心肌病扫描方案 5-2（请参见第 5 章）。附加的 / 可选的序列包括 T_2^* 加权图像。

【影像学表现】

MRI 发现的心脏形态学及组织学表现，均符合心肌淀粉样变性。SSFP 图像显示心肌弥漫性增厚、心室腔减小、房间隔增厚、二尖瓣和三尖瓣轻度增厚，以及少量心包积液。双心房增大明显，伴有双侧少量胸腔积液。延迟强化图像显示，心肌弥漫性斑片状强化的淀粉样物质沉积。短轴位 SSFP 图像定量分析显示双心室收缩功能正常。

【总结】

在 MRI 确诊心肌淀粉样变性后，患者接受皮下蛋白酶体抑制药（硼替佐米）进行全身治疗。淀粉样变性的特征是由于前体蛋白错误折叠而导致不溶性蛋白质（淀粉样蛋白）沉积。组织病理学发现心肌淀粉样变性的淀粉样物质沉积在心肌间质内，累及范围广泛，可存在于心室、心房、瓣膜和冠状动脉。

心肌淀粉样变最常见的类型是免疫球蛋白轻链衍生型（AL 型），包括原发性系统性淀粉样变，主要影响心脏；促甲状腺素基因相关（ATTR 型），主要影响心脏和神经系统；老年淀粉样变性（SSA 型），常见于老年人，通常无症状，与心脏不相关。识别心肌淀粉样变性的分型尤为重要，因为 AL 型淀粉样变性患者通常预后不良。心肌淀粉样变性患

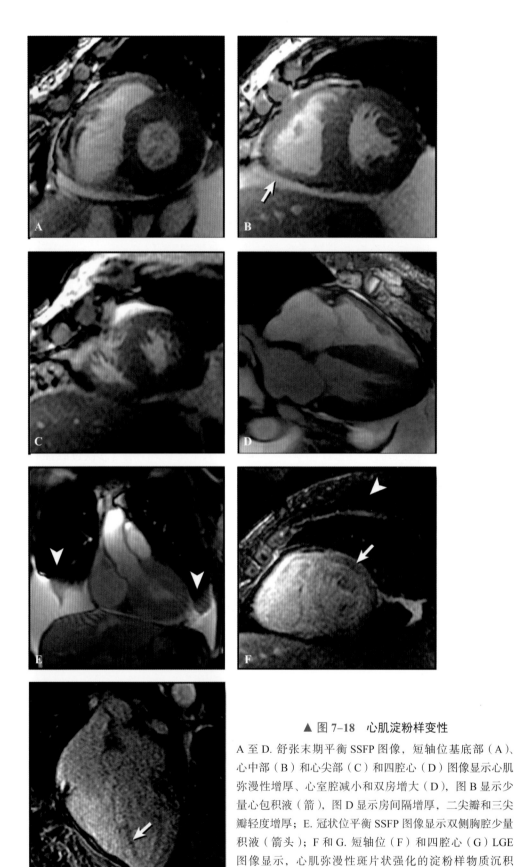

▲ 图 7-18　心肌淀粉样变性

A 至 D. 舒张末期平衡 SSFP 图像，短轴位基底部（A）、心中部（B）和心尖部（C）和四腔心（D）图像显示心肌弥漫性增厚、心室腔减小和双房增大（D），图 B 显示少量心包积液（箭），图 D 显示房间隔增厚，二尖瓣和三尖瓣轻度增厚；E. 冠状位平衡 SSFP 图像显示双侧胸腔少量积液（箭头）；F 和 G. 短轴位（F）和四腔心（G）LGE 图像显示，心肌弥漫性斑片状强化的淀粉样物质沉积（箭）；与正常肌肉相比，心肌整体信号抑制较差（箭头）

者可能有典型的症状，表现为淀粉样蛋白沉积导致的严重的限制型心肌病或心律失常。

心肌淀粉样变的特征性形态学表现包括双室心肌弥漫性增厚导致心室腔减小、心房壁增厚（尤其是房间隔），心室舒张功能不全导致的心房增大和多瓣膜增厚。常可见心包和胸腔积液。延迟强化图像显示为心内膜下弥漫性斑片状延迟强化，心肌信号难以完全抑制变黑。病变区域与尸检的组织学结果一致，可能代表淀粉样蛋白的分布。

九、铁过载性心肌病

【临床表现及病史】

患者女，25 岁，患有丙型肝炎导致的肝硬化和 β- 地中海贫血，每月需要输血，目前正在接受临床检查，考虑进行肝移植。

【检查目的】

MRI（图 7-19）诊断是否患有铁过载性心肌病。

【心脏磁共振扫描方案】

采用非缺血性心肌病扫描方案 5-2（请参见第 5 章），附加的 / 可选的序列包括 T_2^* 加权图像。

【影像学表现】

MRI 显示左心室心肌 T_2^* 弛豫值异常，诊断为心肌铁过载。扰相梯度回波定位图像显示肝脾大和肝、脾、心肌弥漫性信号减低，符合铁过载性心肌病表现。舒张末期 SSFP 图像也显示双心房和双心室大小正常，定量评估双室收缩功能亦正常。

【总结】

患者继续接受胃肠道和肝胆系统检查，心肌中的铁沉积有助于进一步的危险分层。

铁过载性心肌病是由于体内铁质储积过多，导致铁沉积于皮肤和内脏器官的疾病。分为原发性铁过载性心肌病（一种肠道加速吸收铁的常染色体隐性遗传病）和继发性铁过载性心肌病（由于地中海贫血和镰状细胞贫血等遗传性贫血需要多次输血所致）。

铁沉积首发于肝脏，然后是脾脏、胰腺和心脏，并引起相关器官毒性。铁过载性心肌病患者最初无症状，但在铁含量高的时候，出现心律失常、收缩和舒张功能障碍与猝死。在这些患者中，由铁沉着导致的心力衰竭是最主要的死亡原因。铁过载性心肌病是一种可逆的心肌病，早期发现可应用铁螯合剂进行治疗。心脏 MRI 是确诊铁过载性心肌病的理想方法。组织中的顺磁性铁粒子产生局部的磁场不均匀性，导致信号消失（即失相），用 T_2^* 弛豫常数的减小来定量描述。定性评估心肌、肝脏和脾脏中铁沉积的特征性信号丢失。在一次 MRI 检查中，可同时进行肝脏和心脏 T_2^*，以及心功能的评估。心肌铁沉积可以用心肌 T_2^* 值进行定量分析，是指导临床何时使用铁螯合剂治疗铁过载的重要依据。当 T_2^* 值 < 20ms 时（参见第 12 章了解更多关于 T_2^* 值量化信息），则提示心脏铁过载和功能障碍。

十、心内膜心肌纤维化

【临床表现及病史】

患者女，57 岁，患有溃疡性结肠炎并接

受过肝移植，因新发充血性心力衰竭入院。超声心动图提示心尖型肥厚型心肌病，血常规检查发现嗜酸性粒细胞增多。

【检查目的】

通过 MRI（图 7-20）来确定心尖部心肌肥厚的程度。

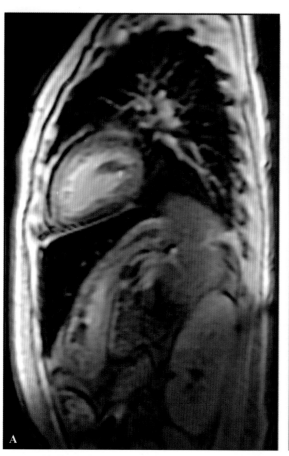

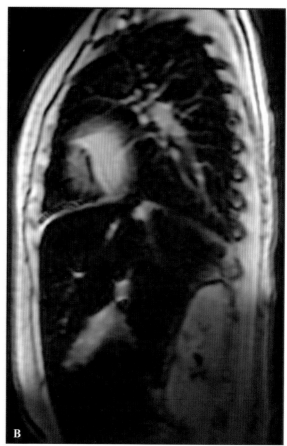

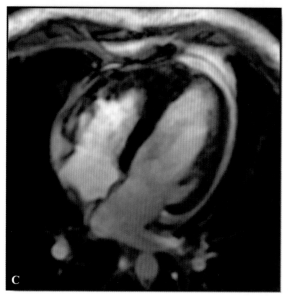

▲ 图 7-19 铁过载性心肌病

A 和 B. 矢状位扰相梯度回波定位图像显示肝脾大，肝脏和脾脏信号降低；C. 舒张末期四腔心平衡 SSFP 图像显示心肌信号降低，双心房和双心室大小正常，左右心室收缩功能正常，肝脏、脾脏和心肌在平衡 SSFP 图像上呈现典型的暗黑色表现

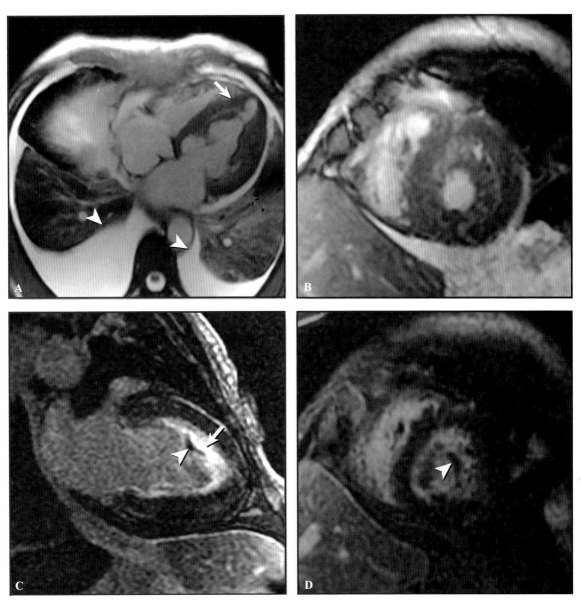

▲ 图 7-20 心内膜心肌纤维化

A 和 B. 舒张期四腔心（A）和心尖短轴位（B）平衡 SSFP 图像显示左心室心肌弥漫性增厚，在心尖处最厚（白箭），可见少量心包积液（红箭）和双侧胸腔积液（箭头）；C 和 D. 二腔心（C）和心尖短轴位（D）LGE 图像显示心内膜下弥漫性强化（箭头），紧靠心尖部增强的心内膜下（箭头）小的低信号团块（C）考虑血栓

【心脏磁共振扫描方案】

采用非缺血性心肌病扫描方案 5-2（请参见第 5 章）。附加的 / 可选的序列包括短轴、T_2 加权、脂肪抑制、黑血（三反转恢复）和长轴或短轴、非脂肪抑制（双反转恢复）和脂肪抑制（三反转恢复）图像。

【影像学表现】

MRI 诊断为可能继发于药物过敏的心内膜心肌纤维化。右心室心内膜活检显示心肌纤维化和嗜酸性粒细胞增多，证实了这一诊断。舒张期 SSFP 图像显示左心室心肌弥漫性增厚，其中心尖部增厚最明显。可见少量心包积液和双侧胸腔积液。紧靠心尖部延迟强化心内膜下的低信号病变是血栓。

【总结】

该病皮质类固醇激素治疗效果显著，患者能够恢复正常的日常活动。

心内膜心肌纤维化的特征是左、右心室或双心室心尖心内膜的纤维化。其包括临床特征和分布不同，但病理和影像学特征相似的两种类型：第一种是 Loeffler 心内膜炎，这是一种特发性疾病，在非热带国家常见，与嗜酸性粒细胞增多症有关。第二种继发于寄生虫感染、药物毒性或过敏性心内膜心肌纤维化，在热带国家最常见，通常与嗜酸性粒细胞增多症无关。

传统的诊断方法是左心室造影和心内膜活检。MRI 是目前首选的无创成像检查方法，可以用于心内膜纤维化的分期诊断。疾病初期的特征是弥漫性或局灶性心内膜炎，伴有左心室、右心室或双心室嗜酸性细胞浸润，主要累及心尖和流入道。一般情况下，不累及流出道。在 MRI 上，早期心内膜心肌浸润阶段表现为 T_2 加权上心内膜增厚、信号增高，并伴有相应的节段性室壁运动异常。心室腔缩小、房室瓣关闭不全、心房增大和心室限制性充盈是其特点。随后的心内膜损伤分为三个阶段：急性心内膜下坏死和微小脓肿形成、心内膜剥落和附壁血栓形成，以及心内膜心肌纤维化。随着病情进展，晚期 MRI 表现为典型的三层结构，从心室腔向外依次为不强化血栓或纤维组织、增厚的心肌内膜和弥漫性增厚的心肌。

总的来说，Loeffler 心内膜炎和心内膜心

肌纤维化的预后都很差。早期发现是非常重要的，早期治疗可以阻止疾病进展到纤维化阶段。Loeffler 心内膜炎用皮质类固醇疗法治疗，心内膜心肌纤维化的潜在病因的鉴别和治疗是非常必要的。

十一、心脏结节病

【临床表现及病史】

患者男，45 岁，因心房颤动伴快速心室率入院。超声心动图显示收缩功能障碍。患者有慢性咳嗽病史，进一步临床检查发现纵隔和肺门淋巴结病变以及肝脾大、肝功能异常和高钙血症。

【检查目的】

使用 MRI（图 7-21）诊断心脏结节病。

【心脏磁共振扫描方案】

采用非缺血性心肌病扫描方案 5-2（请参见第 5 章）。附加的 / 可选的序列包括短轴、T_2 加权、脂肪抑制、黑血（三反转恢复）和长轴或短轴、非脂肪抑制（双反转恢复）和脂肪抑制（三反转恢复）图像。

【影像学表现】

MRI 提供了限制性心肌病的诊断伴有斑片样心肌纤维化。脂肪抑制黑血图像显示左心室前室间隔段心肌轻度水肿。延迟强化成像显示左心室前室间隔段和右心室游离壁呈斑片状强化。单次自旋回波扫描的轴位图像显示气管隆嵴下和双侧肺门淋巴结病变和少量双侧胸腔积液。以上均提示结节病的诊断。

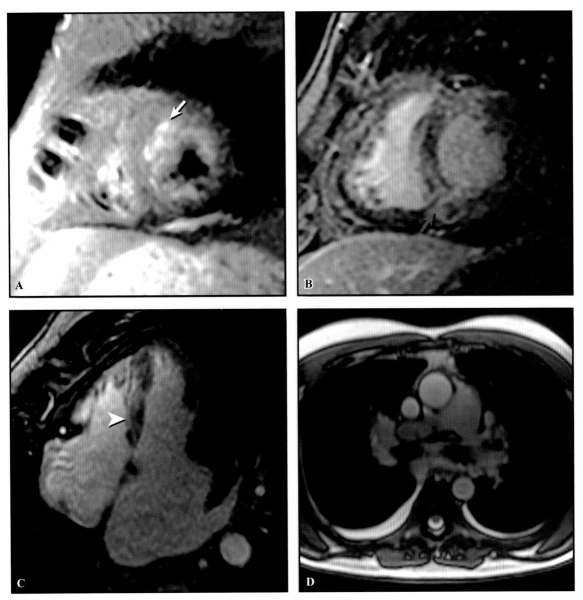

▲ 图 7-21　心脏结节病

A. 短轴位脂肪抑制（三反转恢复）黑血图像显示左心室中部前室间隔心肌轻度水肿（白箭）；B 和 C. 短轴位（B）和四腔心（C）LGE 显示左心室基底部前壁、基底部和中部前室间隔、下室间隔（红箭），以及右心室游离壁（箭头）斑片状强化；D. 单次扫描自旋回波的轴位图像显示气管隆嵴下和双侧肺门淋巴结病变和少量双侧胸腔积液

【总结】

由于 MRI 检查发现限制性心肌病并伴有异常的心肌延迟强化，患者初步诊断为心脏结节病，开始接受皮质类固醇治疗。

结节病是一种病因不明多系统受累的肉芽肿性疾病。组织病理学诊断为非干酪性肉芽肿。结节病肺受累最常见，但也有高达 20% 的患者有心脏受累，但有临床意义的心脏结节病相对少见。心脏受累可能发生在其他器官受累之前、之后或同时发生，通常对左心室的影响大于右心室。心脏结节病患者预后差，可能有传导异常、心律失常和心力衰竭。越来越多的研究表明，MRI 在检测心脏结节病方面效果显著，心脏结节病发病隐匿，不易通过超声心动图或心内膜心肌活检确诊。心肌增厚和 T_2 加权相上异常高信号提示水肿伴肉芽肿浸润。延迟强化成像显示斑片状强化，多位于室间隔（尤其是基底部）心外膜下和心肌中层，也可发生在心室的任何部位。

推 荐 阅 读

心尖气球样心肌病

[1] Eitel I, Behrendt F, Schindler K, Kivelitz D, Gutberlet M, Schuler G, et al. Differential diagnosis of suspected apical ballooning syndrome using contrast–enhanced magnetic resonance imaging. Eur Heart J. 2008 Nov;29(21):2651–9. Epub 2008 Sep 27.

[2] O'Donnell DH, Abbara S, Chaithiraphan V, Yared K, Killeen RP, Martos R, et al. Cardiac MR imaging of nonischemic cardiomyopathies: imaging protocols and spectra of appearances. Radiology. 2012 Feb;262(2):403–22.

致心律失常性右心室型心肌病 / 发育不良

[1] Marcus FI, McKenna WJ, Sherrill D, Basso C, Bauce B, Bluemke DA, et al. Diagnosis of arrhythmogenic right ventricular cardiomyopathy/dysplasia: proposed modification of the task force criteria. Circulation. 2010 Apr 6;121(13):1533–41. Epub 2010 Feb 19.

心脏淀粉样变

[1] Maceira AM, Joshi J, Prasad SK, Moon JC, Perugini E, Harding I, et al. Cardiovascular magnetic resonance in cardiac amyloidosis. Circulation. 2005 Jan 18;111(2):186–93. Epub 2005 Jan 3.

心脏结节病

[1] Gupta A, Singh Gulati G, Seth S, Sharma S. Cardiac MRI in restrictive cardiomyopathy. Clin Radiol. 2012 Feb;67(2):95–105. Epub 2011 Oct 4.

[2] Patel MR, Cawley PJ, Heitner JF, Klem I, Parker MA, Jaroudi WA, et al. Detection of myocardial damage in patients with sarcoidosis. Circulation. 2009 Nov 17;120(20):1969–77. Epub 2009 Nov 2.

扩张型心肌病

[1] Rihal CS, Nishimura RA, Hatle LK, Bailey KR, Tajik AJ. Systolic and diastolic dysfunction in patients with clinical diagnosis of dilated cardiomyopathy: relation to symptoms and prognosis. Circulation. 1994 Dec;90(6):2772–9.

心内膜心肌纤维化

[1] Syed IS, Martinez MW, Feng DL, Glockner JF. Cardiac magnetic resonance imaging of eosinophilic endomyocardial disease. Int J Cardiol. 2008 Jun 6;126(3):e50–2. Epub 2007 Mar 30.

肥厚型心肌病

[1] Kwon DH, Setser RM, Popovic ZB, Thamilarasan M, Sola S, Schoenhagen P, et al. Association of myocardial fibrosis, electrocardiography and ventricular tachyarrhythmia in hypertrophic cardiomyopathy: a delayed contrast enhanced MRI study. Int J Cardiovasc Imaging. 2008 Aug;24(6):617–25. Epub 2008 Jan 19.

[2] Rubinshtein R, Glockner JF, Ommen SR, Araoz PA, Ackerman MJ, Sorajja P, et al. Characteristics and clinical significance of late gadolinium enhancement by contrast–enhanced magnetic resonance imaging in patients with hypertrophic cardiomyopathy. Circ Heart Fail. 2010 Jan;3(1):51–8. Epub 2009 Oct 22.

[3] Syed IS, Ommen SR, Breen JF, Tajik AJ. Hypertrophic cardiomyopathy: identification of morphological subtypes by echocardiography and cardiac magnetic resonance imaging. JACC Cardiovasc Imaging. 2008 May;1(3):377–9.

[4] Valeti US, Nishimura RA, Holmes DR, Araoz PA, Glockner JF, Breen JF, et al. Comparison of surgical septal myectomy and alcohol septal ablation with cardiac magnetic resonance imaging in patients with hypertrophic obstructive cardiomyopathy. J Am Coll Cardiol. 2007 Jan 23;49(3):350–7. Epub 2007 Jan 4.

左心室致密化不全

[1] Dodd JD, Holmvang G, Hoffmann U, Ferencik M, Abbara S, Brady TJ, et al. Quantification of left ventricular noncompaction and trabecular delayed hyperenhancement with cardiac MRI: correlation with clinical severity. AJR Am J Roentgenol. 2007 Oct;189(4):974–80.

[2] Harris SR, Glockner J, Misselt AJ, Syed IS, Araoz PA. Cardiac MR imaging of nonischemic cardiomyopathies. Magn Reson Imaging Clin N Am. 2008 May;16(2):165–83.

心肌炎

[1] Abdel–Aty H, Simonetti O, Friedrich MG. T2–weighted cardiovascular magnetic resonance imaging. J Magn Reson Imaging. 2007 Sep;26(3):452–9.

[2] Friedrich MG, Sechtem U, Schulz–Menger J, Holmvang G, Alakija P, Cooper LT, et al; International Consensus Group on Cardiovascular Magnetic Resonance in Myocarditis. Cardiovascular magnetic resonance in myocarditis: a JACC White Paper. J Am Coll Cardiol. 2009 Apr 28;53(17):1475–87.

[3] Zagrosek A, Abdel–Aty H, Boye P, Wassmuth R, Messroghli D, Utz W, et al. Cardiac magnetic resonance monitors reversible and irreversible myocardial injury in myocarditis. JACC Cardiovasc Imaging. 2009 Feb;2(2):131–8.

第 8 章　心包疾病

Pericardial Disease

Phillip M. Young　著

李晓舒　李丹燕　赵　韧　译

李小虎　祝因苏　校

心包为覆盖在心脏表面的膜性结构，可分纤维层和浆膜层两层，两层之间含有少量液体。其作用是将心脏锚定在中纵隔，防止心脏在急性情况下极度地扩张，且可以限制邻近器官病变向心脏蔓延和扩散。心包僵硬度及心包积液量的多少会直接影响心脏功能。本章介绍心包疾病及其磁共振表现。

一、单纯心包积液

【临床表现及病史】

患者男，71 岁，因呼吸短促和下肢水肿就诊。患者有冠状动脉疾病和心肌梗死病史。超声心动图图像显示欠佳，但提示心包积液。

【检查目的】

行心脏 MRI（图 8-1）评估左心室（LV）功能，并识别可能的心包疾病。

【心脏磁共振扫描方案】

采用心包炎扫描方案 5-3（请参见第 5 章）。附加的 / 可选的序列包括短轴和长轴位 LGE 成像。

【影像学表现】

关键图像显示大量单纯性心包积液，无血流动力学障碍。平衡 SSFP 序列显示大量的心包积液包绕整个心脏。非抑脂黑血序列显示心包积液，无明显心包增厚。LGE 图像可见心包积液，左心室下壁见心肌瘢痕，心包无强化，提示无活动性心包炎。

【总结】

正常情况下，心包内只有 15～50ml 液体，肉眼可见液体量的增加被称为心包积液。单纯性心包积液通常不用 MRI 诊断。超声心动图是确定在紧急情况下是否存在心脏压塞的标准成像技术。MRI 检查通常用于评估潜在肿块或炎症的病因，或者弥补超声心动图图像的不足。通过影像学检查，此例患者诊断为单纯性心包积液，不伴有活动性心包炎。超声心动图引导下进行心包穿刺术可同时用于治疗和诊断。经过分析，积液无异常特征，患者症状经治疗后改善。

心包积液可继发于炎症，如心包炎，也可继发于非炎症，如甲状腺功能减退或肝硬

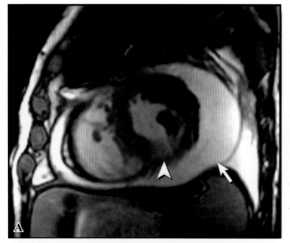
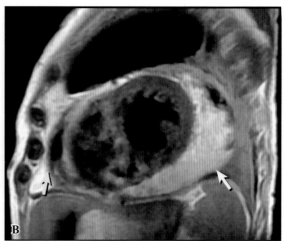
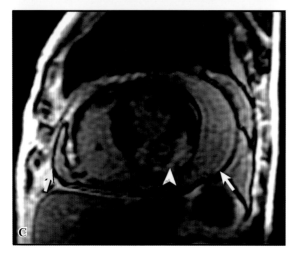

▲ 图 8-1　心包积液

A. 平衡 SSFP 序列短轴位显示大量心包积液（白箭），完全包裹心脏，并可见心肌梗死（白箭头），左心室下壁变薄；B. 非压脂黑血 T2 加权成像显示单纯心包积液（白箭），无明显心包增厚（黄箭）；C.LGE 显示积液（白箭），梗死区见强化（白箭头），右心室心包未见增厚（黄箭）

化。心包积液的快速或大量积聚可导致心脏压塞及心室舒张充盈障碍，可危及生命。通常在 MRI 检查中不会遇到。

二、自由呼吸成像的缩窄性心包炎改变

【临床表现及病史】

患者男，57 岁，因慢性呼吸短促和水肿到家庭医生处就诊。

【检查目的】

行心脏 MRI（图 8-2）检查确定是否存在心包炎和心包缩窄。

【心脏磁共振扫描方案】

采用心包炎扫描方案 5-3（请参见第 5 章）。附加的 / 可选的序列包括短轴和长轴位 LGE 成像，以及短轴位自由呼吸、平衡 SSFP 成像以评估室间隔随呼吸期相的改变。

【影像学表现】

在自由呼吸过程中获得快速平衡 SSFP 图像。虽然图像的质量不如屏气图像，但在吸气相室间隔平直，而在呼气相则不明显。这反映了心包顺应性减低对心脏总容量的限制。吸气时，胸内负压引起胸部体循环静脉压升高和肺静脉压力下降。由于容量的限制，吸

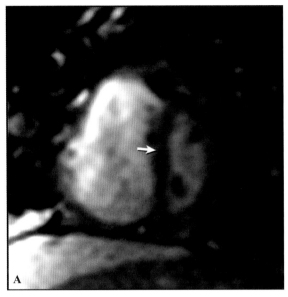
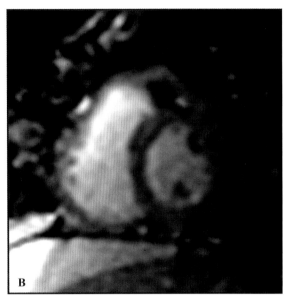

▲ 图 8-2 缩窄性心包炎

心脏短轴位吸气相（A）和呼气相（B）实时自由呼吸的平衡 SSFP 序列图像，吸气相（A）可以看到室间隔随呼吸运动变扁平（箭），呼气相（B）该现象消失

气时右心室（RV）充盈的增加是以左心室充盈为代价的。

【总结】

根据 MRI 表现，患者被诊断为缩窄性心包炎，伴心包增厚及强化。由于伴有严重心力衰竭、腹水和水肿，该患者选择了药物治疗而不是心包切除术。

MRI 常用于评估心包炎症（表现为 T_2 加权成像上的水肿或延迟强化），以及确诊临床怀疑的缩窄。静态图像提示心包缩窄包括心包增厚、积液、炎症 / 强化、钙化（CT 上最易显示），以及继发于异常充盈压的表现，如室间隔摆动、D 型左心室、心房增大、冠状窦和（或）下腔静脉增宽。自由呼吸的短轴或长轴位图像通常显示右心室充盈增加，而左心室充盈减少，表现为室间隔向左偏移。缩窄性心包炎是一种心包纤维化或钙化限制心室舒张充盈和前负荷增加的疾病（通常是

一种慢性的过程）。临床表现为充血性心力衰竭症状，包括体重增加、腹胀和不适、气短、疲劳和水肿。

三、急性心肌心包炎

【临床表现及病史】

患者女，42 岁，有系统性红斑狼疮病史，因非典型胸痛而就诊。肌钙蛋白水平升高，冠状动脉造影显示正常，提示可能是心肌炎或心包炎。

【检查目的】

行心脏 MRI（图 8-3）检查确定是否存在心肌炎和心包炎。

【心脏磁共振扫描方案】

采用心包炎扫描方案 5-3（请参见第 5 章）。

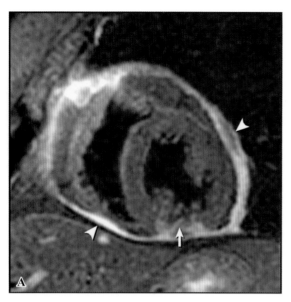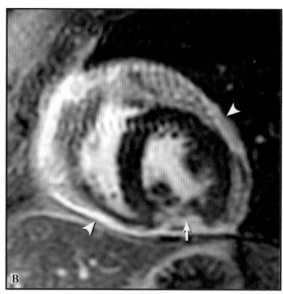

▲ 图 8-3　心肌心包炎

A. 短轴位抑脂黑血 T_2 加权序列显示心包水肿（箭头），心肌水肿表现为心肌内的高信号（箭头）；B. 短轴位 T_1 加权 LGE 图像左心室下壁局灶性强化提示心肌梗死（箭），心包可见强化（箭头）

【影像学表现】

抑脂黑血 T_2 加权和 T_1 加权 LGE 图像显示心包环形水肿和强化，以及心外膜下心肌的局灶性强化，下壁水肿和强化。在 T_2 加权成像中使用脂肪抑制可以区分出脂肪的高信号，从而更明确判断为充血或水肿。LGE 图像显示心肌内高信号表明心肌瘢痕的存在。T_2 加权和 LGE 图像均显示高信号提示同时具有活动性炎症和纤维化，提示近期的心肌损伤。

【总结】

根据 MRI 表现和系统性红斑狼疮病史，诊断为心肌心包炎。患者症状是由炎症爆发引起。MRI 后续随访检查显示心肌水肿消退，但强化持续存在，提示心肌坏死和纤维化。

心肌心包炎在影像学上并不常见。然而，急性心包炎患者常出现心电图改变，提示心肌受累可能比人们意识到的更为常见。心肌受累可能导致组织坏死，虽然心肌受累不是必须存在的。

四、慢性心包炎急性发作

【临床表现及病史】

患者男，40 岁，既往慢性复发性心包炎病史，因出现典型症状提示疾病处于活动期而就诊于其家庭医生。

【检查目的】

行心脏 MRI（图 8-4）检查评估是否存在心包炎及严重程度。

【心脏磁共振扫描方案】

采用心包炎扫描方案 5-3（请参见第 5 章）。附加的 / 可选的序列包括短轴和长轴位 LGE 成像。

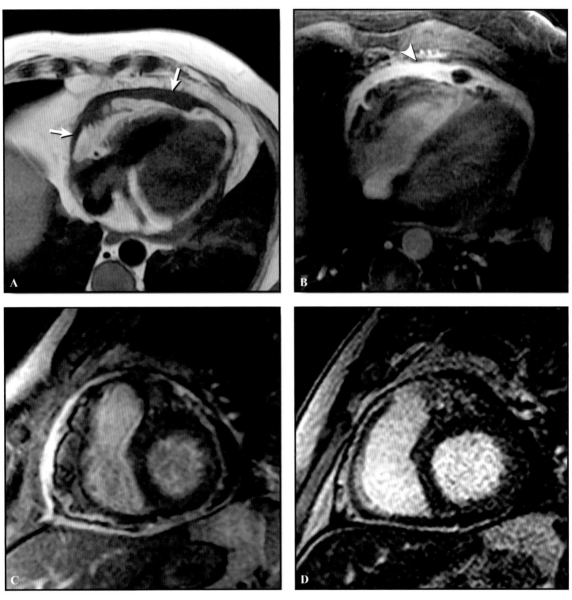

▲ 图 8-4　慢性心包炎急性发作

A. 轴位非抑脂黑血 T_1 加权成像显示广泛心包增厚（箭）和邻近脂肪粘连；B. 轴位，抑脂 T_1 增强梯度扰相回波序列显示心包强化（箭头），有少量液体；C 和 D. 短轴位 LGE 图像（C）显示心包明显增厚和强化，并伴有一些局限性心包积液，这些征象在既往检查中没有出现过（D）

【影像学表现】

　　轴位非抑脂黑血 T_1 加权序列显示广泛的心包增厚和邻近的脂肪沉积。增强后抑脂 T_1 加权梯度扰相回波序列显示心包明显强化，并见积液。对比既往对比剂增强后图像，该征象为新发表现。

【总结】

　　基于 MRI 检查的结果及既往外院心脏 MRI 检查，诊断为慢性复发性心包炎急性发作。考虑是继发于亚临床病毒感染或其他环境暴露的自身免疫性因素。由于长期复发病史和对秋水仙碱治疗不耐受，患者接受了治疗性心包切除术。

急性心包炎是心包活动性炎症的结果。潜在原因包括病毒、术后或特异免疫机制，但通常是特发性的。典型的症状有胸骨后剧烈疼痛，通常是胸膜炎性的，在卧位时更明显，有时放射到肩膀、手臂或上腹部。通常在停用皮质类固醇激素治疗后反复发作。

五、原发性缩窄性心包炎

【临床表现及病史】

患者男，55岁，因渐进性下肢肿胀1年、呼吸短促和运动时呼吸困难就诊于其心脏科医生。既往 CT 肺血管造影显示右侧胸腔积液和心包钙化。

【检查目的】

心脏 MRI（图 8-5）用于评估有无心包炎和缩窄。

【心脏磁共振扫描方案】

采用心包炎扫描方案 5-3（请参见第 5 章）。附加的 / 可选的序列包括在短轴和长轴位 LGE 成像。

【影像学表现】

轴位非抑脂 T_1 加权黑血序列显示心包增厚、下腔静脉扩张和右侧胸腔积液。虽然本次检查获得多种图像，但黑血图像中的征象可以提示缩窄性心包炎。短轴位平衡 SSFP 图像功能分析显示左心室收缩功能正常，射血分数为 62%；右心室收缩功能略有下降，射血分数为 42%。

【总结】

经 MRI 证实为缩窄性心包炎后，患者行心包切除术。考虑到该手术为根治性手术，因此除了定期心内科门诊随访检查外，不需进行进一步治疗。

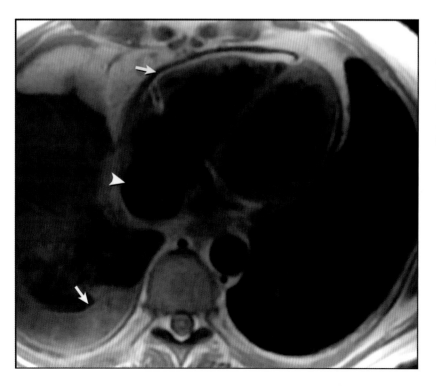

◀ 图 8-5 原发性缩窄性心包炎

轴位非抑脂 T_1 加权黑血成像显示心包增厚（黄箭），肝脏上方下腔静脉扩张（白箭头）和右侧胸腔积液（白箭）

由于双心室舒张充盈受限，继发性征象对诊断缩窄性心包炎很有帮助，包括心房增大、胸腔积液、心室壁扭曲（"橡子心"）、心包增厚和下腔静脉扩张。

六、心包次全切除术后复发性缩窄性心包炎

【临床表现及病史】

患者男，37 岁，复发渗出性缩窄性心包炎。由于患者无法停止皮质类固醇治疗及需要反复进行心包穿刺术治疗，故在外院进行"心包切除术"。术后患者仍然存在症状。

【检查目的】

心脏 MRI（图 8-6）用于评估有无心包缩窄。

【心脏磁共振扫描方案】

采用心包炎扫描方案 5-3（请参见第 5 章）。附加的 / 可选的序列包括短轴和长轴位 LGE 成像，以及短轴位自由呼吸的平衡 SSFP 序列，以评估室间隔的改变。

【影像学表现】

轴位 T_1 加权无抑脂黑血成像显示心包切除区的瘢痕及残余心包内的大量积液。轴位抑脂 LGE 图像显示心包强化和瘢痕。短轴位平衡 SSFP 图像显示左心室腔缩小，收缩功能正常（射血分数 71%），右心室收缩功能略有下降（射血分数 44%）。

【总结】

根据 MRI 检查心包活动性炎症的存在，可以确定既往心包切除术为次全切手术。患者随后接受了心包全切术而治愈。

心包切除术是一种少见的手术，但对内科难治的急性缩窄性心包炎或慢性复发性心包炎有疗效。切除心包组织，只在后面留下少量的组织以保留膈神经，治疗效果最为理想。

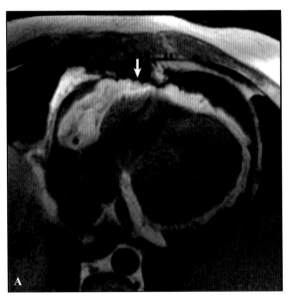
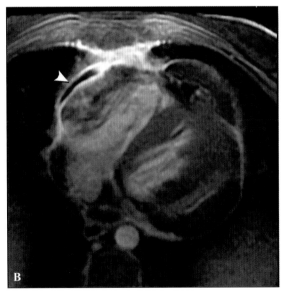

▲ 图 8-6 心包次全切除术后复发性缩窄性心包炎

轴位非抑脂 T_1 加权黑血成像显示心包前部瘢痕（箭），轴位非抑脂钆 LGE 图像显示残余心包内的明显积液和强化（箭头）

七、心包囊肿

【临床表现及病史】

患者女，45 岁，腹部 CT 检查后，意外发现心包周围囊肿。

【检查目的】

心脏 MRI（图 8-7）用于评估和显示病变，腹部 CT 仅显示部分病变。

【心脏磁共振扫描方案】

采用心包炎扫描方案 5-3（请参见第 5 章）。

【影像学表现】

轴位非抑脂 T_1 加权（A）和抑脂 T_2 加权（B）黑血成像显示一边界清楚的沿心包左侧的囊性结构。在未抑脂图像上，囊肿呈稍长 T_1 信号。而在抑脂图像上，囊肿信号较亮，呈长 T_2 信号，两者均提示为液性成分。动态灌注图像显示囊肿壁未见强化，与单纯心包囊肿相符。

【总结】

基于 MRI 检查结果，该肿块最终诊断为单纯心包囊肿。虽然囊肿体积较大，但患者无症状。因此，不需要进一步的诊疗。

心包囊肿很少见，但其特征是囊壁光滑，几乎无强化，并有单纯或少量蛋白质的液体。使用非抑脂和抑脂黑血成像可以判定是否有脂肪浸润及程度，以及肿块的性质（固态与

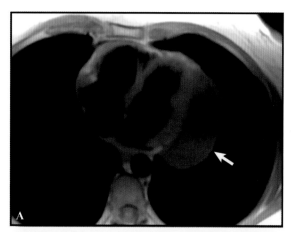
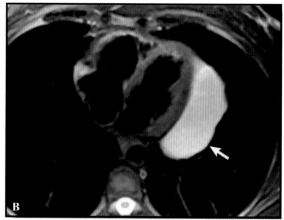
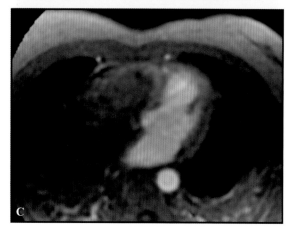

▲ 图 8-7 心包囊肿

轴位无抑脂 T_1 加权（A）、抑脂 T_2 加权（B）黑血成像显示心包表面圆形的囊性结构（箭）；C. 对比剂到达左心室时，轴位心肌首过灌注图像；这些图像显示肿块含液体无灌注，提示为囊肿

液态）。先进的 Dixon 成像方法可以显示纯水或纯脂。

八、心包狭窄

【临床表现及病史】

患者男，70 岁，进行性呼吸短促、间歇性水肿、体重和腹围增加 1 年余就诊于其家庭医生。经超声心动图血流动力学检查，初步诊断为缩窄性心包炎。

【检查目的】

心脏 MRI（图 8-8）用于评估心包缩窄的情况。

【心脏磁共振扫描方案】

采用心包炎扫描方案 5-3（请参见第 5 章）。附加的 / 可选的序列包括短轴和长轴位 LGE 成像，以及短轴自由呼吸平衡 SSFP 序列，以评估室间隔的改变。

【影像学表现】

轴位非抑脂 T_1 加权黑血序列显示心包增厚，右心室扭曲，可能为心包缩窄所致。这部分心包在 CT 上可见钙化。双心房增大和右侧胸腔积液也与心包缩窄有关。右心室室间隔平直，并在吸气时加剧，提示右心压力增大和两心室相互作用。肺动脉扩张提示合并肺动脉高压。

【总结】

根据 MRI 表现本例诊断为缩窄性心包炎。患者接受了根治性心包切除术。术后虽然并发局部纵隔感染和胸骨不愈合，但在 1 年的随访中，患者对疾病的转归感到满意。

九、心包脓肿

【临床表现及病史】

患者男，70 岁，接受左心房消融手术，

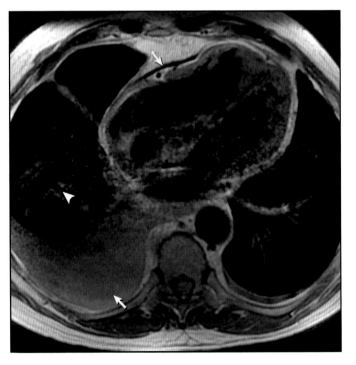

◀ 图 8-8 心包狭窄

轴位非抑脂 T_1 加权黑血序列显示心包增厚，致右心室扭曲（黄箭），双心房增大及右侧胸腔积液（白箭），心包呈缩窄表现；穿过图像中心的平行线状伪影（白箭头）是由于在接收线圈中射频通道数量最大限制的情况下选择了一个加速因子

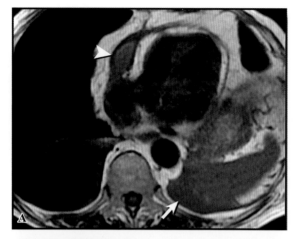

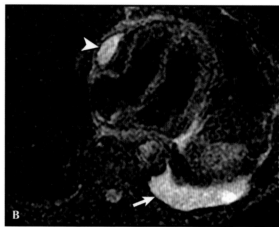

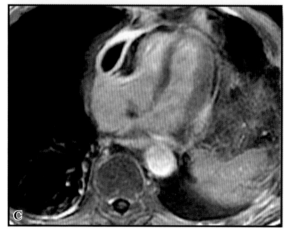

▲ 图 8-9　心包脓肿

A. 轴位非抑脂 T_1 加权黑血序列显示 T_1 稍高信号，厚壁包裹性心包积液（箭头），邻近心包脂肪堆积，并伴有胸腔积液（箭）；B. 轴位抑脂 T_2 加权黑血序列清楚显示病灶内液体（箭头）和胸腔积液（箭），使用射频体线圈来接收信号，虽能够减少使用相控表面线圈时的空间位移现象，但增加了图像噪声；C. 给药后约 14min 轴位 LGE 图像，反转时间 250ms，正常心肌信号得到抑制，肿块强化显示最佳，包裹的液体边缘环形强化，结合发热的临床症状，提示病灶脓肿可能性大

之后食管破裂，并蔓延至心包，随后表现为持续发热和白细胞计数增加。

【检查目的】

心脏 MRI（图 8-9）用于评估是否存在心包脓肿。

【心脏磁共振扫描方案】

采用心包炎扫描方案 5-3（请参见第 5 章）。

【影像学表现】

影像检查证实了心包脓肿的存在。轴位非抑脂 T_1 加权黑血序列显示 T_1 稍高信号，厚壁包裹性心包积液和邻近脂肪堆积。抑脂 T_2 加权黑血序列清楚显示病灶内高信号，提示为液体。LGE 扫描显示病灶囊壁明显强化，提示含有纤维性成分。

【总结】

根据 MRI 检查结果及发热症状，诊断为食管穿孔蔓延至心包及纵隔引起的心包脓肿。患者接受了食管 – 心包瘘的修复术，并经过长期抗生素治疗后恢复。

心包脓肿相当罕见，最常见于手术后，可以是心内膜炎的并发症。需要个体化治疗，包括手术、抗生素治疗、切开引流或综合性的治疗。

推 荐 阅 读

[1] Anavekar NS, Wong BF, Foley TA, Bishu K, Kolipaka A, Koo CW, et al. Index of biventricular interdependence calculated using cardiac MRI: a proof of concept study in patients with and without constrictive pericarditis. Int J Cardiovasc Imaging. 2013 Feb;29(2):363–9. Epub 2012 Jul 21.

[2] Croisille P, Revel D. MR imaging of the heart: functional imaging. Eur Radiol. 2000;10(1):7–11.

[3] Giorgi B, Mollet NR, Dymarkowski S, Rademakers FE, Bogaert J. Clinically suspected constrictive pericarditis: MR imaging assessment of ventricular septal motion and configuration in patients and healthy subjects. Radiology. 2003 Aug;228(2):417–24. Epub 2003 Jun 11.

[4] Hurrell DG, Nishimura RA, Higano ST, Appleton CP, Danielson GK, Holmes DR Jr, et al. Value of dynamic respiratory changes in left and right ventricular pressures for the diagnosis of constrictive pericarditis. Circulation. 1996 Jun 1;93(11):2007–13.

[5] Karia DH, Xing YQ, Kuvin JT, Nesser HJ, Pandian NG. Recent role of imaging in the diagnosis of pericardial disease. Curr Cardiol Rep. 2002 Jan;4(1):33–40.

[6] Kojima S, Yamada N, Goto Y. Diagnosis of constrictive pericarditis by tagged cine magnetic resonance imaging. N Engl J Med. 1999 Jul 29;341(5):373–4.

[7] Masui T, Finck S, Higgins CB. Constrictive pericarditis and restrictive cardiomyopathy: evaluation with MR imaging. Radiology. 1992 Feb;182(2):369–73.

[8] Matsouka H, Hamada M, Honda T, Kawakami H, Abe M, Shigematsu Y, et al. Evaluation of acute myocarditis and pericarditis by Gd–DTPA enhanced magnetic resonance imaging. Eur Heart J. 1994 Feb;15(2):283–4.

[9] Rajiah P. Cardiac MRI: part 2, pericardial diseases. AJR Am J Roentgenol. 2011 Oct;197(4):W621–34.

[10] Rienmuller R, Groll R, Lipton MJ. CT and MR imaging of pericardial disease. Radiol Clin North Am. 2004 May;42(3):587–601.

[11] Taylor AM, Dymarkowski S, Verbeken EK, Bogaert J. Detection of pericardial inflammation with late–enhancement cardiac magnetic resonance imaging: initial results. Eur Radiol. 2006 Mar;16(3):569–74. Epub 2005 Oct 25.

[12] Yared K, Baggish AL, Picard MH, Hoffmann U, Hung J. Multimodality imaging of pericardial diseases. JACC Cardiovasc Imaging. 2010 Jun;3(6):650–60.

[13] Young PM, Glockner JF, Williamson EE, Morris MF, Araoz PA, Julsrud PR, et al. MR imaging findings in 76 consecutive surgically proven cases of pericardial disease with CT and pathologic correlation. Int J Cardiovasc Imaging. 2012 Jun;28(5):1099–109. Epub 2011 Jul 7.

[14] Zurick AO, Bolen MA, Kwon DH, Tan CD, Popovic ZB, Rajeswaran J, et al. Pericardial delayed hyperenhancement with CMR imaging in patients with constrictive pericarditis undergoing surgical pericardiectomy: a case series with histopathological correlation. JACC Cardiovasc Imaging. 2011 Nov;4(11):1180–91.

第9章 心脏肿瘤和肿瘤样病变
Cardiac Masses

Ethany L. Cullen Philip A. Araoz 著

纵 然 束宏敏 杨盼盼 译

李小虎 祝因苏 校

心脏肿块在心脏 MRI 中是比较少见的。因此，对于不熟悉其表现的人来说，准确地做出诊断具有一定的挑战性。图 9-1 有助于我们通过 MRI 对心脏肿块的病理特征和起因进行鉴别。肿块分为心脏原发性肿块和继发性肿块两大类。来自于心脏本身的肿块可进一步分类为正常变异、血栓及肿瘤。继发性肿块通常是恶性的，通过确定肿瘤起源，可以缩小鉴别诊断的范围。在这一章节中，将从每一类中列出几个心脏肿块的例子进行说明。

一、正常变异

（一）房间隔脂肪瘤样肥厚

【临床表现及病史】

患者女，57 岁，行胸部增强 CT 评估肺栓塞。未发现肺栓塞，发现房间隔有一肿块。

【检查目的】

通过心脏 MRI（图 9-2）评估肿块。

【心脏磁共振扫描方案】

使用心脏肿块扫描方案 5-6（请参见第 5 章）。附加的 / 选扫的序列包括电影平衡 SSFP 序列，为长轴扫描。

【影像学表现】

四腔心平衡 SSFP 序列显示房间隔增厚，卵圆窝部位除外。增厚的房间隔在所有序列上均表现出和脂肪一致的信号特征。房间隔无钆对比剂延迟强化。非抑脂黑血技术图像显示因脂肪瘤样肥厚引起的上腔静脉狭窄，狭窄未引起明显的血流动力学改变。

【总结】

本例诊断为良性脂肪瘤样肥厚合并上腔静脉压缩性狭窄。如本病例所示，但较少引起生理性梗阻。本病例亦如绝大多数病例一样，无须干预处理。

房间隔的脂肪瘤样肥厚，顾名思义，是指房间隔的正常脂肪细胞的良性增生。它通常无症状，也可与房性快速性心律失常有关。房间隔的脂肪瘤样肥厚呈现典型的哑铃状改变，很少发生于卵圆窝部位。典型的脂肪样

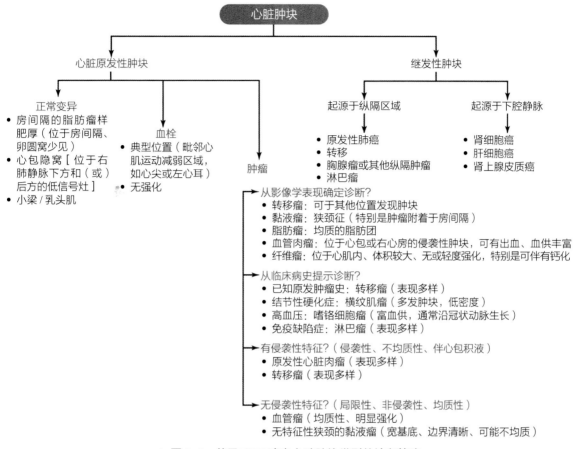

▲ 图 9-1　基于 MRI 确定心脏肿块类型的诊断策略

明确肿块的起源，有利于正确分类心脏肿块的病因和病理特征，通过识别特定肿瘤的影像学表现可以进一步分类。
IVC. 下腔静脉；RA. 右心房

信号可见于所有序列。房间隔的厚度要大于 2cm 方能做出诊断。脂肪瘤样肥厚含有棕色脂肪成分，在 PET/CT 上摄取是增加的。

（二）界嵴突出

【临床表现及病史】

患者男，54 岁，有非典型胸痛和呼吸困难，行心脏 MRI 检查进一步评估超声心动图发现的右心房肿块。

【检查目的】

心脏 MRI（图 9-3）进一步评估右心房肿块。

【心脏磁共振扫描方案】

使用心脏肿块扫描方案 5-6（请参见第 5 章）。

【影像学表现】

本例诊断要点是一个起源于右心房后壁的低信号、圆形肿块。需要注意的是，传统的四腔心图像无法显示心脏右缘，但轴位图像可以清晰显示。这是界嵴突出的典型表现，属于正常变异的一种。

【总结】

心脏 MRI 发现像界嵴突出这样的正常变异可能是无意间发现，或者是进一步证实超声心动图发现的肿块时发现。界嵴是分隔胚

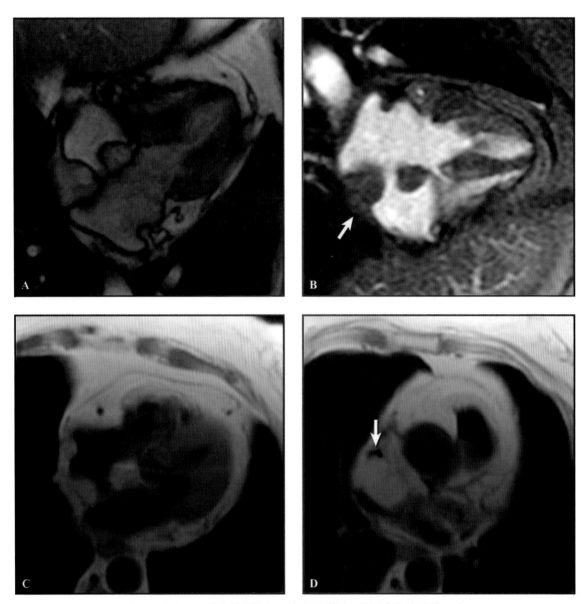

▲ 图 9-2　横断位图像显示房间隔增厚，卵圆窝部位除外

A. 四腔心平衡 SSFP 序列图像显示增厚房间隔呈高信号，在脂肪和血池交界区可见勾边效应；B. 钆对比剂延迟增强图像显示房间隔病变无强化（箭）；C. 四腔心非抑脂黑血图像显示脂肪高信号；D. 非抑脂黑血技术图像显示因脂肪瘤样肥厚引起的上腔静脉狭窄（箭）

胎静脉窦和原始右心房的纤维肌嵴，与起源于右心房后壁的肿块容易混淆。

（三）下腔静脉瓣突出

【临床表现及病史】

患者男，24 岁，有心动过缓症状，超声心动图发现右心房肿块，行心脏 MRI 进一步评估。

【检查目的】

心脏 MRI（图 9-4）进一步评估右心房肿块。

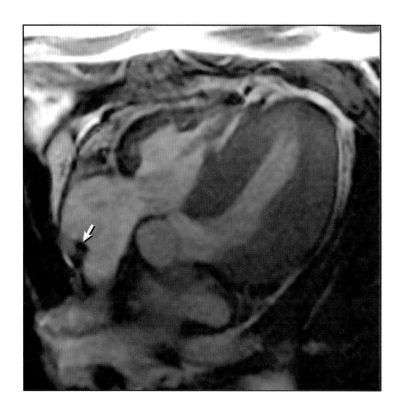

◀ 图 9-3 横断位平衡 SSFP 序列显示一小圆形肿块，呈低信号，起源于右心房后方（箭）

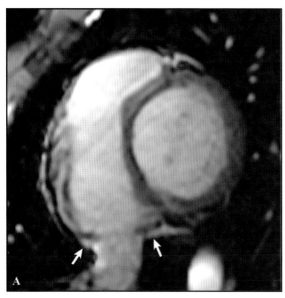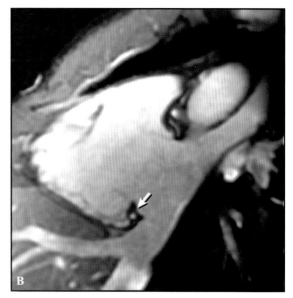

▲ 图 9-4 平衡 SSFP 序列显示下腔静脉瓣突出（箭）

A. 短轴图；B. 右心室流入道图，平分右心房、下腔静脉和上腔静脉

【心脏磁共振扫描方案】

使用心脏肿块扫描方案 5-6（请参见第 5 章）。

【影像学表现】

本例诊断的关键是突出的下腔静脉瓣的显示，有时可误诊为右心房肿块。平衡 SSFP 序列短轴位图像可以清晰显示突出的下腔静脉瓣，右心室流入道图可以显示右心房、下腔静脉和上腔静脉。

【总结】

下腔静脉瓣是下腔静脉的瓣膜，位于下腔静脉和右心房的连接处。当其发生突出时，易误诊为肿块或者血栓。熟悉这些正常变异很重要，并且要与那些需要进一步评估或者治疗的心脏肿瘤相区分。

二、心脏内血栓

【临床表现及病史】

患者女，42 岁，有严重的类风湿关节炎，使用超声心动图评估左心室功能时偶然发现右心房肿块，考虑为血栓，患者开始进行抗凝血治疗。4 个月后的超声心动图随访，肿块无明显变化。

【检查目的】

心脏 MRI（图 9-5）评估右心房肿块性质为实性肿瘤或血栓。

【心脏磁共振扫描方案】

使用心脏肿块扫描方案 5-6（请参见第 5 章）。

【影像学表现】

右心房可见一小的可移动肿块（总长 4cm）。在平衡 SSFP 序列图像和非抑脂黑血序列图像上肿块信号与心肌信号相似，肿块起源于右心房游离壁，并可见数个线状病灶突入心房腔内。LGE 图像显示肿块无强化。这些发现与血栓的影像学表现相符合。

【总结】

当 MRI 表现提示肿块为血栓时，抗凝血治疗替代了外科取栓术。在 MRI 的随访检查中，肿块体积缩小，证实了肿块为血栓。

血栓是最常见的心内肿块，可发生于任何心腔，最常见的部位是左心室心尖部、与心尖部心肌梗死相邻或者心房颤动患者的左心耳。T_1 和 T_2 上血栓的特征取决于血栓的形成时间。血栓在平衡 SSFP 序列图像呈现黑色，如果血栓较小时与心肌的信号很难鉴别。血栓的诊断要点是增强扫描无强化。在延迟强化序列中，相较于心肌和血池，血栓呈低信号。

三、肿瘤

（一）黏液瘤

【临床表现及病史】

患者女，77 岁，因腹痛行腹部 CT 检查发现左心房肿块，随后超声心动图证实左心房肿块符合黏液瘤表现，现需进一步评估。

【检查目的】

心脏 MRI（图 9-6）进一步评估左心房肿块。

【心脏磁共振扫描方案】

使用心脏肿块扫描方案 5-6（请参见第 5 章）。

【影像学表现】

MRI 发现一圆形左心房肿块，长径约 1.5cm。平衡 SSFP 电影序列图像显示，肿块通过一个短颈与房间隔相连，并且可有轻微

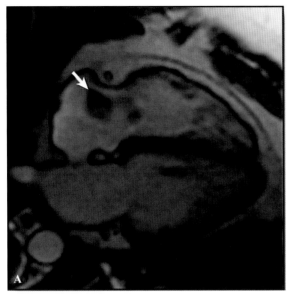

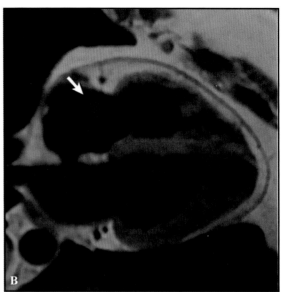

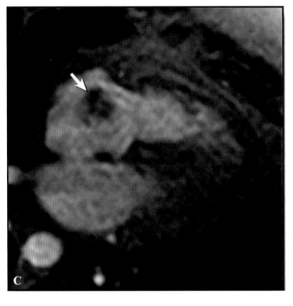

▲ 图 9-5　四腔心图像显示右心房肿块（箭）
A 和 B. 在平衡 SSFP 序列图像（A）和黑血非抑脂图像（B），肿块与心肌信号相似；C. LGE 图像显示右心房肿块无强化；符合血栓的影像学表现

活动性。较心肌信号相比，肿块在平衡 SSFP 序列图像呈等信号或轻度高信号，在抑脂黑血 T_2 加权图像呈高信号，在非抑脂黑血 T_1 加权图像呈等信号，在首过灌注和 LGE 图像中无明显强化。肿块未见侵及心肌。综上，肿块影像学的表现符合良性黏液瘤。

【总结】

当 MRI 上发现肿物后，左心房黏液瘤被

成功地切除。黏液瘤大约占心脏原发肿块的50%。其好发年龄为 30—60 岁，女性多见。大部分（75%）黏液瘤发生在左心房，少数（15%~20%）发生于右心房。虽然黏液瘤可以发生于遗传性 Carney 综合征，但仍以偶发为主。如果多发或者发生于不典型位置，则考虑 Carney 综合征。

黏液瘤典型表现为起源于房间隔的心房肿块，常常靠近卵圆窝。肿块可有一短颈或

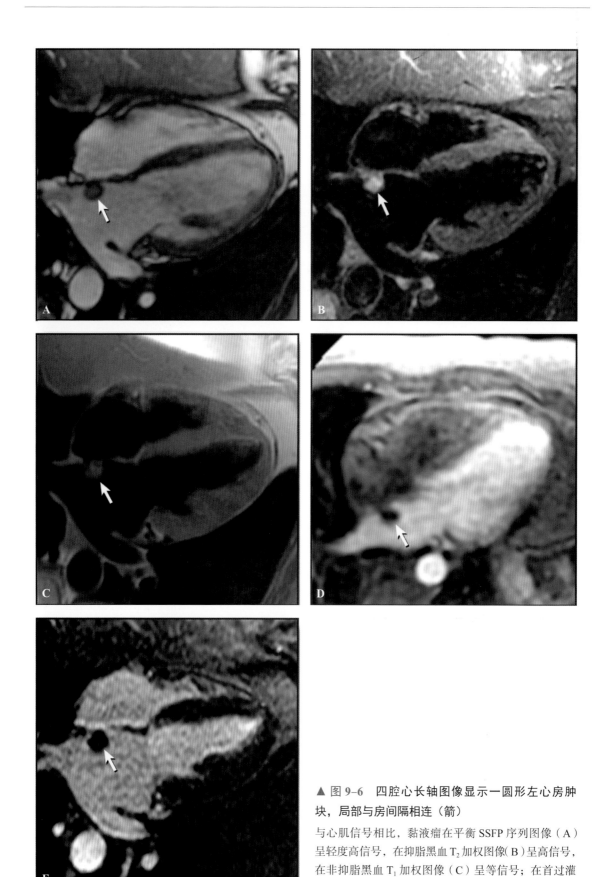

▲ 图 9-6　四腔心长轴图像显示一圆形左心房肿块，局部与房间隔相连（箭）

与心肌信号相比，黏液瘤在平衡 SSFP 序列图像（A）呈轻度高信号，在抑脂黑血 T$_2$ 加权图像（B）呈高信号，在非抑脂黑血 T$_1$ 加权图像（C）呈等信号；在首过灌注（D）和 LGE 图像（E）中无强化

宽基底与房间隔相连。黏液瘤在 T_1 加权图像上呈等信号，伴钙化或出血时可呈不均匀信号。在 T_2 加权图像上因其含有黏液样基质而呈高信号。在平衡 SSFP 序列图像上较心肌呈高信号，较血池呈低信号。LGE 图像中呈斑点状强化，强化较均匀、明显。电影平衡 SSFP 序列图像有助于诊断肿物的附着点和活动度。黏液瘤可发生脱垂或阻塞房室瓣。

（二）脂肪瘤

【临床表现及病史】

患者女，54 岁，无心脏疾病症状，肺移植术前评估时超声心动图检查发现右心室壁或心室内肿块。

【检查目的】

心脏 MRI（图 9-7）进一步评估肿块的位置、大小，并明确诊断。

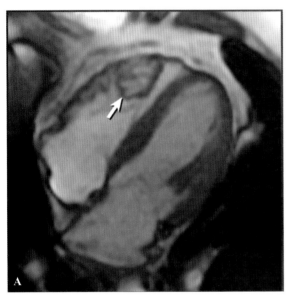
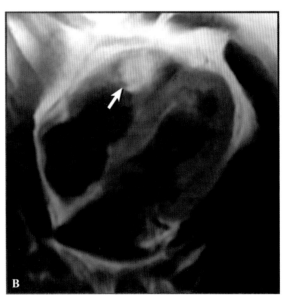
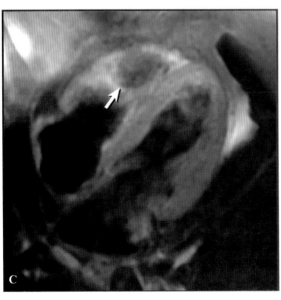

▲ 图 9-7 三个不同序列的四腔心长轴位图像

在平衡 SSFP 序列图像（A）上右心室肿块（箭）呈高信号，在非抑脂黑血 T_1 加权图像（B）上呈高信号，在抑脂黑血 T_1 加权图像（C）上呈低信号；这些表现符合脂肪瘤特点

【心脏磁共振扫描方案】

使用心脏肿块扫描方案 5-6（请参见第 5 章）。

【影像学表现】

该病诊断的关键图像为四腔心长轴视图，在平衡 SSFP 序列图像上显示右心室心尖部高信号肿块，可见勾边效应。肿块在 T_1 加权黑血图像呈高信号，在抑脂黑血 T_1 加权图像呈低信号。这些表现提示肿块为良性脂肪瘤。三反转恢复序列通常为 T_2 加权成像。可以通过设置脉冲重复时间为 1 个 R-R 间期获得 T_1 加权图像，脉冲重复时间为 2 个及以上 R-R 间期则可以获得 T_2 加权图像。

【总结】

MRI 诊断该例为良性脂肪瘤，心室及三尖瓣功能未受影响，所以无须外科或药物干预治疗，使用常规超声心动图随访观察肿块即可。

脂肪瘤是主要起源于心外膜的孤立性肿块，突向心包腔生长；也可以起源于心肌内或者心内膜，突向任何心腔内生长。

脂肪瘤是一种光滑、均质、有包膜的脂肪肿块。在 T_1 加权图像上呈高信号，在抑脂序列中信号减低。肿块可以含有薄的、不强化的分隔，但是不含有软组织成分。脂肪瘤在平衡 SSFP 序列图像上呈高信号，与心外膜脂肪信号相似。如果脂肪瘤位于心腔内，在肿块与血池的交界面会有勾边效应。LGE 图像上脂肪瘤无强化。

（三）血管瘤

【临床表现及病史】

患者女，80 岁，既往有乳腺癌病史，因心脏杂音行超声心动图检查，超声心动图显示肿块引起右心室游离壁增厚。

【检查目的】

心脏 MRI（图 9-8）进一步评估肿块的大小，并明确肿块是否为转移瘤。

【心脏磁共振扫描方案】

使用心脏肿块扫描方案 5-6（请参见第 5 章）。

【影像学表现】

短轴位图像显示一个 5cm 的心外膜肿块起源于右心室游离壁。肿块的边界清晰，无侵袭性表现。在平衡 SSFP 序列图像和非抑脂黑血 T_1 加权图像上，肿块呈与心肌等信号，在抑脂黑血 T_2 加权图像上呈高信号。灌注图像和 LGE 图像显示病变强化，提示肿块血供丰富。这些表现提示肿块为良性血管瘤。定量分析平衡 SSFP 序列电影图像显示左心室大小和功能正常，无局限性室壁运动异常。

【总结】

基于 MRI 检查，肿块考虑为良性血管瘤。但因肿块血管丰富，不建议进行组织活检，使用超声心动图进行肿块随访。

血管瘤是良性的血管源性肿瘤，可发生于任何心腔的心内膜、心外膜或心肌内。依据血管的大小分为毛细血管瘤、海绵状血管瘤或者动静脉血管瘤。

血管瘤在平衡 SSFP 序列图像上呈低信号，在非抑脂黑血 T_1 图像呈不均匀等信号，在抑脂（三反转恢复序列）黑血 T_2 图像呈高信号。若肿块内含有脂肪成分则在非抑脂（双反转恢复序列）黑血 T_1 图像呈高信号，增强

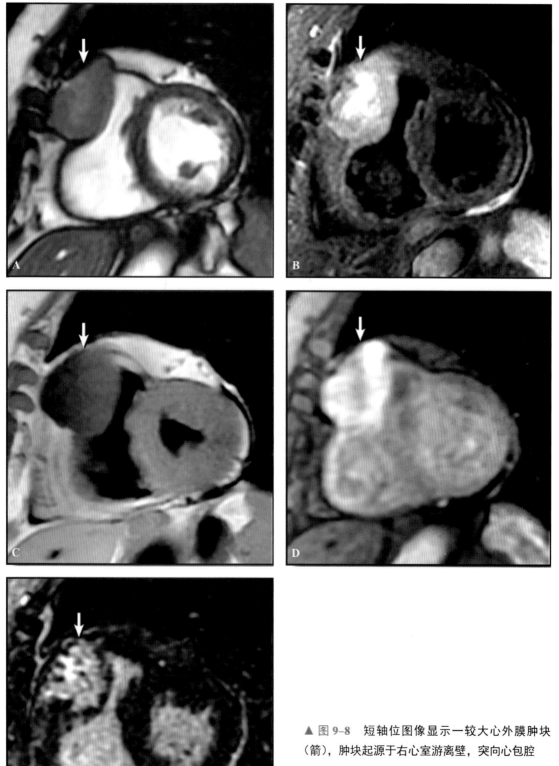

▲ 图 9-8　短轴位图像显示一较大心外膜肿块
（箭），肿块起源于右心室游离壁，突向心包腔

在平衡 SSFP 序列图像（A）上肿块呈与心肌等信号，
在压脂黑血 T_2 加权图像（B）上呈高信号，在非压
脂黑血 T_1 加权图像（C）上呈等信号；在注射钆
对比剂后，在灌注图像（D）及 LGE 图像（E）可
见强化

扫描呈现持续不均匀强化，可能与肿块内的
纤维分隔和钙化成分有关。

（四）血管肉瘤

【临床表现及病史】

患者女，71 岁，因气短、咯血行医学检
查，发现肺多发转移，组织活检证实为低分

化血管肉瘤。

【检查目的】

心脏 MRI（图 9-9）明确原发肿瘤的位置。

【心脏磁共振扫描方案】

使用心脏肿块扫描方案 5-6（请参见第
5 章）。

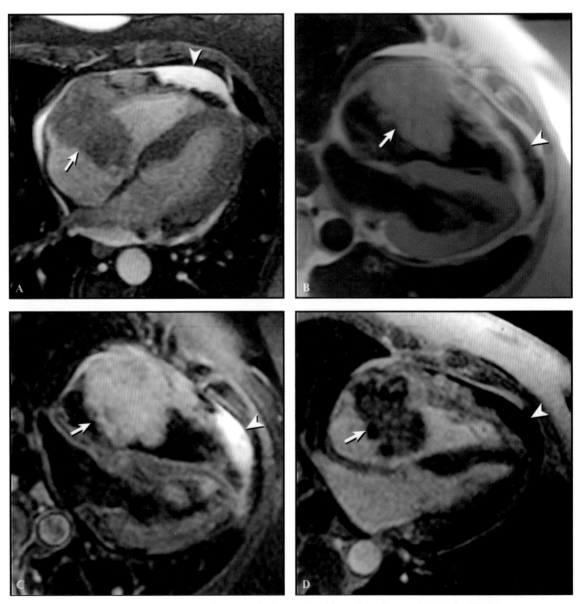

▲ 图 9-9 四腔心长轴图像显示右心房大肿块（箭），心包腔可见少量积液（箭头）

在抑脂平衡 SSFP 序列图像（A）、非抑脂黑血 T₁ 加权图像（B）上，肿块与心肌呈等信号；在抑脂黑血 T₂ 加权图像（C）
上呈高信号；在 LGE 图像（D）肿块无延迟强化

【影像学表现】

MRI 显示右心房一较大分叶状侵袭性肿块。肿块具有一定的活动度并侵入三尖瓣，引起三尖瓣狭窄和反流。在平衡 SSFP 序列图像和非抑脂（双反转恢复序列）黑血 T_1 加权图像上，肿块呈与心肌相似的信号，在抑脂（三反转恢复序列）黑血 T_2 加权图像上呈混杂高信号。在灌注图像和 LGE 图像显示不均匀强化。同时可见少量心包积液。肺转移亦被发现，但未在图像中显示。

【总结】

基于 MRI 的表现，肿块考虑为心肌的血管肉瘤，伴两肺多发转移。病理证实为Ⅳ级血管肉瘤。外科手术治疗已不适合，因此使用化学治疗以减小原发肿瘤。

血管肉瘤是最常见的心脏原发恶性肿瘤，最好发于右房室沟。肿块往往较大，具有侵袭性，可伴有出血和坏死。血管肉瘤也可表现为侵袭性心包肿块。

血管肉瘤在 T_1WI 呈混杂信号，其中出血呈高信号，钙化呈低信号。在 T_2WI 上呈混杂高信号。增强扫描呈不均匀信号，提示肿块内的血管及坏死成分。在侵袭性心包血管肉瘤，中心坏死区呈低信号，周围可见线样强化，呈"日光样"改变。

（五）转移瘤

【临床表现及病史】

患者女，58 岁，因心悸、潮红、腹胀在其家庭医生处就诊。CT 显示肠系膜肿块，肝脏转移，腹膜后淋巴结肿大。病理提示为神经内分泌肿瘤。奥曲肽显像（图 9-10）示心肌或心包高摄取，提示心脏转移瘤。

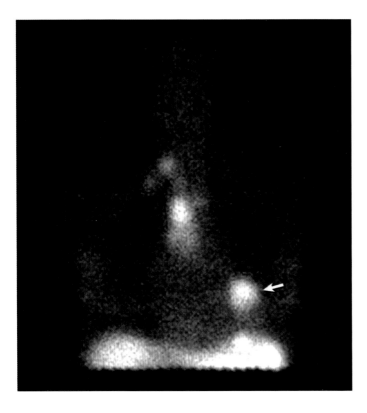

◀ 图 9-10 奥曲肽显像显示左心室心尖部局部活性增加（箭），纵隔和锁骨上区摄取异常，提示转移

【检查目的】

奥曲肽显像检查后，行心脏 MRI（图 9-11）评估心肌或心包转移瘤情况。

【心脏磁共振扫描方案】

使用心脏肿块扫描方案 5-6（请参见第 5 章）。

【影像学表现】

心脏 MRI 显示左心室外侧壁一较大肿块，和奥曲肽高摄取位置一致。在平衡 SSFP 序列图像和非抑脂黑血 T$_1$ 加权图像上，与心肌信号相比肿块呈等信号，在抑脂黑血 T$_2$ 加权图像上呈高信号，延迟强化可见不均匀强化。

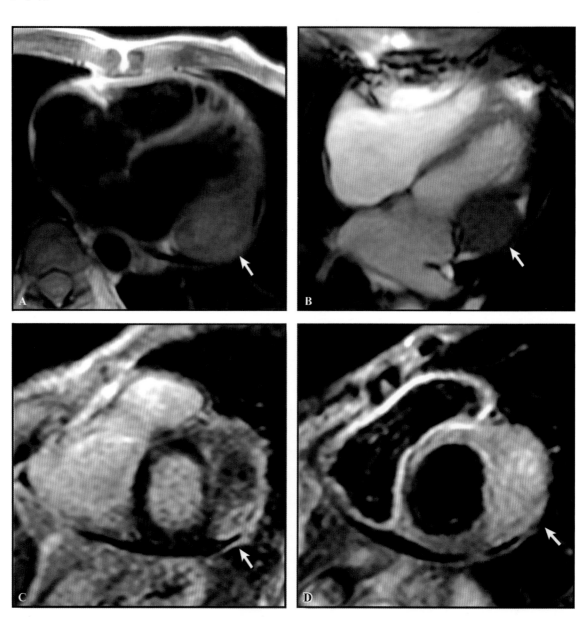

▲ 图 9-11 四腔心长轴位和短轴位图像显示左心室外侧壁肿块（箭）

在非抑脂黑血 T$_1$ 加权图像（A）和平衡 SSFP 序列（B）图像上肿块呈等信号；在短轴位 LGE 图像（C）上肿块呈延迟强化，在抑脂黑血 T$_2$ 加权图像（D）上呈高信号

【总结】

基于 MRI 图像的表现，肿块考虑为神经内分泌肿瘤转移。外科手术切除肿瘤风险过大，患者于肿瘤内科行系统性治疗。

转移瘤是最常见的心脏恶性肿瘤，发病率是心脏原发恶性肿瘤的 20～40 倍。心脏转移瘤主要来源于肺癌、乳腺癌、黑色素瘤和淋巴瘤。其影像学表现多样，心包积液最为常见。对于有原发肿瘤史的患者出现心脏肿块首先考虑转移瘤。黑色素瘤转移在 T_1WI 上呈高信号，除此以外的绝大部分恶性肿瘤在 T_1WI 上呈低信号或等信号。恶性肿瘤在 T_2WI 上呈高信号，LGE 图像呈不同程度强化。

推 荐 阅 读

血管肉瘤

[1] Yahata S, Endo T, Honma H, Ino T, Hayakawa H, Ogawa M, et al. Sunray appearance on enhanced magnetic resonance image of cardiac angiosarcoma with pericardial obliteration. Am Heart J. 1994 Feb;127(2):468–71.

良性肿瘤

[1] Araoz PA, Mulvagh SL, Tazelaar HD, Julsrud PR, Breen JF. CT and MR imaging of benign primary cardiac neoplasms with echocardiographic correlation. Radiographics. 2000 Sep–Oct;20(5): 1303–19.

整体概览

[1] Syed IS, Feng D, Harris SR, Martinez MW, Misselt AJ, Breen JF, et al. MR imaging of cardiac masses. Magn Reson Imaging Clin N Am. 2008 May;16(2):137–64.

脂肪瘤性肥大

[1] O'Connor S, Recavarren R, Nichols LC, Parwani AV. Lipomatous hypertrophy of the interatrial septum: an overview. Arch Pathol Lab Med. 2006 Mar;130(3):397–9.

转移瘤

[1] Lam KY, Dickens P, Chan AC. Tumors of the heart: a 20–year experience with a review of 12,485 consecutive autopsies. Arch Pathol Lab Med. 1993 Oct;117(10):1027–31.

[2] McAllister HA Jr, Hall RJ, Cooley DA. Tumors of the heart and pericardium. Curr Probl Cardiol. 1999 Feb;24(2):57–116.

黏液瘤

[1] Reynen K. Cardiac myxomas. N Engl J Med. 1995 Dec 14;333(24):1610–7.

原发性心脏恶性肿瘤

[1] Araoz PA, Eklund HE, Welch TJ, Breen JF. CT and MR imaging of primary cardiac malignancies. Radiographics. 1999 Nov–Dec;19(6):1421–34.

第 10 章　先天性心脏病
Congenital Disease

Nandan S. Anavekar　Paul R. Julsrud　著

张　杨　胡献阔　蒋雨琦　译

李小虎　赵　韧　校

与其他无创成像方法相比，磁共振成像在先天性心脏病的评估方面有独特的价值。特别是既往手术治疗过的患者，超声心动图检查有时可能难以获得理想的声窗，而磁共振成像可以针对不同的解剖和生理异常选择合适的成像平面。此外，与其他成像方法相比，磁共振成像还可以提供更多的血流定量和组织学特征的信息。

先天性心脏病的磁共振评价需要充分认识各种病变、了解各种手术治疗的方法及可能出现的并发症。而且对于很多复杂的先天性心脏病，需要采用不同的个性化的扫描方法，而不能简单地使用标准化的扫描方案。

本章介绍了先天性心脏病磁共振检查的基本原理及在各种病变中的应用。

一、法洛四联症

【临床表现及病史】

患者女，31 岁，出生后即发现发绀，并被诊断为法洛四联症。患者先接受了升主动脉—右肺动脉中心分流术，后期进行了法洛四联症根治手术，包括室间隔修补术、肺动脉瓣切开术、右肺动脉补片成形术、自体心包右心室流出道扩大术。

【检查目的】

患者因疲劳感逐渐加重、并出现了房性心律失常的症状而接受磁共振检查以评估肺动脉瓣反流情况及右心室容积变化（图10-1）。

【心脏磁共振扫描方案】

使用先天性心脏病扫描方案 5-7（请参见第 5 章）。此例检查未使用钆对比剂。

【影像学表现】

此例的主要影像学表现包括右心室增大、肺动脉瓣开口增大伴反流。右心室舒张末期容积 306ml，容积指数为 188ml/m^2。

【总结】

文献建议右心室舒张末期容积指数达到 $150 \sim 160$ml/m^2 需要手术干预，因此该患者接受了肺动脉瓣置换术。

法洛四联症是 4 岁以上儿童最常见的发

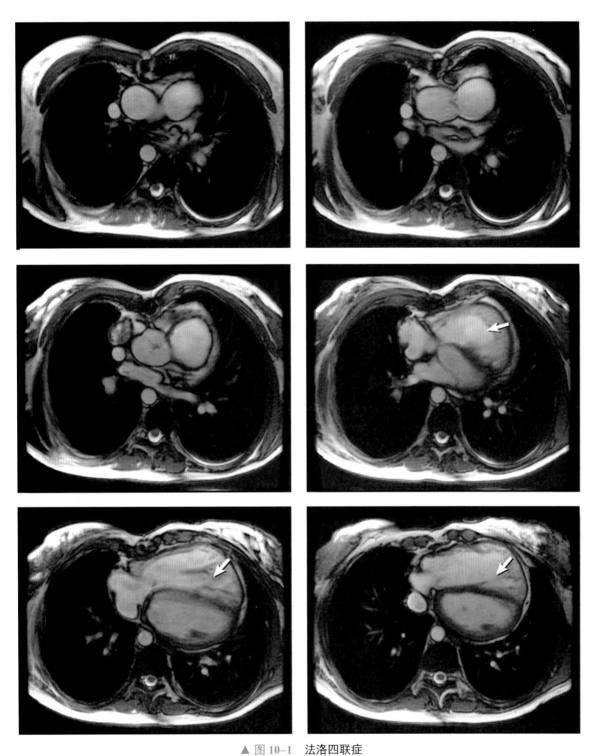

▲ 图 10-1　法洛四联症

平衡 SSFP 序列横轴位图像示右心室增大，心室壁肥厚；所有图像均为在横轴位获得，以准确评价右心室容积（箭）

绀型先天性心脏病，包括肺动脉狭窄（右心室流出道梗阻）、室间隔缺损、主动脉骑跨、右心室向心性肥厚。而这 4 种解剖异常是起源于一种特殊基因型异常，即胚胎发育期漏斗部室间隔向前方头侧移位，与小梁隔对位不良，并导致了室间隔缺损。25% 以上患者合并右位主动脉弓。法洛四联症患者合并冠状动脉起源和分布异常也很常见，包括圆锥支起源异常、前降支起源于右冠状动脉或右冠状窦，部分患者可见单支冠状动脉。法洛四联症患者二次手术通常是由于肺动脉瓣反流逐渐加重，并继发右心室增大和功能不全，影像学主要表现为右心室容积增大，收缩功能减低。常规超声心动图评估右心室存在一定困难，而磁共振成像不仅可以分析其形态和功能，还可以定量测定右心室容积和评估容积变化。

二、大动脉转位

【临床表现及病史】

患者女，41 岁，出生后即发现右转位型大动脉转位，房室连接正常，心室 – 大动脉连接异常。患者先期行布莱洛克 – 陶西洛分流术（Blalock–Taussig shunt），后期取出两个分流器，并行马斯塔德手术。

【检查目的】

患者行 MRI 检查，评估形态学右心室的功能及心房内板障的情况（图 10-2）。

【心脏磁共振扫描方案】

使用先天性心脏病扫描方案 5-7（请参

见第 5 章）。此例检查未使用钆对比剂。

【影像学表现】

本例的关键影像表现为体循环心室轻度扩张、中度肥厚，心功能略减低。该患者的形态学右心室内可见多发隔壁肌束，包括一支节制索，因此被认为是体循环心室。计算的体循环心室射血分数为 41%。此外，通过手术，患者的肺静脉引流入形态学右心房，并流入形态学右心室，即体循环心室。

斜位图像示体循环静脉下支板障将下腔静脉血流引入形态学左心房，然后进入形态学左心室，即肺循环心室。

综上，MRI 可以较好地显示心房间板障开放情况及血管的连接。

【总结】

该患者保守治疗，针对传统的心血管危险因素进行了纠正，调整了生活方式，包括健康饮食和体育锻炼。

大动脉转位是指主动脉起源于形态学右心室，肺动脉干起源于形态学左心室，即心室 – 大动脉连接异常。完全性转位指心室 – 大动脉连接异常，而心房 – 心室连接正常。这种连接方式形成了独立肺循环和体循环两个并行循环，而非解剖学正常时的串行循环。与法洛四联症类似，大动脉转位患者也常见右位主动脉弓。

马斯塔德手术是通过心房内板障将体循环血液引入形态学左心室，将肺静脉血引入形态学右心室。术后需要监测体循环心室功能不全的症状和体征，影像学评估心房内板障有无渗漏或阻塞。

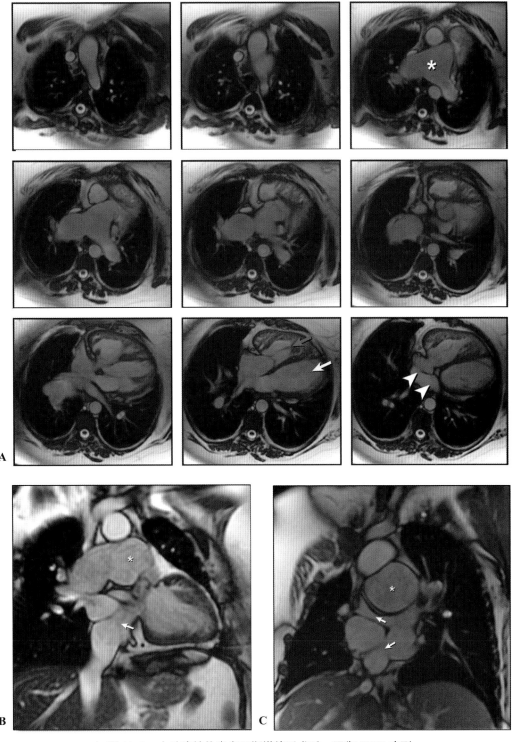

▲ 图 10-2 大动脉转位患者马斯塔德手术后，平衡 SSFP 序列

A. 多层面横轴位图像不仅可以帮助分析左右心室的容积，也可以反映板障的形态和连接；扩张的肺动脉（＊）起源于形态学左心室（黄箭），肺静脉内板障（箭头）将含氧血分流至形态学右心室（红箭），即体循环心室；B. 单层斜位图像可显示体循环静脉内板障（箭）流入形态学左心房；该患者同时患有肺动脉瓣狭窄，图中可见明显扩张的主肺动脉（＊）；C. 单层图像示体循环静脉引流（箭）；体循环静脉下支内板障引流入形态学左心房，体循环静脉上支板障位于扩张的主肺动脉（＊）下方

三、先天性矫正型大动脉转位

【临床表现及病史】

患者男，19 岁，先天性矫正型大动脉转位。由于动脉瘤样隔膜而有轻微的肺动脉瓣下梗阻。近年来，其体循环心室功能逐渐下降，房室瓣反流略加重，但患者一直无明显症状。

【检查目的】

患者行 MRI 检查评估双心室的形态和功能（图 10-3）。

【心脏磁共振扫描方案】

使用先天性心脏病扫描方案 5-7（请参见第 5 章）。此例检查未使用钆对比剂。

【影像学表现】

轴位 MRI 可清晰显示形态学左心室位于室间隔的右侧，接受来自形态学右心房的体循环静脉血，并汇入肺动脉。而形态学右心室接受来自形态学左心房的肺静脉血，并汇入主动脉。因此，尽管心脏存在解剖连接异常，但身体内血液供应从生理学角度来说是相对正常的。而主动脉与肺动脉在起始部是也是平行排列，而非交叉排列。

MRI 示体循环心室（形态学右心室）轻度扩张，舒张末期容积 186ml，容积指数 106ml/m^2，收缩功能略减低，射血分数 49%。

【总结】

患者的症状比较稳定，一直坚持中等强度的体育锻炼，不受症状的限制。先天性矫正型大动脉转位典型表现为心房 - 心室连接异常和心室 - 大动脉连接异常，肺静脉血液流入形态学右心室（心房 - 心室连接异常），但随后通过主动脉进入体循环（心室 - 大动脉连接异常）。

后期主要监测体循环心室功能异常导致的临床症状和体征。

四、部分性肺静脉异位引流

【临床表现及病史】

患者男，17 岁，漏斗胸畸形，因胸痛、头晕就诊。患者自述无其他症状，参加各种运动无明显活动受限，考虑胸痛可能与骨骼肌系统相关。超声心动图示右心室轻度增大，其他心脏形态、功能未见明显异常。

【检查目的】

患者行心脏 MRI（图 10-4）评估右心室大小、功能及肺静脉解剖。

【心脏磁共振扫描方案】

使用先天性心脏病扫描方案 5-7（请参见第 5 章）。

【影像学表现】

右上肺静脉连接异常，在靠近奇静脉入口处汇入上腔静脉，右肺中叶、下叶及左肺静脉均与左心房正常连接。使用相位对比技术可以定量评估分流情况。本例中肺循环与体循环血流比值为 1.3 : 1。

平衡 SSFP 序列可以显示肺静脉异位引流，扫描的要点是准确辨识全部肺静脉的连接和选择正确的成像平面，这个平面应能够显示肺静脉回流的部位和接收回流的心房。采集的图像有时可能难以准确判断位置，因此扫描的每一步都应做出合适标签。MRI 血

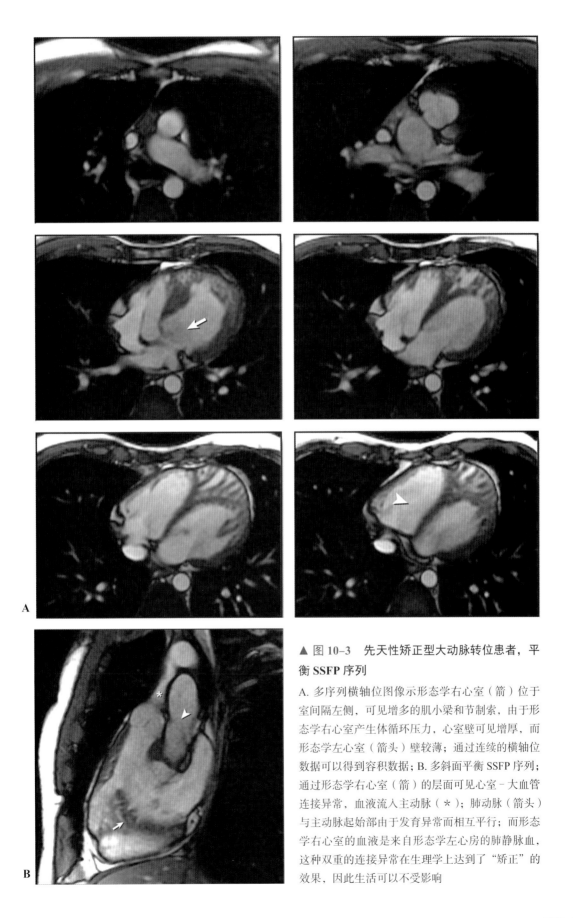

▲ 图 10-3 先天性矫正型大动脉转位患者，平衡 SSFP 序列

A. 多序列横轴位图像示形态学右心室（箭）位于室间隔左侧，可见增多的肌小梁和节制索，由于形态学右心室产生体循环压力，心室壁可见增厚，而形态学左心室（箭头）壁较薄；通过连续的横轴位数据可以得到容积数据；B. 多斜面平衡 SSFP 序列；通过形态学右心室（箭）的层面可见心室 - 大血管连接异常，血液流入主动脉（＊）；肺动脉（箭头）与主动脉起始部由于发育异常而相互平行；而形态学右心室的血液是来自形态学左心房的肺静脉血，这种双重的连接异常在生理学上达到了"矫正"的效果，因此生活可以不受影响

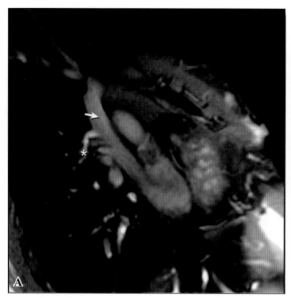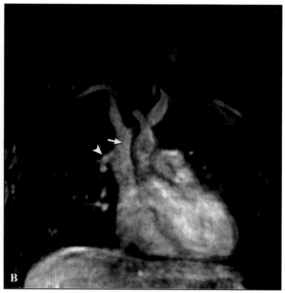

▲ 图 10-4　部分肺静脉异位引流

A. 平衡 SSFP 序列上腔静脉长轴（箭）层面，可见右上肺静脉回流（＊）；B. 冠状位 MR 血管成像示右上肺静脉（箭头）回流至上腔静脉（箭）

管成像冠状位图像也可以显示右上肺静脉引流至上腔静脉。

【总结】

由于右心增大，患者接受了 Warden 手术，通过人为制造的房间隔缺损利用静脉板障将异常回流的肺静脉血汇入左心房、并通过 Gore-Tex 血管将上腔静脉连接上右心耳。

部分性肺静脉异位引流是指 1 支或 1 支以上肺静脉（非全部）异常连接至右心房。发现部分肺静脉异位引流后，首先需要检查是否合并其他心脏畸形，尤其是房间隔缺损。静脉窦型房间隔缺损和继发孔型房间隔缺损都与部分肺静脉异位引流相关。部分肺静脉异位引流是一种左向右分流，因此对患者的全面评估不仅要求识别解剖的异常，更要评估左向右分流所继发的右心室形态和功能的改变。

由于右心室多位于胸骨后方，超声心动图受声窗的限制，有时难以清晰显示。而心脏 MRI 能够很好地显示心房与心室的连接，对肺静脉异位引流的评价有重要的作用。

五、埃布斯坦综合征

【临床表现及病史】

患者女，10 岁，游泳后呼吸困难、头晕、口周青紫。门诊就诊体检发现心脏杂音。超声心动图检查发现三尖瓣呈埃布斯坦综合征表现，拟外科手术治疗。

【检查目的】

MRI 检查（图 10-5）评价右心室功能和容积，预测术后疗效。

【心脏磁共振扫描方案】

使用先天性心脏病扫描方案 5-7（参见第 5 章）。

【影像学表现】

MRI 示增大的心房化右心室。

【总结】

患者通过心房化右心室折叠术、右心房缩小成形术、卵圆孔缝未闭合术对三尖瓣进行了修复，术后反应良好。修复手术后再次行 MRI 检查示右心体积明显减小，术后 2 年患者无明显症状，参加校内外各项活动无明显运动受限。

三尖瓣埃布斯坦综合征的特征性表现为三尖瓣隔叶和后叶与三尖瓣瓣环异常连接，瓣口向下移位至右心室。瓣叶向心尖移位越大，右心室心房化部分就越大，而右心室功能部分就越小。三尖瓣前瓣叶通常正常附着于房室交接区，这种结构导致了瓣膜功能不全、重度的三尖瓣反流，继而引起右心室负荷增加、体积增大、功能不全等一系列症状。

超声心动图受限于声窗和右心室的形态特点，对右心室的显示存在一定不足，尤其对三尖瓣埃布斯坦综合征的评估更为困难。而 MRI 可以通过针对右心室的多平面成像准确评估右心室功能，此外，准确测量右心室的容积对预测手术效果和预后判断也尤为重要。

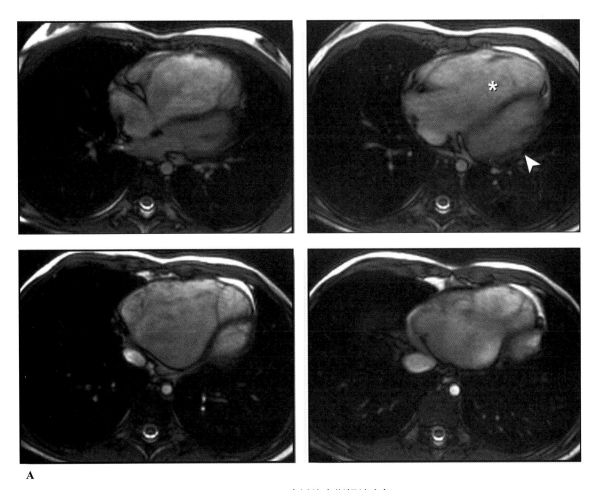

A

▲ 图 10-5　三尖瓣埃布斯坦综合征

A. 术前平衡 SSFP 序列横轴位图像示右心室增大（＊），左心室体积相对小（箭头），同时可见部分右心室心房化：室壁变薄，与心房壁类似

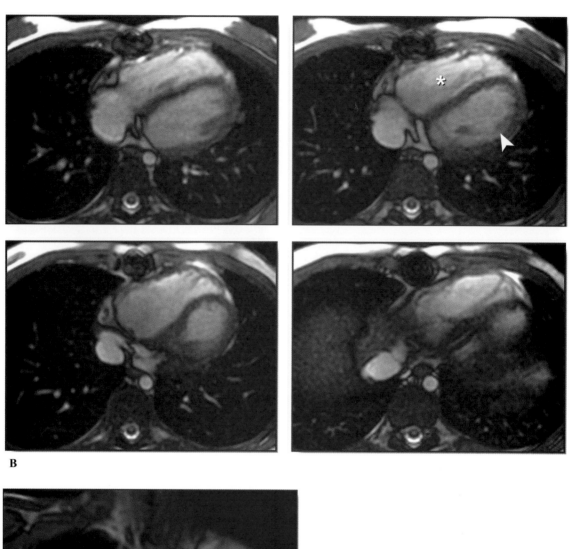

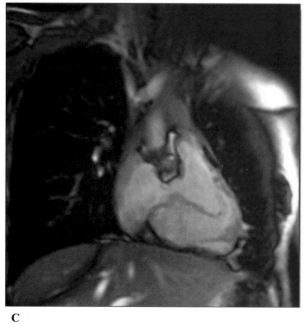

▲ 图 10-5（续） 三尖瓣埃布斯坦综合征

B. 术后平衡 SSFP 序列多层面横轴位图像示右心室的大小（＊）及右心室／左心室大小比值（箭头）明显改善；C. 术前平衡 SSFP 序列单层图像，右心室两腔心层面，可以显示右心室的流入道、小梁部、流出道

六、主动脉缩窄

【临床表现及病史】

患者女，49 岁，体检时发现心脏杂音和双上肢血压不一致，临床怀疑主动脉缩窄。

【检查目的】

MRI 检查（图 10-6）显示胸主动脉形态，并从解剖学和血流动力学角度评估主动脉缩窄程度。

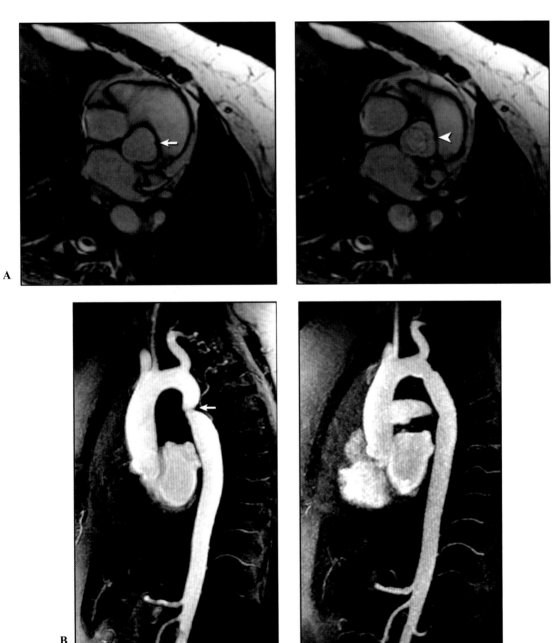

▲ 图 10-6　主动脉缩窄

A. 主动脉根部水平，平衡 SSFP 序列多角度多层面成像；左图为舒张期（瓣叶关闭，箭），右图为收缩期（瓣叶打开，箭头）；注意二叶主动脉瓣的左右瓣尖融合；B. 手术前的 MR 血管成像（左图，箭示主动脉明显狭窄）和植入移植物手术后的 MR 血管成像（右图）

【心脏磁共振扫描方案】

使用先天性心脏病扫描方案 5-7（请参见第 5 章）。

【影像学表现】

图像示严重的导管旁型主动脉缩窄，伴肋间上动脉和内乳动脉大量侧支循环形成，提示血流动力学存在明显狭窄。主动脉根部水平垂直于血流方向的稳态自由进动序列观察主动脉瓣收缩期和舒张期的形态，可以清晰地显示二叶主动脉瓣左右瓣尖融合。

【总结】

患者行 Hemashield 人工血管（18mm）植入术修复主动脉缩窄。MR 血管成像可以显示术前的狭窄程度和术后的状态。

主动脉缩窄通常发生于动脉韧带或动脉导管与主动脉相连处，缩窄的嵴由平滑肌、纤维组织、弹性组织构成，类似于肌肉动脉导管。嵴远端的内膜增生导致了管腔的狭窄。

主动脉缩窄最常见的类型为包含嵴或组织支架的局限性缩窄，少数患者的缩窄段较长，可延伸至左锁骨下动脉以外。缩窄段可位于动脉导管连接处的近端（导管前型）、对侧（导管旁型）和远端（导管后型）。

MRI 可以从解剖学和血流动力学角度描述缩窄的严重程度，缩窄相关性血流动力学改变可以通过左心室肥大和侧支血管来评估，必要时也可通过相位对比序列来评估血流的方向。当应用相位对比电影序列评估梗阻情况时，应评估梗阻点以上的位置，主要显示梗阻点远侧肋间动脉逆流至胸主动脉的血流。

七、二叶主动脉瓣

【临床表现及病史】

值得注意的是，上文中的主动脉缩窄的患者在 MRI 检查时还需要观察其他表现（图 10-7）。

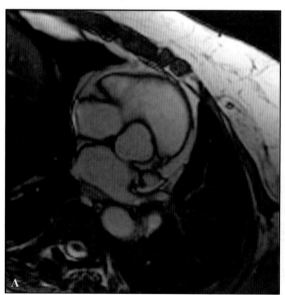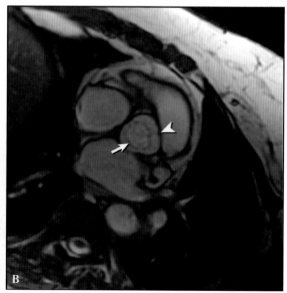

▲ 图 10-7　经二叶主动脉瓣的平衡 SSFP 序列多层面图像

主动脉根部轴位的舒张期（A 图，瓣叶关闭）和收缩期（B 图，瓣叶打开）的图像，可以看到二叶主动脉瓣的瓣尖融合（箭头），无冠窦瓣（箭）

【检查目的】

患者 MRI 检查评估主动脉缩窄，由于主动脉缩窄可能与二叶主动脉瓣相关，检查时同时评估了主动脉瓣的解剖情况。

【心脏磁共振扫描方案】

使用先天性心脏病扫描方案 5-7（请参见第 5 章）。

【影像学表现】

平衡 SSFP 序列提示二叶主动脉瓣。收缩期瓣叶打开，可以清晰显示两个功能瓣叶，左右瓣尖融合，未见明显主动脉瓣狭窄或反流。

【总结】

主动脉缩窄同时合并有二叶式主动脉瓣，因此全面评估主动脉缩窄时需要对主动脉根部扫描来判断是否存在二叶主动脉瓣，以及主动脉瓣狭窄或反流，这些并发症对手术方法的制定有重要意义。本例患者合并有二叶主动脉瓣，但未出现主动脉瓣狭窄或反流，

因此接受了主动脉缩窄的手术治疗，而未对主动脉瓣或升主动脉手术干预。

选择经主动脉瓣的扫描层面，以保证后续的扫描能够与该平面垂直，即主动脉根部轴位，以提供更多的瓣膜的形态和功能信息。相位对比法可以判断是否存在瓣膜狭窄或反流性病变，也可以对其定量评估。

八、二叶主动脉瓣不伴升主动脉扩张

【临床表现及病史】

患者男，28 岁，无既往的病史，平时体力活动无明显受限。入职时接受保健医生体检发现舒张期心脏杂音，超声心动图示二叶主动脉瓣畸形伴主动脉瓣轻中度反流。

【检查目的】

患者由于超声心动图评估不理想，此次行 MRI 检查（10-8）评估胸主动脉情况。

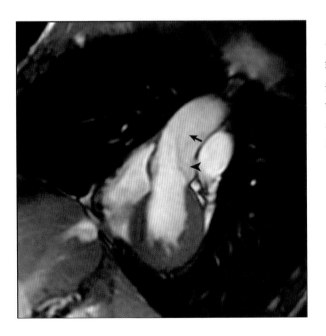

◀ 图 10-8　二叶主动脉瓣，平衡 SSFP 序列斜位

扫描平面沿主动脉根部长轴（箭头示主动脉 valsalva 窦水平，箭示升主动脉中段水平），图像显示升主动脉管径正常。二叶主动脉瓣常合并升主动脉病变，最常见的扩张部位是管状升主动脉

【心脏磁共振扫描方案】

使用先天性心脏病扫描方案 5-7（请参见第 5 章）。

【影像学表现】

扫描图像示二叶主动脉瓣畸形，左冠瓣与右冠瓣融合。升主动脉轻度扩张，远端逐渐变细至正常管径。主动脉弓及降主动脉管径正常，未见主动脉缩窄。

【总结】

根据 MRI 检查结果，建议患者保守治疗。患者根据美国心脏协会/美国心脏协会（AHA/ACC）指南接受二叶主动脉监测，病情持续好转。

心脏 MRI 检查的优势在于可以显示整个胸主动脉，二叶主动脉瓣常合并升主动脉病变和主动脉缩窄，两者均可通过 MRI 检查评估。二叶主动脉瓣畸形的影像学评估重点是有无主动脉扩张或动脉瘤样病变。发现本病后，在出现需要手术修复的动脉瘤性病变严重并发症如夹层或动脉瘤破裂之前，需要长期的定期随访。超声心动图是一种很好的筛查方法，但受限于声窗，包括患者因素在内的很多因素都可能会影响声窗。CTA 或者 MR 可以全面地评估主动脉及其分支血管。由于主动脉病变的患者需要长期随访复查，而 MRI 的最大优势之一就是无辐射，因此可以作为较稳定患者的首选检查方法。

九、二叶主动脉瓣伴升主动脉扩张及主动脉瓣反流

【临床表现及病史】

患者女，43 岁，二叶主动脉瓣伴中度关闭不全及升主动脉扩张。作为持续治疗的一部分，患者要接受心脏科医师的定期随访，评估主动脉的大小和主动脉瓣反流的严重程度。

【检查目的】

MRI 检查（图 10-9）测量升主动脉内径。

【心脏磁共振扫描方案】

使用先天性心脏病扫描方案 5-7（请参见第 5 章）。

【影像学表现】

扫描图像示二叶式主动脉瓣畸形伴主动脉瓣中度反流，升主动脉扩张（44mm），左心室稍增大，但收缩功能正常。与上一节病例（二叶主动脉瓣不伴升主动脉扩张）相比，本例可见典型的升主动脉扩张和主动脉瓣反流，这是二叶主动脉瓣的两种常见的并发症。

【总结】

继续随访患者症状，以及影像学评估主动脉瓣病变的严重程度和升主动脉扩张的稳定性。

二叶主动脉瓣患者有升主动脉瘤的危险，需要影像学定期复查。由于主动脉瓣固有的异常，随着主动脉瓣环扩张，存在主动脉瓣反流和狭窄的风险。虽然瓣膜狭窄或反流性瓣膜心脏病的血流动力学影响一般通过超声心动图来诊断，但如果需要完整地评估胸主动脉及其相关病变，如主动脉缩窄，则可以通过心脏 MRI 来完成。

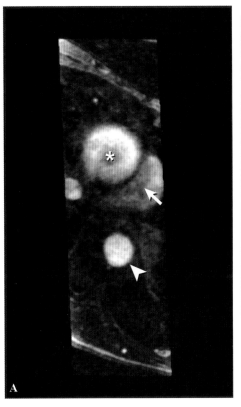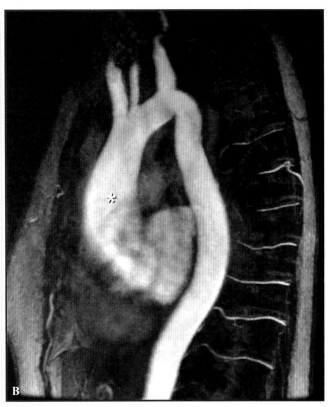

▲ 图 10-9　二叶式主动脉瓣钆对比增强磁共振血管造影（CE-MRA）

A. 升主动脉的横断位原始像可见升主动脉（＊）位于前方，肺动脉右支（箭）位于升主动脉后方，降主动脉（箭头）在最后方；B. 矢状位最大密度投影（MIP）显示增宽的升主动脉（＊），这是二叶主动脉瓣的常见并发症

推 荐 阅 读

[1] Attenhofer Jost CH, Edmister WD, Julsrud PR, Dearani JA, Savas Tepe M, Warnes CA, et al. Prospective comparison of echocardiography versus cardiac magnetic resonance imaging in patients with Ebstein's anomaly. Int J Cardiovasc Imaging. 2012 Jun;28(5):1147–59. Epub 2011 Aug 6.

[2] Buechel ER, Dave HH, Kellenberger CJ, Dodge–Khatami A, Pretre R, Berger F, et al. Remodelling of the right ventricle after early pulmonary valve replacement in children with repaired tetralogy of Fallot: assessment by cardiovascular magnetic resonance. Eur Heart J. 2005 Dec;26(24):2721–7. Epub 2005 Oct 7.

[3] Gaca AM, Jaggers JJ, Dudley LT, Bisset GS 3rd. Repair of congenital heart disease: a primer: part 1. Radiology. 2008 Jun;247(3):617–31. Epub 2008 Mar 28.

[4] Gaca AM, Jaggers JJ, Dudley LT, Bisset GS 3rd. Repair of congenital heart disease: a primer: part 2. Radiology. 2008 Jul;248(1):44–60. Epub 2008 May 5.

[5] Jimenez–Juan L, Joshi SB, Wintersperger BJ, Yan AT, Ley S, Crean AM, et al. Assessment of right ventricular volumes and function using cardiovascular magnetic resonance cine imaging after atrial redirection surgery for complete transposition of the great arteries. Int J Cardiovasc Imaging. 2012 Jul 12. [Epub ahead of print]

[6] Julsrud PR, Breen JF, Felmlee JP, Warnes CA, Connolly HM, Schaff HV. Coarctation of the aorta: collateral flow assessment with phase–contrast MR angiography. AJR Am J Roentgenol. 1997 Dec;169(6):1735–42.

[7] Julsrud PR, Ehman RL. The "broken ring" sign in magnetic resonance imaging of partial anomalous pulmonary venous connection to the superior vena cava. Mayo Clin Proc. 1985 Dec;60(12):874–9.

[8] Kilner PJ. Imaging congenital heart disease in adults. Br J Radiol. 2011 Dec;84 Spec No 3:S258–68.

[9] Malaisrie SC, Carr J, Mikati I, Rigolin V, Yip BK, Lapin B, et al. Cardiac magnetic resonance imaging is more diagnostic than 2–dimensional echocardiography in determining the presence of bicuspid aortic valve. J Thorac Cardiovasc Surg. 2012 Aug;144(2):370–6. Epub 2011 Dec 10.

[10] Perloff PK, Marelli AJ. Perloff's clinical recognition of congenital heart disease. 6th ed. Philadelphia (PA): Elsevier; c2012.

[11] Vesely TM, Julsrud PR, Brown JJ, Hagler DJ. MR imaging of partial anomalous pulmonary venous connections. J Comput Assist Tomogr. 1991 Sep–Oct;15(5):752–6.

第 11 章　心脏瓣膜病
Valvular Heart Disease

James F. Glockner 著

王婷婷　胡翀　李小虎 译

李小虎　赵韧 校

在过去 20 年已经发表了大量的基于磁共振成像评估瓣膜性心脏病的文献，尽管目前尚不确定该方法是否会得到广泛的临床应用。超声心动图在评估心脏瓣膜方面具有许多传统优势，包括很高的时间和空间分辨率，以及通常更精确地测量狭窄和反流的峰值速度。超声心动图相比 MRI 也更加的便捷和便宜。

然而，在某些情况下经胸超声心动图检查受限或无法成功评估心脏瓣膜，抑或检查可重复性欠佳。在这种情况下，MRI 可作为有效的替代检查方式。MRI 在对瓣膜功能、心室大小及功能和升主动脉（主动脉瓣疾病）或肺动脉（肺动脉瓣疾病）最大直径进行整体评估的能力，也颇具吸引力。

用 MRI 评估瓣膜首先要解决的问题就是对瓣膜的定位。对于主动脉瓣，标准的三腔心平衡 SSFP 电影序列提供了通过左心室流出道和主动脉瓣的视图。随后可进行正交于三腔心图像进行斜冠状位成像。轴位的平衡 SSFP 序列图像用三腔心图像和斜冠状位定位通过瓣膜平面获得。轴位图像用于评估

瓣膜形态（例如二尖瓣和三尖瓣瓣膜、瓣叶增厚或钙化，瓣叶对合情况）。正交于长轴的视图可显示狭窄或反流的喷射血流，通常表现为瓣膜一侧血流流空，这是由于反流的喷射血流的快速无序运动产生体素失相位。喷射血流的大小和持续时间可大致与瓣膜病变的严重程度相关，然而，由于图像同时也受层厚、扫描方向、对比剂的有无和特定成像参数选择的影响，因此应该谨慎解释这些图像。

瓣膜病变严重程度的量化通常采用电影相位对比序列进行速度和血流的定量测量。切面位于瓣膜平面或略高于或略低于瓣膜平面，可以测量舒张期通过瓣膜反向血流量，这是反流量。对于主动脉瓣关闭不全，反流量通常是与左心室每搏量相关以获得反流分数。左心室每搏量取决于短轴位平衡 SSFP 电影序列或者在相位对比电影序列测量升主动脉近端收缩期前向血流。瓣膜狭窄病变的量化通常依靠测量收缩期血流速度峰值和平均值，再次通过相位对比电影序列采集，或者测量收缩期最大横截面瓣膜面积，这些可通

过横向平衡 SSFP 序列或相位对比电影序列获得。本章的目的是介绍最常见的心脏瓣膜疾病，并通过特定的案例阐述其在心脏 MRI 上的独特特征。

一、主动脉瓣关闭不全伴二叶主动脉瓣

【临床表现及病史】

患者男，33 岁，无明显临床症状，常规体格检发现心脏舒张期杂音。

【检查目的】

患者行磁共振成像（图 11-1）检查以评估是否存在主动脉瓣关闭不全。

【心脏磁共振扫描方案】

使用心脏瓣膜病扫描方案 5-4（请参见第 5 章）。

【影像学表现】

影像学表现提示该病例为主动脉瓣关闭不全。舒张期三腔心平衡稳态自由进动序列显示主动脉瓣关闭不全的黑色反流喷射血流，反流束在舒张早期相对较小，舒张晚期较为突出。垂直通过主动脉瓣采集的收缩期平衡稳态自由进动序列显示主动脉瓣呈二叶瓣形态。经过主动脉瓣层面由相位对比电影序列产生的收缩期和舒张期伪彩血流图像显示收缩期正常前向血流和舒张晚期蓝色为主的反向流血。相位对比电影系列获得时间—流量图可量化主动脉瓣反流量。收缩期前向血流（基线以上曲线下面积）代表每搏量，舒张期的反向血流（基线以下曲线下面积）代表反流量。反流分数是通过反流量除以每搏量得到的。通过分析短轴位平衡稳态自由进动序列可知患者左心室大小和功能是正常的。升主动脉未见扩张，中度主动脉瓣关闭不全，每搏的反流量为 38ml，反流分数为 24%。

【总结】

MRI 检查结果表明患者不需要进行瓣膜置换。初始阶段可以密切持续随访，在适当时机进行瓣膜置换手术。考虑患者年龄较小，单纯瓣膜退变不太可能导致中度主动脉瓣关闭不全——MRI 也证实了先天性二叶主动脉瓣的存在。

主动脉瓣关闭不全可由原发性瓣膜病变或主动脉根部扩张引起。最常见的原因是正常瓣膜的特发性退变，其他原因包括马方综合征、主动脉瘤、二叶主动脉瓣、风湿性心脏病和心内膜炎。主动脉瓣关闭不全合并狭窄很常见，因为这两种情况均可由瓣膜结构异常或瓣叶退变导致。尽管左心室容量严重超负荷，但患者通常无症状，而一旦出现症状往往意味着可能存在不可逆的左心室功能不全，这限制了瓣膜置换术的价值。为此，对有明显主动脉瓣关闭不全的患者进行密切监测是非常有必要的。

MRI 可准确测定左心室大小和功能（现行诊断金标准）、主动脉最大直径、评估瓣膜形态并对瓣膜病变进行定性（基于喷射流大小）和定量（在不存在额外的瓣膜病变前提下，基于电影相位对比血流测量或通过比较右心室和左心室之间的每搏量差异）评价。MRI 对主动脉瓣关闭不全严重程度的定量评估（表 11-1）与超声心动图一致性良好。

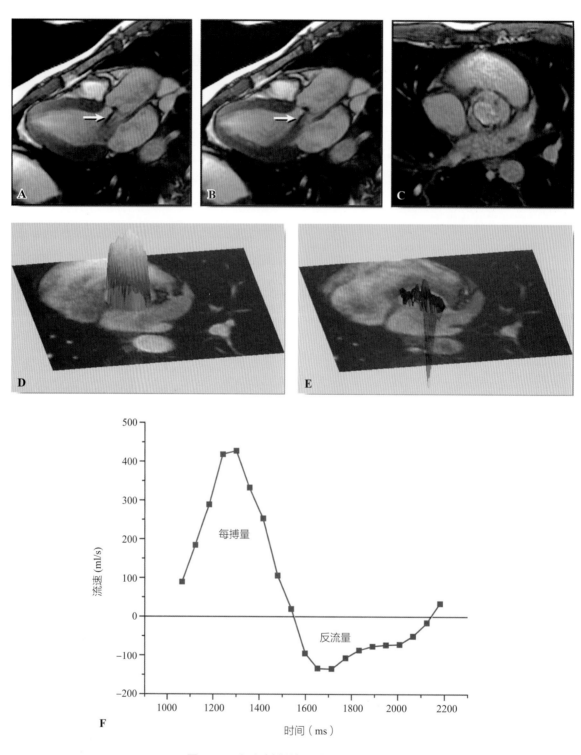

▲ 图 11-1　主动脉瓣关闭不全伴二叶主动脉瓣

A 和 B. 三腔心平衡 SSFP 序列在舒张早期（A）和舒张晚期（B）显示反流束（箭）；信号的丢失源于高流速引起的体素内失相位；C. 收缩期轴位平衡 SSFP 序列通过主动脉瓣层面显示二叶主动脉瓣；D 和 E. 收缩期（D）和舒张期（E）联合相位对比梯度和流量图像显示前向血流量（红色 - 黄色）和反向血流量（蓝色）；F. 时间 - 流量图展示了整个心动周期中血流量的定量评估

表 11-1 主动脉瓣关闭不全定量评估

分 类	反流量（ml/心搏 [a]）	反流分数（%）
轻度	< 30	15～20
中度	30～60	21～40
重度	> 60	> 40

a. 反流量可以通过主动脉每搏量减去主肺动脉每搏量来计算，也可以通过主动脉每搏量减去二尖瓣血流来计算，所有这些都是相位对比测量得出的；通过取 LV 和 RV 每搏量之间的差异，还可以从短轴位平衡 SSFP 序列中推导出反流量

二、主动脉瓣关闭不全伴左心室扩大

【临床表现及病史】

患者女，56 岁，因在铲雪时胸部不适就诊于她的家庭医生。随后，超声心动图提示左心室扩大和主动脉瓣关闭不全。

【检查目的】

患者行磁共振成像（图 11-2）检查以确认是否存在主动脉瓣反流。

【心脏磁共振扫描方案】

使用心脏瓣膜病扫描方案 5-4（请参见第 5 章）。

【影像学表现】

基于 MRI 图像特征，患者确诊为重度主动脉瓣关闭不全伴左心室扩大。舒张期平衡 SSFP 电影序列显示大量的反流束从主动脉瓣延伸至左心室下室间隔。瓣膜层面不规则、黑色信号代表瓣叶的增厚、钙化。舒张末期短轴平衡 SSFP 电影序列显示左心室中度扩张。舒张期彩色血流图像显示主动脉瓣口可见大量的反流束从左心室延伸至主动脉瓣。

定量测量反流束得到 105ml 反流量，与重度主动脉瓣关闭不全相符。平衡 SSFP 压脂序列显示升主动脉瘤样扩张。

【总结】

MRI 检查可明确诊断主动脉关闭不全，以及包括左心室扩大和升主动脉瘤相关的并发症。患者胸痛发作是否与瓣膜病相关目前尚不确定。然而，即使患者完全没有症状，基于左心室重度扩张的情况也需要进行瓣膜手术。因此，患者进行瓣膜置换，用主动脉瓣假体替代了病变的主动脉瓣。

除了以上描述的 MRI 特征外，MRI 数据的定量评估可获得一系列评估主动脉瓣关闭不全的有用参数，包括舒张末期左心室容积和内径、左心室射血分数、每搏反流量和每搏反流分数、升主动脉最大内径和瓣膜形态。

三、主动脉瓣狭窄伴升主动脉扩张

【临床表现及病史】

患者男，60 岁，因劳力性气促就诊于其家庭医生。

【检查目的】

超声心动图初步提示主动脉扩张和主动脉瘤的可能。患者接受 MRI（图 11-3）检查明确主动脉瘤。

【心脏 MRI 扫描方案】

使用心脏瓣膜病扫描方案 5-4（请参见第 5 章）。

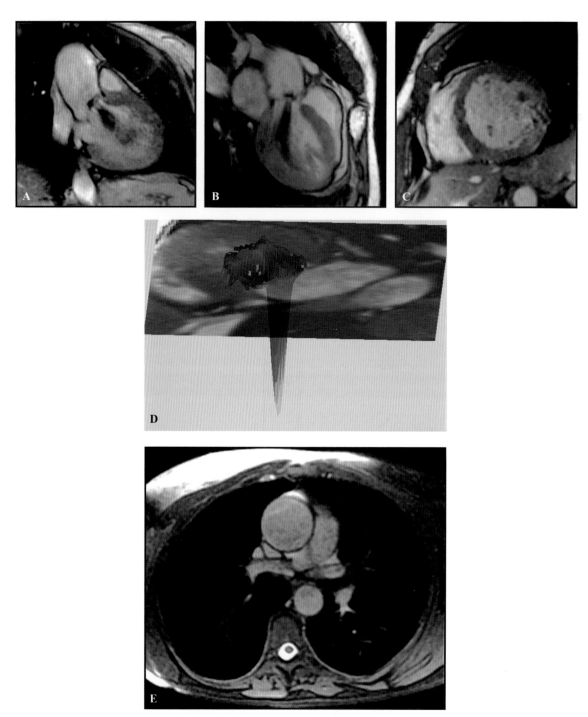

▲ 图 11-2　主动脉瓣关闭不全伴左心室扩大

A 和 B. 平衡 SSFP 序列主动脉流出道舒张期冠状位（A）和斜矢状位（B）层面显示大的反流束；C. 短轴位平衡 SSFP 序列舒张期显示左心室扩张；D. 幅度和速度相位对比混合剖面显示舒张期通过主动脉瓣的正向血流（红色）和反向血流（蓝色）；E. 平衡 SSFP 抑脂序列、轴位显示升主动脉瘤样扩张

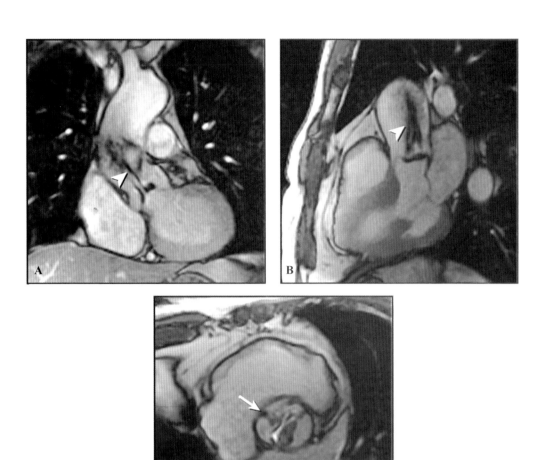

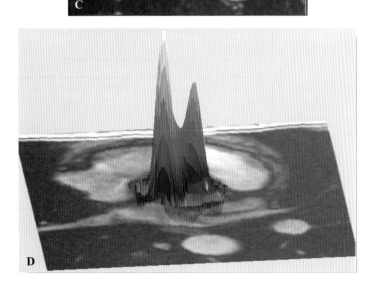

▲ 图 11-3 主动脉瓣狭窄伴升主动脉扩张

A 和 B. 主动脉瓣和升主动脉冠状位（A）和三腔心（B）平衡 SSFP 序列显示高速喷射血流（箭头）；C. 收缩期主动脉瓣轴位（箭）平衡 SSFP 序列；D. 通过主动脉瓣层面混合幅度和速度图像显示大的前向血流束（红色 - 黄色）

【影像学表现】

主动脉瓣图像清楚地显示了主动脉瓣狭窄的存在。收缩末期平衡 SSFP 电影序列显示以黑色喷射血流从主动脉瓣延伸至升主动脉，升主动脉扩张，瓣叶隆起、增厚和信号减低。收缩期轴位平衡 SSFP 电影序列通过主动脉瓣层面显示二叶主动脉瓣伴瓣叶增厚及瓣口面积显著缩小。在与主动脉瓣层面相交的平面获取混合幅度和速度图像显示收缩期速度的分布，显示狭窄的血流束从主动脉瓣向升主动脉内侧壁延伸。

【总结】

基于 MRI 表现，本例诊断为主动脉瓣狭窄伴升主动脉中度扩张。患者进行了主动脉外科置换手术，用生物假体瓣膜代替主动脉瓣，以及升主动脉和半弓。

与主动脉瓣关闭不全一样，主动脉瓣狭窄最常见的病因也是正常瓣膜的特发性退行性变。第二个最常见的原因是二叶瓣的退行性变，通常发生在早期，其次是风湿性心脏病。瓣膜上或瓣膜下狭窄通常是先天性病变，然而，瓣膜下功能不全也见于梗阻性肥厚型心肌病。典型症状包括劳力性呼吸困难、晕厥和心绞痛，伴有全收缩期杂音。症状通常出现在病程晚期，如果不进行瓣膜置换，患者通常会出现心功能的快速下降。主动脉瓣狭窄导致左心室流出道梗阻，左心室压增高，心排血量下降和左心室壁代偿性肥厚。

MRI 对主动脉瓣狭窄的显示通常三腔心优于斜冠状位，通过主动脉瓣层面轴位平衡 SSFP 电影序列显示瓣叶开放受限，先天性异常例如二叶主动脉瓣，升主动脉收缩期高速

血流表现为黑色流空。短轴位平衡 SSFP 电影序列用于心室功能的评估，和是否同时存在左心室肥大的判断，以及升主动脉最大直径的测量。

主动脉狭窄定量评估可以通过垂直平面（即在横向平衡 SSFP 电影序列或相位对比序列上追踪测量主动脉瓣最大瓣口开放面积）或在相位对比电影序列测量通过瓣口的峰值速度。根据修正的伯努利方程，收缩期峰值速度测量可用于估算压力梯度

$$压力梯度峰值 = 4(V_{max})^2$$

压力梯度单位是 mmHg，V_{max} 是在主动脉近端狭窄射流的最大速度，单位是 m/s。

平均压力梯度可由以下公式计算

$$平均压力梯度 = [4\sum(V_{max})^2\Delta t_1]/\Delta t_2$$

Δt_1 是测量 V_{max} 相位对比电影图像的间隔时间，Δt_2 是这些速度的总和间隔时间（典型的 1 个 R–R 间期）。该测量是 V_{max} 在整个收缩期的时间平均值。对于此测量，最好选择一个小的感兴趣区，该区域包含喷射血流中最高速度部分，这在一定程度上是任意的。

主动脉瓣瓣口面积可由以下公式计算

$$主动脉瓣口面积 = A_{OT}(V_{OT})/V_{max}$$

A_{OT} 是流出道面积，V_{OT} 是流出道最大速度，V_{max} 是主动脉近端狭窄区血流最大速度。如果通过狭窄瓣膜口的电影图像质量优质，瓣膜口面积可直接通过电影图像测量。表 11-2 列出了不同程度主动脉瓣狭窄相关的 MRI 测量结果。

注意细节对获得精确的相位对比电影速度和血流测量非常重要，应将速度编码参数 VENC 设置为略高于预期峰值速度的值，切面应垂直于血流流动方向，并且时间和空间

表 11-2　主动脉瓣狭窄定量测量

主动脉瓣狭窄程度	主动脉瓣瓣口面积（cm²）	收缩期峰值速度（m/s）
正常	2.0～4.0	1～2.4
轻度	1.1～1.9	2.5～2.9
中度	0.75～1.0	3.0～4.0
重度	＜0.75	＞4.0

分辨率必须足够确保血管边界能准确描绘及快速流动分量的完整可视化（然而提高时间和空间分辨率导致采集时间延长）。

四、二尖瓣关闭不全

【临床表现及病史】

患者女，77 岁，因劳力性呼吸困难就诊于其初级保健医生。

【检查目的】

受限的超声心动图图像提示主动脉瓣狭窄。患者行心脏 MRI（图 11-4）以确认对主动脉瓣狭窄的初步诊断。

【心脏磁共振扫描方案】

使用心脏瓣膜病扫描方案 5-4（请参见第 5 章）。

【影像学表现】

三腔心平衡 SSFP 电影序列显示二尖瓣关闭不全，主要高速反流束指向左心房的后壁，并可见前间隔壁心肌增厚及左心室流出道血流紊乱。此外，邻近二尖瓣后叶附着处的圆形低信号病变代表的是二尖瓣瓣环钙化，通过 CT 可更清楚地显示钙化的二尖瓣环。收缩早期平衡 SSFP 图像显示二尖瓣关闭不全伴

后侧方大的反流束和左心房扩大、间隔壁增厚。基于上述影像学图像，诊断为肥厚型心肌病导致的二尖瓣关闭不全。

【总结】

心脏 MRI 证实肥厚型心肌病伴左心室流出道梗阻的诊断。患者随后进行的心脏手术，包括左心室间隔壁心肌切除术，以减轻梗阻。手术后患者的心脏症状明显缓解。

肥厚型心肌病是心脏 MRI 经常诊断的疾病。心脏 MRI 可进一步评估心肌肥厚并可观察左心室流出道梗阻。尽管超声心动图经常作为评估瓣膜性疾病的首选。MRI 可准确评估与梗阻性肥厚型心肌病相关的左心室流出道梗阻和二尖瓣关闭不全。值得注意的是，除了二尖瓣收缩期前向运动外，肥厚型心肌病患者可能还有其他原因导致的二尖瓣关闭不全，反流束不直接朝向左心房后侧壁提示可能合并其他病因。

五、二尖瓣脱垂

【临床表现及病史】

患者男，43 岁，无明显临床症状，既往长期心脏杂音，近期外院诊断二尖瓣脱垂和反流。

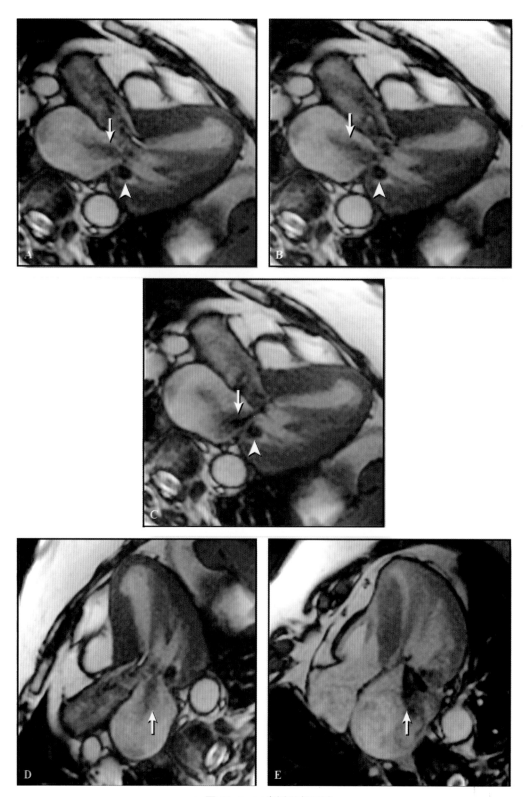

▲ 图 11-4　二尖瓣关闭不全

A 至 C. 收缩早期连续三腔心层面平衡 SSFP 图像显示通过二尖瓣口的高速反流束（黑色；低信号）由于二尖瓣关闭不全（箭）；箭头显示二尖瓣环钙化；D 和 E. 收缩早期三和四腔心平衡 SSFP 图像显示通过二尖瓣口的高速反流束（箭）；反流束的低信号是血池高流量诱发的血池信号体素失相位的结果

【检查目的】

患者接受心脏 MRI 检查（图 11-5）评估心脏功能。

【心脏磁共振扫描方案】

使用心脏瓣膜病扫描方案 5-4（请参见第 5 章）。

【影像学表现】

平衡 SSFP 图像显示二尖瓣前叶和后叶均穿过二尖瓣平面脱入左心房内。还值得注意的是，跨瓣时的流空信号表明二尖瓣关闭不全的中心性反流。

【总结】

MRI 检查结果证实了二尖瓣前叶和后叶脱垂表现伴重度二尖瓣反流诊断。基于这些信息，患者进行了二尖瓣修补手术。患者瓣膜修补术后反应良好，恢复了正常的日常活动。

二尖瓣反流是美国最常见的瓣膜病变，可源于瓣膜装置任何组件的功能障碍。因黏液样变性所致二尖瓣脱垂是导致二尖瓣关闭不全的主要原因。二尖瓣脱垂定义为收缩期二尖瓣瓣叶卷曲脱入左心房内超过二尖瓣瓣环平面 2mm。瓣叶、腱索和瓣环因弹性纤维组织的异常导致瓣叶冗长功能失调，腱索冗长和变薄，瓣环增厚和扩张。基于 MRI 获得的反流量进行二尖瓣关闭不全分级（表 11-3）。

表 11-3　由 MRI 获取的反流容量对二尖瓣反流分级

二尖瓣反流分级	分 类	反流量（ml）
Ⅰ／Ⅳ	轻度	＜ 30
Ⅱ／Ⅳ	中度	30～44
Ⅲ／Ⅳ	中重度	45～59
Ⅳ／Ⅳ	重度	＞ 60

二尖瓣脱垂可在平衡 SSFP 序列的三腔心上进行诊断。在重症病例中，连枷瓣叶可继发于腱索断裂，定义为收缩期小叶尖端向左心房外翻。

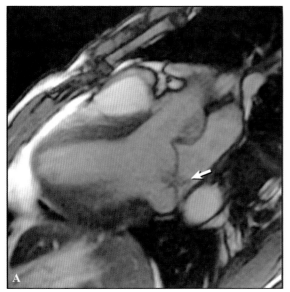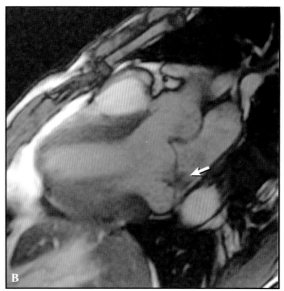

▲ 图 11-5　二尖瓣脱垂

A 和 B. 收缩期连续三腔心平衡 SSFP 图像显示二尖瓣关闭不全伴中央反流束（箭）

分析心脏 MRI 数据可生成一系列有用的指标来评估二尖瓣狭窄和反流，见框 11-1。

框 11-1　MRI 评估二尖瓣的指标

- 每搏反流量，可有以下计算方法
  - 主肺动脉近端和主动脉近端血流差异。
  - 通过追踪收缩末期和舒张末期短轴图像减去相位对比序列测量的主动脉近端血流来计算左心室每搏量。
  - 直接相位对比血流测量左心房反流束。速度编码参数对精确定量非常重要，参数 VENC 应设置足够高，采集层面应垂直于血流流动方向。
  - 通过主动脉近端的相位对比图像计算二尖瓣平面流入量减去左心室每搏量。
  - 短轴亮血电影序列中左心室每搏量减去右心室每搏量。
- 射血分数
- 心排血量
- 左心房内径
- 收缩末期和舒张末期容积，以及收缩末期和舒张末期心中部水平左心室短轴直径（这是为了和超声心动图测量标准保持一致）
- 肺静脉血流逆流

六、二尖瓣狭窄

【临床表现及病史】

患者女，60 岁，因进展性呼吸急促就诊于其初级保健医生。

【检查目的】

心脏 MRI（图 11-6）评估二尖瓣狭窄。

【心脏磁共振扫描方案】

使用心脏瓣膜病扫描方案 5-4（请参见第 5 章）。

【影像学表现】

平衡 SSFP 图像显示二尖瓣狭窄。不同视角显示二尖瓣开放受限、左心房扩大和二尖瓣前叶弯曲类似"曲棍球棒"样的结构。短轴位显示二尖瓣开放受限，外观类似"鱼嘴"样改变可以诊断二尖瓣狭窄。

【总结】

基于影像学表现，二尖瓣僵硬、运动受限与二尖瓣狭窄表现一致。经过几年的病程进展，患者症状持续恶化，最终进行经皮二尖瓣球囊瓣膜成形术。

风湿性心脏病是目前发达国家二尖瓣狭窄最常见的病因。狭窄的二尖瓣导致左心房压增高，又反过来导致左心房扩大和肺动脉高压。长期二尖瓣狭窄和肺动脉高压可导致右侧心力衰竭。心房颤动是二尖瓣狭窄非常常见的并发症，这使得这些患者的 MRI 评估复杂化。

二尖瓣狭窄开放受限在短轴位平衡 SSFP 图像上表现为鱼嘴样。舒张期二尖瓣前叶增厚卷曲可导致舒张期瓣叶特征性的穹窿样或曲棍球样表现。平衡 SSFP 电影序列图像上在二尖瓣心室侧可见狭窄喷射血流。通过相位对比电影序列定量测量峰值速度或压力梯度。也可以实现二尖瓣最大开口面积的平面测量。MRI 可对二尖瓣狭窄的其他影响进行全面评估，包括测量左心房容积及右心室大小和功能。

七、降落伞型二尖瓣伴二尖瓣狭窄

【临床表现及病史】

患者女，21 岁，既往有 Shone 综合征病史，曾接受过主动脉缩窄修复术。

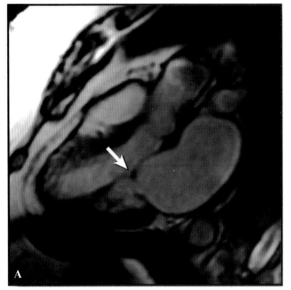

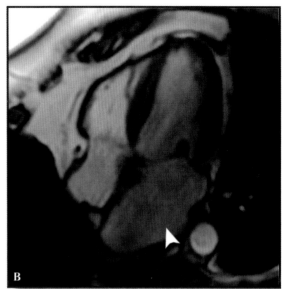

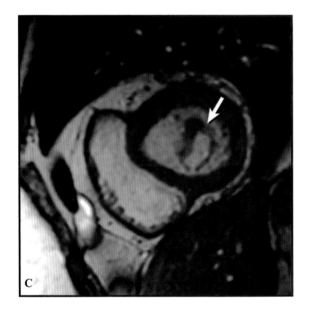

▲ 图 11-6　二尖瓣狭窄，多平面平衡 SSFP 图像显示二尖瓣狭窄

A. 三腔心舒张早期显示二尖瓣瓣叶开放受限（箭）；B. 四腔心显示左心房扩大（箭头）；C. 短轴位显示二尖瓣开放受限（箭）

【检查目的】

患者接受心脏 MRI（图 11-7）评估既往主动脉缩窄修复情况，并对比 2 年前心脏 MRI 结果。

【心脏 MRI 扫描方案】

使用心脏瓣膜病扫描方案 5-4（请参见第 5 章）。

【影像学表现】

图像提供了诊断二尖瓣狭窄的依据并确定了所谓降落伞二尖瓣的解剖特征。各种不同的 SSFP 图像显示二尖瓣前叶和后叶通过腱索与同一组乳头肌相连及二尖瓣开放受限。

【总结】

心脏 MRI 检查与既往检查结果对比显示患者人工血管通畅，没有瘤样扩张或狭窄，与先前检查结果相比没有变化。降落伞型二

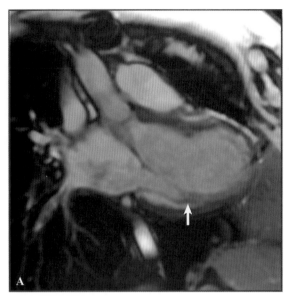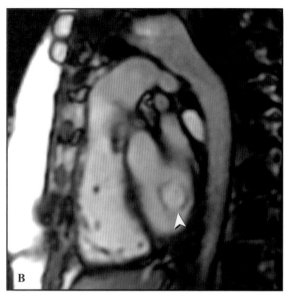

▲ 图 11-7　降落伞型二尖瓣伴二尖瓣狭窄

A. 三腔心平衡 SSFP 图像显示二尖瓣前后叶均分别通过腱索与同一组乳头肌相连（箭）；B. 基底部短轴位平衡 SSFP 图像显示二尖瓣开放受限，箭头所指为二尖瓣瓣叶（深色线）

尖瓣伴轻度二尖瓣狭窄应注意通常伴随 Shone 综合征。因为人工血管通畅且患者无症状，建议该患者在 5 年内进行超声心动图检查。

　　Shone 综合征 1963 年首次被 Shone 等报道，由 4 种阻塞性病变组成，包括二尖瓣瓣上环、降落伞型二尖瓣、主动脉瓣下狭窄和缩窄。

　　降落伞型二尖瓣瓣叶是正常的，前、后瓣叶通过腱索附着在单个大乳头肌上，通常会导致二尖瓣口狭窄。瓣膜和腱索类似于降落伞的顶篷和围带。

八、心肌淀粉样变伴二尖瓣、三尖瓣反流

【临床表现及病史】

　　患者男，70 岁，因过去 12 个月中逐渐加重的呼吸急促向心脏病专家寻求治疗。超声

心动图提示左心室功能下降。

【检查目的】

　　患者皮下脂肪活检标本病理提示淀粉样蛋白沉积，遂行 MRI（图 11-8）评估心肌是否受累。

【心脏磁共振扫描方案】

　　使用心脏瓣膜病扫描方案 5-4（请参见第 5 章）。

【影像学表现】

　　本病例诊断的关键图像包括平衡 SSFP 电影显示三尖瓣和二尖瓣反流、少量心包积液和双侧胸腔积液，同时伴有左心室壁弥漫性增厚。

【总结】

　　基于 MRI 表现患者诊断为右心室和左心室均匀性心肌增厚，左心室收缩功能下降（射

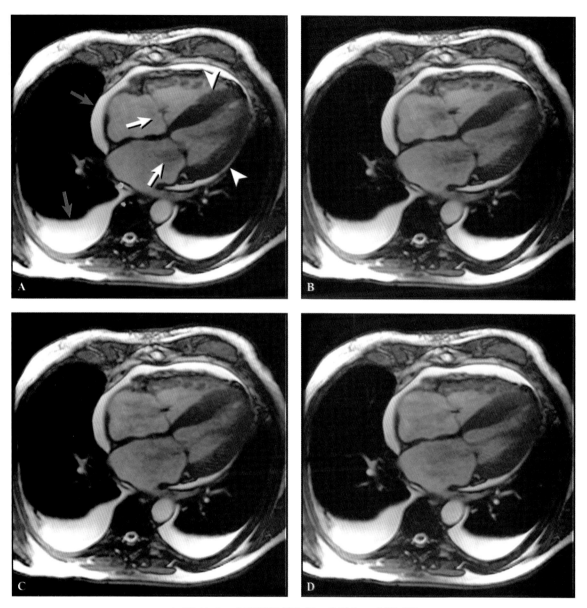

▲ 图 11-8　心肌淀粉样变伴二尖瓣和三尖瓣反流

A 至 D. 收缩早期连续四腔心层面平衡 SSFP 图像可见通过二尖瓣和三尖瓣的反流束（白箭），红箭所示为胸腔和心包积液，箭头示左心室肥大

血分数为 50%），伴少到中等量心包积液。二尖瓣和三尖瓣瓣叶增厚伴二尖瓣、三尖瓣反流。延迟强化心肌轻度弥漫性强化伴正常心肌信号无法抑制符合心肌淀粉样变。患者因诊断心肌淀粉样变接受化学治疗，随后诊断为多发性骨髓瘤。

淀粉样变性代表一组异质性疾病，其特征是淀粉样蛋白物质沉积在一个或多个器官的细胞外基质中。淀粉样蛋白沉积物，无论其成分如何，在光学显微镜下均具有特征性外观，用刚果红染料染成粉红色，在偏振光下表现为苹果绿双折射。

九、三尖瓣关闭不全

【临床表现及病史】

患者男，48 岁，既往先天性肺动脉瓣狭窄，儿时曾行肺动脉瓣切开术，因右侧心力衰竭就诊于心脏科。

【检查目的】

患者行心脏 MRI（图 11–9）以评估三尖瓣情况。

【心脏 MRI 扫描方案】

使用心脏瓣膜病扫描方案 5–4（请参见第 5 章）。

【影像学表现】

平衡 SSFP 图像显示右心房明显扩大，右心室中度扩大，反流血自三尖瓣延伸到右心房。通过三尖瓣层面的相位对比电影序列采集的混合幅度和速度图像显示舒张期进入右心室的正常前向血流和收缩期明显的反流。平衡 SSFP 电影序列定量分析表明，左心室和

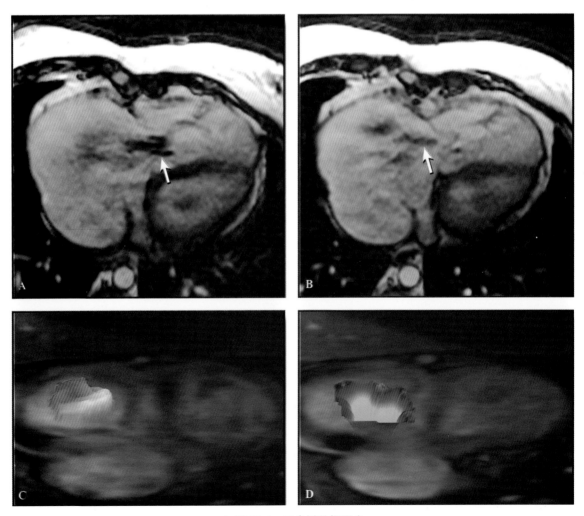

▲ 图 11–9　三尖瓣关闭不全

A 和 B. 平衡 SSFP 序列四腔心显示收缩期不同时间点通过三尖瓣层面的反流束（箭）；C 和 D. 舒张期（C）和收缩期（D）相位对比电影序列采集的混合幅度和速度图像显示通过三尖瓣层面的前向血流（红 - 黄）和反流血（蓝 - 绿）

右心室射血分数分别降低至 39% 和 43%。

【总结】

基于 MRI 表现发现患者有明显的右心室和右心房扩大，重度的三尖瓣和肺动脉瓣反流。患者随后进行了肺动脉瓣和三尖瓣的置换手术。

三尖瓣反流最常见的病因是右心室和三尖瓣环的扩大，而不是瓣膜本身的疾病。我们的病例阐明了这一机制：患者肺动脉瓣切开术最终导致重度肺动脉瓣反流和随后的右心室容量超负荷和扩大，这反过来导致三尖瓣环扩大和三尖瓣瓣叶闭合不全。长期存在的肺动脉瓣和三尖瓣病变导致右心室和右心房明显扩大。

三尖瓣也是静脉内药物滥用所致感染性心内膜炎中最易受累的瓣膜，因为心脏左侧的瓣膜受到肺部滤过系统的保护。同样地，三尖瓣和肺动脉瓣（较小程度上）主要受类癌性心脏病影响，其内膜损伤，纤维化，最终瓣叶功能不全，这均是因肝转移释放到血管中的血管活性物质引起。

十、三尖瓣下移畸形

【临床表现及病史】

患者女，27 岁，外院诊断为先天性心脏病。患者自行转入我院进行三尖瓣下移畸形手术治疗。

【检查目的】

患者接受心脏 MRI 检查（图 11–10）以明确三尖瓣下移畸形的诊断。

【心脏 MRI 扫描方案】

使用心脏瓣膜病扫描方案 5–4（请参见第 5 章）。

【影像学表现】

舒张末期四腔心和收缩早期平衡 SSFP 序列轴位图像显示三尖瓣隔瓣向心尖方向下移，

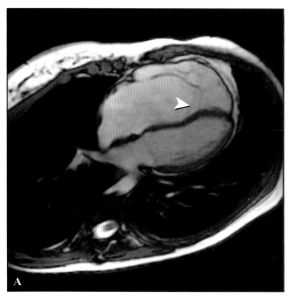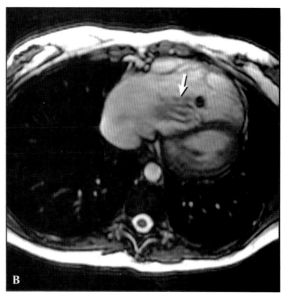

▲ 图 11–10　三尖瓣下移即 Ebstein 畸形

舒张末期四腔心平衡 SSFP 序列（A）和收缩早期轴位（B）显示三尖瓣隔叶向心尖部方向下移（箭头）和重度反流（箭）

右心室心房化和重度三尖瓣反流。四腔心上可见右心室扩大伴室间隔向左弯曲。

【总结】

根据影像学表现确诊三尖瓣下移畸形。此外右心房和右心室重度扩大，三尖瓣下移导致重度三尖瓣反流。患者进行了三尖瓣外科手术修复，并进行了右侧迷宫手术消融右心房峡部。

Ebstein 畸形约占成人先天性心脏病的1%，其特征是三尖瓣（功能性瓣环）隔瓣向心尖方向下移，且隔瓣和后瓣黏附于心肌。右心室心房化对正常右室功能无影响。下移的瓣叶通常功能不全，经常可见重度三尖瓣反流伴右心房扩大。

十一、重度肺动脉反流和肺动脉瘤

【临床表现及病史】

患者女，62 岁，既往有肺动脉扩张史和运动耐力轻度下降。

【检查目的】

该患者行心脏 MRI 检查（图 11-11）以评估其肺动脉状况并确定其运动耐力下降原因。

【心脏 MRI 扫描方案】

使用心脏瓣膜病扫描方案 5-4（请参见第 5 章）。

【影像学表现】

本例诊断的关键图像包括右心室流出道和主肺动脉的平衡 SSFP 序列，显示主肺动脉

显著的瘤样扩张伴舒张期瓣叶闭合不良和明显的反流性喷射血流。通过肺动脉瓣相位对比电影序列中收缩期和舒张期速度编码图像明确了舒张期明显反流。主肺动脉水平收缩期平衡 SSFP 图像和肺动脉 3D 增强 MR 血管成像最大密度投影图像显示主肺动脉明显扩张。

【总结】

MRI 表现明确诊断重度右心室扩大伴重度肺动脉反流。主肺动脉严重扩张，最大直径为 6.4cm。基于这些结果，建议对肺动脉瘤进行手术修复和肺动脉瓣置换。

肺动脉反流最常见病因是继发于肺动脉高压导致瓣环扩张引起的。其他少见病因包括风湿性心脏病、感染性心内膜炎或类癌等疾病对瓣膜的直接损害。在这些病例中，肺动脉瘤样扩张导致肺动脉瓣环扩大和瓣叶闭合不良。

十二、肺动脉狭窄

【临床表现及病史】

患者女，69 岁，先前在外院经 MRI 诊断主肺动脉梭形扩张。

【检查目的】

在笔者所在医院行 MRI 随访（图 11-12）以评估肺动脉状况。

【心脏 MRI 扫描方案】

使用心脏瓣膜病扫描方案 5-4（请参见第 5 章）。

【影像学表现】

平衡 SSFP 序列显示肺动脉瓣叶增厚伴开

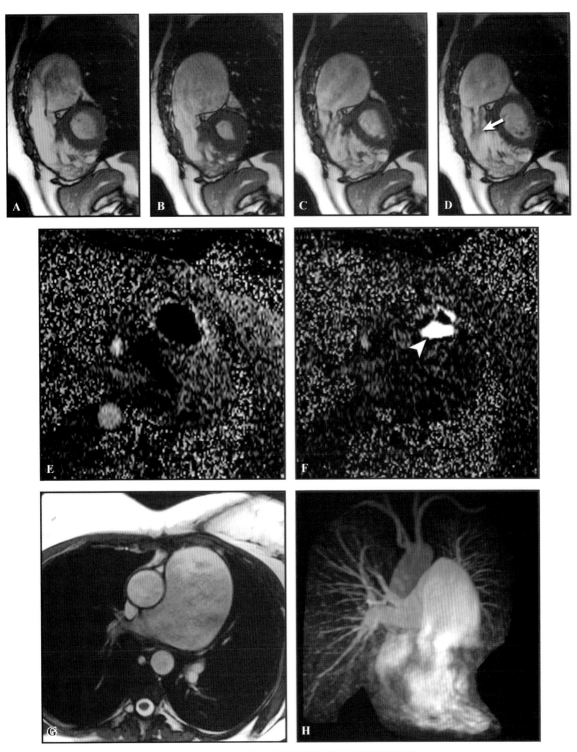

▲ 图 11-11　重度肺动脉瓣反流伴肺动脉瘤样扩张

A 至 D. 平衡 SSFP 序列矢状位、斜位图像，收缩期（A 和 B）和舒张期（C 和 D）各两个时间点，可见通过肺动脉瓣的反流束（箭）；E 和 F. 收缩期（E）和舒张期（F）通过肺动脉瓣层面相位对比采集的速度 - 编码图像证实了大反流束的存在（箭头）；G 和 H. 收缩期（G）主肺动脉水平轴位平衡 SSFP 图像和 3D MR 血管成像采集的最大密度投影图像（H）显示重度主肺动脉扩张

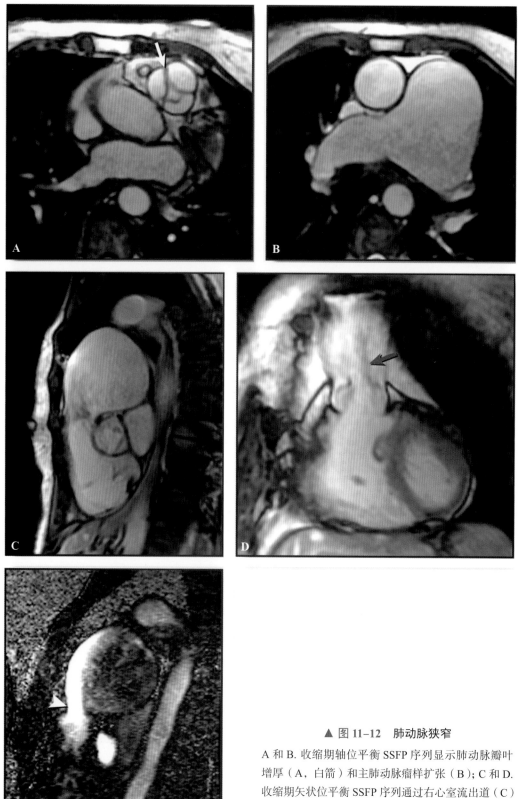

▲ 图 11-12 肺动脉狭窄

A 和 B. 收缩期轴位平衡 SSFP 序列显示肺动脉瓣叶增厚（A，白箭）和主肺动脉瘤样扩张（B）；C 和 D. 收缩期矢状位平衡 SSFP 序列通过右心室流出道（C）和肺动脉瓣冠状位图像（D）显示湍流和流空信号（红箭）；E. 收缩期肺动脉瓣斜矢状位速度编码图像显示通过瓣膜的狭窄射流束（箭头）

放受限和主肺动脉瘤样扩张。收缩期通过右心室流出道和肺动脉瓣层面显示扩张的主肺动脉瓣膜远端失相位。收缩期获取的相位对比电影 – 速度编码图像显示通过狭窄的肺动脉瓣喷射血流指向主肺动脉前壁。

【总结】

与 5 年前 MRI 表现相比，目前 MRI 结果显示主肺动脉直径比先前增加了 5mm。除此之外，还出现肺动脉瓣叶增厚伴瓣膜狭窄和反流。虽然 MRI 结果显示肺动脉瘤样扩张持续恶化，因缺乏足够的临床数据支持患者进行瓣膜修复手术，也不支持进行外科干预。结果，患者进行随访观察和监测，包括心脏

MRI 检查。

约 95% 肺动脉狭窄为先天性病变。它通常是一个孤立的病变，但亦可以是复杂先天性疾病的组成部分，如法洛四联症。肺动脉狭窄可继发于风湿和类癌综合征。

肺动脉狭窄可导致右心室压力和容积超负荷，从而导致右心室肥大、扩张和功能不全。主肺动脉和左肺动脉狭窄后扩张是最常见的并发症。由于喷射血流向后延伸通过主肺动脉和左肺动脉起始处，因此经常可避免右肺动脉受累，右肺动脉和主肺动脉成直角，因此避免了狭窄喷射血流的累及。

推 荐 阅 读

[1] Bhattacharyya S, Toumpanakis C, Burke M, Taylor AM, Caplin ME, Davar J. Features of carcinoid heart disease identified by 2– and 3–dimensional echocardiography and cardiac MRI. Circ Cardiovasc Imaging. 2010 Jan;3(1):103–11. Epub 2009 Nov 17.

[2] Chen JJ, Manning MA, Frazier AA, Jeudy J, White CS. CT angiography of the cardiac valves: normal, diseased, and postoperative appearances. Radiographics. 2009 Sep–Oct;29(5):1393–412.

[3] Irwin RB, Luckie M, Khattar RS. Tricuspid regurgitation: contemporary management of a neglected valvular lesion. Postgrad Med J. 2010 Nov;86(1021):648–55. Epub 2010 Oct 18.

[4] Lee C, Kim YM, Lee CH, Kwak JG, Park CS, Song JY, et al. Outcomes of pulmonary valve replacement in 170 patients with chronic pulmonary regurgitation after relief of right ventricular outflow tract obstruction: implications for optimal timing of pulmonary valve replacement. J Am Coll Cardiol. 2012 Sep 11;60(11):1005–14. Epub 2012 Aug 22.

[5] Lotz J, Meier C, Leppert A, Galanski M. Cardiovascular flow measurement with phase–contrast MR imaging: basic facts and implementation. Radiographics. 2002 May–Jun;22(3):651–71.

[6] Mordi I, Tzemos N. Bicuspid aortic valve disease: a comprehensive review. Cardiol Res Pract. 2012;2012:196037. Epub 2012 May 28.

[7] Morris MF, Maleszewski JJ, Suri RM, Burkhart HM, Foley TA, Bonnichsen CR, et al. CT and MR imaging of the mitral valve: radiologic–pathologic correlation. Radiographics. 2010 Oct;30(6): 1603–20.

[8] Myerson SG. Valvular and hemodynamic assessment with CMR. Heart Fail Clin. 2009 Jul;5(3):389–400. Erratum in: Heart Fail Clin. 2011 Apr;7(2):x.

[9] Pibarot P, Dumesnil JG. Prosthetic heart valves: selection of the optimal prosthesis and long–term management. Circulation. 2009 Feb 24;119(7):1034–48.

[10] Shone JD, Sellers RD, Anderson RC, Adams P Jr, Lillehei CW, Edwards JE. The developmental complex of "parachute mitral valve," supravalvular ring of left atrium, subaortic stenosis, and coarctation of aorta. Am J Cardiol. 1963 Jun;11:714–25.

[11] Vogel–Claussen J, Pannu H, Spevak PJ, Fishman EK, Bluemke DA. Cardiac valve assessment with MR imaging and 64–section multi–detector row CT. Radiographics. 2006 Nov–Dec;26(6):1769–84.

[12] Yalonetsky S, Tobler D, Greutmann M, Crean AM, Wintersperger BJ, Nguyen ET, et al. Cardiac magnetic resonance imaging and the assessment of Ebstein anomaly in adults. Am J Cardiol. 2011 Mar 1;107(5):767–73. Epub 2011 Jan 19.

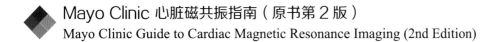

排除故障：磁共振成像伪影及安全性

Troubleshooting—MRI Artifacts and Safety

第三篇

第 12 章　常见的 MRI 图像伪影
Common MR Imaging Artifacts

Kiaran P. McGee, PhD　　Matthew A. Bernstein, PhD　**著**

杭朝辉　李晓舒　李小虎　**译**

李小虎　祝因苏　**校**

心脏磁共振成像涉及使用复杂且灵敏的成像设备，以获取在整个心动周期中心脏不断变化的形态、大小和位置的高时间和空间分辨率图像。由于这种固有的复杂性，不可避免地会发生测量误差，从而导致在重建图像中出现伪影。即使 MR 扫描仪工作正常，特定成像参数选择不当也会导致图像出现伪影。因此，成功的心脏成像不仅需要了解最常见的伪影及其产生原因，而且还需要知晓减少伪影的方法。本章的目的是描述几种常见的成像伪影的成因，以及减少或改善它们的对策。

一、卷褶伪影

【原因】

当相位编码方向上的成像视野（FOV）小于要成像的解剖结构时，就会发生卷褶伪影。数据采样不足时，就会出现图像沿着该相位编码方向从一侧翻转到另一侧（图 12-1）。当获取三维数据时，该伪影可能会沿 2 个方向发生，但不会发生在频率编码方向上。

【解决方案】

1. 增加相位编码方向上的 FOV。虽然可以解决问题，但会降低此方向的空间分辨率。

2. 启用去相位卷褶或相位过采样功能。

3. 切换频率编码和相位编码方向。

4. 应用并行成像技术来"化解"伪影。虽然可以解决问题，但会降低图像的信噪比。

5. 重新定位 FOV 的中心，以便卷褶区域不出现在感兴趣的解剖结构中。这么做信噪比和分辨率不会降低，但是可能需要进行多次尝试才能将卷褶区域组织定位在感兴趣区域之外。

二、梯度衰减

【原因】

梯度衰减是有限的空间编码梯度场所导致的结果，最容易出现在圆柱形磁体中沿着 MR 扫描仪的物理 Z 轴即患者的头足方向。梯度场强在线圈的物理近端处最大，但在远离线圈端的方向上沿 Z 轴逐渐减小到零。射频（RF）激发和接收来自这些梯度场下降区

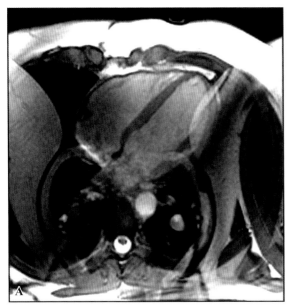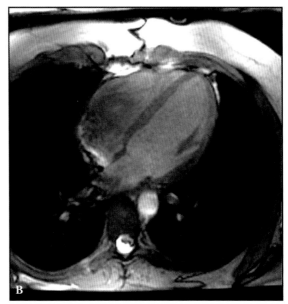

▲ 图 12-1　卷褶伪影

A. 四腔心层面图像，减少相位编码方向上的 FOV，会导致胸壁和手臂卷褶到感兴趣的解剖区域中；B. 交换相位和频率编码方向获得的心脏完整 FOV 图像

域内的组织的信号时会导致该区域内的组织在空间上错误映射到重建图像上（图 12-2）。这种结果是由于卷褶造成的，因此它沿着相位编码方向发生，并可能显示为不同类型的伪影。现在有多种术语来描述这种伪影，包括信号伪影、羽毛状伪影和尖头伪影（也称 annefact 伪影）。

【解决方案】

1. 对于冠状位和矢状位成像，频率编码方向应选择为沿上下方向。如果这导致兴趣区的解剖结构中出现流动和呼吸伪影，则应改用其他对策。

2. 使用不超出感兴趣区的仅有接收功能的线圈。

3. 如果解剖部位覆盖范围较大，并且使用了多元表面相控阵线圈，则应仅选择覆盖感兴趣区的线圈单元。

4. 将抑制带放置在梯度场衰减区域上。

5. 使用发射 – 接收线圈代替仅接收功能线圈。对于心脏应用中，这通常是不切实际的，因为必须使用主磁体内的射频体线圈来进行数据传输。

三、射频干扰伪影（拉链状伪影）

【原因】

当用于成像的 RF 线圈检测到来自患者以外来源的 RF 能量时，就会产生射频干扰拉链状伪影。这种干扰信号没有进行空间编码，表现为沿相位编码方向上排列的强度从亮到暗的一条线（图 12-3）。这种噪声的最常见来源（但不限于）是室内的泵或其他机电设备。另外，任何进入房间的电缆都可以充当天线，将噪声从外部传播到扫描室。最后，MR 扫描室的 RF 屏蔽层的泄漏也会导致外部

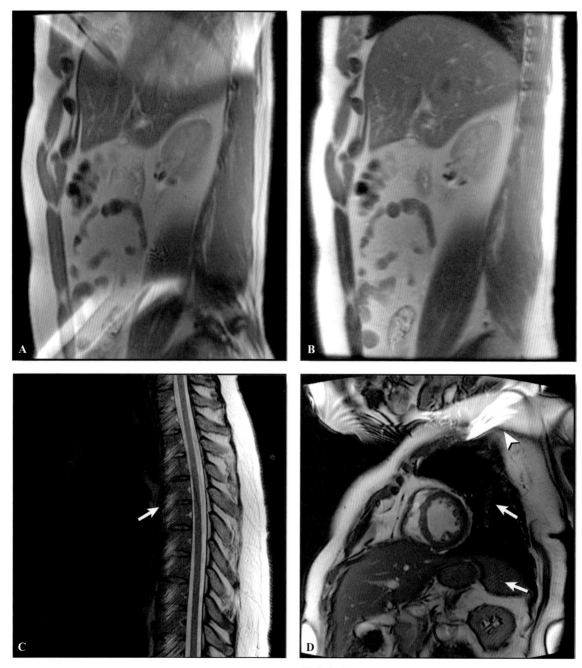

▲ 图 12-2　梯度衰减

A 和 B. 是 FOV 为 35cm 的单次激发快速自旋回波矢状位图像，相位编码方向分别为上下方向（A）和前后方向（B）；图 A 显示了在梯度的衰减区域和包含在 RF 体部线圈内的解剖结构的卷褶（缠绕），其中梯度下降会导致伪影区域中的空间扭曲和高强度信号；在这种情况下，切换相位和频率编码轴可有效消除伪影；C. 脊柱的矢状位自旋回波 T_2 加权成像图像，在椎体位置上可见沿上下方向排列的"羽毛"，表明存在 annefact 伪影（箭）；多元表面相控阵线圈的一个单元位于 Z 轴梯度的下降区域内，并且被错误地空间编码，从而产生沿相位编码方向的羽毛状伪影；D. 心脏的短轴位平衡稳态自由进动（SSFP）序列图像，在成像平面外部的解剖结构中出现了羽毛化和缠绕的现象；尽管 annefact 伪影（箭）的产生最常与多回波自旋回波序列相关，但此图像表明其他脉冲序列亦可出现；由于梯度的衰减，并因为通常会进行空间编码的解剖区域的信号发生了折叠，从而导致卷褶部位（箭头）中的脂肪信号比其他位置脂肪信号更亮

频率编码轴

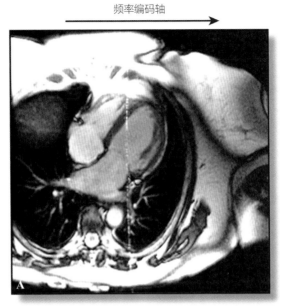

频率编码轴

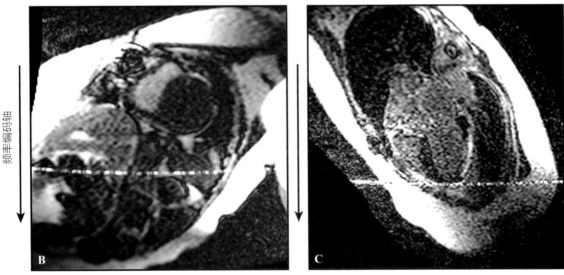

▲ 图 12-3　射频拉链状伪影

平衡稳态自由进动序列成像的四腔心层面图像，梯度回波序列（A）、心肌灌注（B）和延迟强化（C）图像中出现沿着相位编码方向排列的射频拉链状伪影；产生此伪影的噪声源是 MR 扫描室中的输液泵；对于低信噪比的成像序列（例如钆对比剂延迟强化成像），伪影可能会表现得特别突出

RF 噪声进入，这种 RF 屏蔽泄漏最常见于门窗周围。

　　请注意，沿频率编码轴方向上出现的拉链状伪影是源自 MR 扫描仪自身，如受激发的回波和脉冲序列时序误差。

【解决方案】

　　1. 识别并清除扫描室内的所有噪声源。

　　2. 请具有资质的工程师检查扫描室 RF 屏蔽层是否泄漏。

四、心电门控的错误触发

【原因】

质量较差的（低电压）心电图（ECG）波形或不规则心律会降低心脏 MR 图像质量。当 QRS 复合波的电压几乎与噪声的电压相同时，噪声峰会取代 R 波峰触发门控导致在心动周期的错误运动期相采集数据。噪声的随机性则导致来自多个心脏运动期相的数据混合到单个期相，并产生运动模糊伪影、鬼影和信号丢失。心电门控 MR 序列通常使用一些技术来识别并忽略失常的心律，以确保在正确的心脏运动期相来采集所有数据。识别和忽略失常的心律会导致数据采集时间的延长，从而增加患者的屏气时间。如果心律失常引起的心率变化太大，扫描可能会超时，导致无法获取任何数据。请注意，不良的心电门控不会引起呼吸诱发的运动伪影。如果在整个数据收集过程中能完全屏住呼吸，但心电门控效果不佳，则仅表现为心脏运动伪影，而胸壁是静止的（图 12-4）。

【解决方案】

1. 检查所有检测心电波形的导联线以获取最佳 ECG 信号。

2. 重新检查电极的位置。通过适当的皮肤准备（例如使用耦合剂）来确保电极和皮肤表面之间有足够的电接触。

3. 降低心电门控对异常心率的宽容度。这会减小采集数据的心率范围，消除由于心律不规则或错误的 ECG 触发而在心动周期的不同期相收集数据的影响。由于完成数据采集需要额外的时间，因此可能会增加图像采集时间。

4. 增加每个心动周期完成的 k 空间线数（VPS），并在必要时减少采集心脏运动期相的数量，这将减少采集数据时的 R-R 间期的

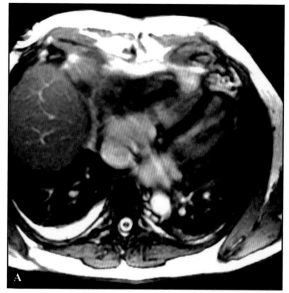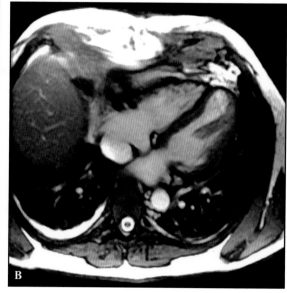

▲ 图 12-4　心电门控错误触发

A. 心电门控错误触发的四腔心层面图像，混淆了整个心动周期的不同期相心脏图像，仅引起心脏的运动伪影；B. 正确无误的心电门控采集的四腔心图像

数量，并可能减少错误触发的数据。

5. 检查以确保 ECG 线缆在 MR 扫描仪内时尽可能地位于扫描仪孔径的中心位置。

6. 选择外周血管搏动门控（例如，使用指脉门控）。

五、呼吸运动伪影

【原因】

如果患者在数据采集过程中无法屏气后再呼吸，就会出现呼吸运动伪影。成像平面中的心脏由于膈肌的运动而运动，会引起图像模糊、重影和部分容积效应（图 12-5）。这会降低图像质量并影响心脏定量测量的指标，如射血分数和心肌质量的准确性。这种运动伪影由于存在胸壁运动引起的重影，所以有别于心电门控错误触发产生的伪影。

【解决方案】

1. 尽可能减少成像时间，以便患者在整个成像采集过程中能屏住呼吸。在这方面并行采集成像技术是非常有价值的。另一种方法是减少成像序列的相位编码步骤的数量。如果是使用的灌注序列，减少期相的数量也会减少成像时间。增加 VPS 可以减少图像采集时间，但却以牺牲时间分辨率为代价。

2. 在某些情况下，使用导航回波或呼吸门控可以在数据采集期间让患者自由呼吸，尤其是对于非电影序列（例如 T$_1$ 加权黑血成像）。

3. 使用单次激发技术，以便患者在数据采集过程中可以自由呼吸。

4. 在扫描前对患者进行呼吸训练。

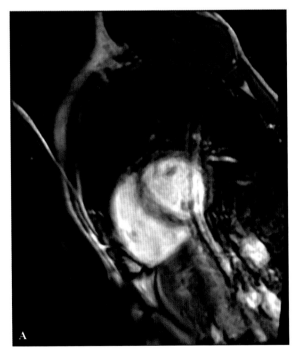
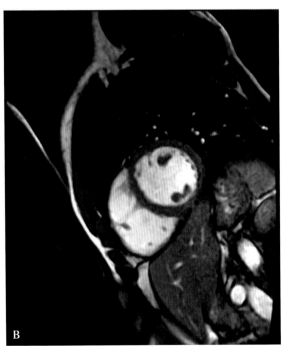

▲ 图 12-5　呼吸运动伪影

自由呼吸（A）和屏气（B）状态下心电门控采集的心脏短轴图像；尽管此成像序列中的心电门控成功触发，但是呼吸运动却严重降低了图像质量；膈肌的运动导致成像层面的心脏解剖部位的运动，从而导致心脏解剖结构的模糊和重影

六、流动相关伪影

【原因】

在数据采集期间，血液流入和流出会导致整个成像过程中血液磁化率的调整。这种调整会沿着图像的相位编码方向产生信号的复制和模糊（图 12-6）。该影响对于平衡稳态自由进动序列最为明显，并且在射频脉冲重复时间（TR）增加和高场强（3.0T）时会加剧。TR 越长，血液就会有更多时间从成像空间中流出并积累相位，而更高的场强会增加磁化率的变化（以 Hz 为单位）。

【解决方案】

1. 对于平衡式梯度回波序列使用尽可能短的 TR。

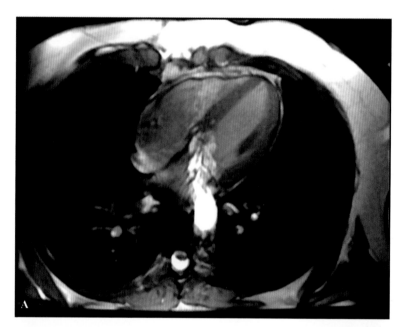

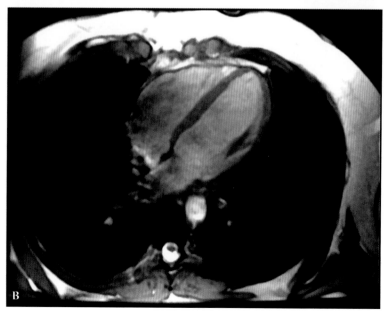

◀ 图 12-6　流动相关伪影

A. 在平衡式稳态自由进动梯度回波成像序列中，可见主动脉中完全磁化的血液；B. 相同层面图像，在舒张末期时血流最小

2. 交换相位和频率编码方向以改变伪影传播的方向。

3. 选择扰相梯度回波序列而不是平衡式梯度回波序列。

4. 选择较低场强成像（1.5T vs. 3.0T）。

5. 对于非电影序列，请选择心动周期中相对静止的期相进行数据收集（舒张期 vs. 收缩期）。

七、磁化率不同引起的信号丢失

【原因】

不同的组织或植入材料（如胸骨的缝合线或支架等金属材料）的磁化率的不同会扭曲组织界面或物体周围的磁场，产生图像变形和信号丢失（图 12-7）。

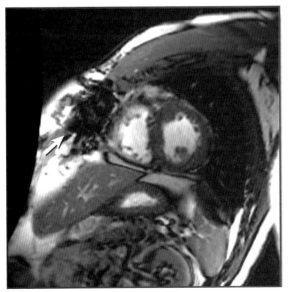
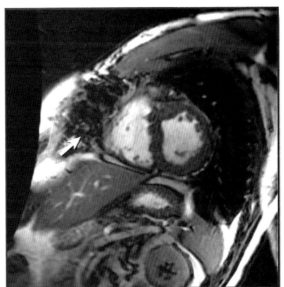
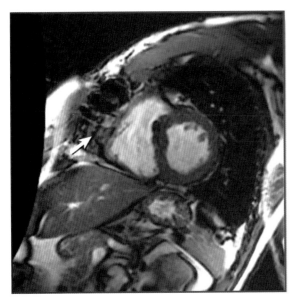

▲ 图 12-7 磁化率不同引起的信号丢失

心脏的多个短轴视图显示胸骨缝线周围的信号丢失和扭曲（箭）

【解决方案】

1. 对容积周围的组织敏感性区域使用线性或者高阶匀场。这可以改善主磁场的均匀性，有时可以减少伪影。局部匀场（如手动选择的匀场框）特别有用。

2. 增加成像序列的接收器带宽，或者在金属植入物周围于适当的时候选择基于自旋回波的序列成像。

八、平衡稳态自由进动序列的条带伪影

【原因】

平衡稳态自由进动序列成像要求在任何 TR 间期内，每个梯度轴上的净面积为零。空间变化的磁场不均匀性引入净相位累积，破坏了这一条件。这导致了图像上出现变化的黑白间隔条带伪影（图 12-8）。这种不均匀性的来源可能是主磁场的物理设计限制，或由不同组织界面（如肺、肝、心）或植入设备（如支架）引起的磁化率变化导致的磁场变化。

【解决方案】

1. 最小化 TR。条带伪影的空间周期与主磁场的不均匀性成正比，而和成像序列的 TR 成反比。减小 TR 会增加条带伪影的间隔，并可能将这些伪影移到感兴趣区的解剖结构之外。这对于大于 1.5T（如 3.0T）的场强尤其重要。对于 3.0T 的场强，TR 不应超过 3.5ms。

2. 如果不可能减小 TR（即 TR 已经处于最小值），则通过对心脏局部容积内进行线性或高阶匀场调整来改善主磁场的均匀性，以减少伪影。

3. 切换到另一种类型的脉冲序列，比如扰相梯度回波；此时信噪比可能会降低。

4. 更改接收器的谐振频率，从而移动条带伪影，使信号丢失区域位于所关注的关键解剖区域之外。

九、基于图像的并行采集重建伪影

【原因】

基于图像的并行采集方法（如 SENSE）可以减少在相位编码方向上的成像 FOV。这减少了相位编码步骤的数量，从而减少了总采集时间，但也会导致图像的卷褶（即环绕伪影）（图 12-9）。要消除图像内的卷褶，必须使用贯穿整个成像容积的射频线圈灵敏度图。这通常被称为校准扫描，并在加速图像数据采集之前或期间获得（所谓自动校准）。伪影出现在下列几种情况。

1. 校准扫描未覆盖扫描容积中的整个解剖结构。校准区域（如肺部）中的低信号区域也会产生类似的伪影。

2. 重建的（即完整的）FOV 比扫描对象小。这对于自动校准扫描来说尤其成问题，因为自动校准扫描可以从加速的图像数据中得到它们的灵敏度信息，从而产生错误的线圈灵敏度阵列图。

3. 加速度因子过高（等于或大于相控阵射频线圈中的线圈元件数）。在这种情况下，校正算法是不合时宜的（卷褶的数量大于相控阵射频线圈中线圈元件的数量），而且重建算法也会产生图像伪影。

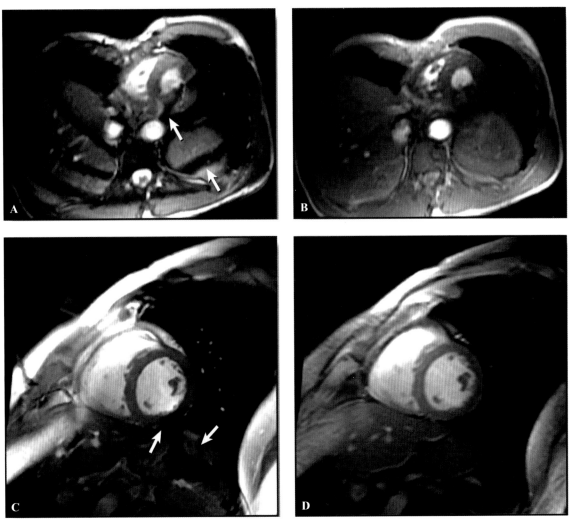

▲ 图 12-8　平衡稳态自由进动序列图像上的条带伪影

A 和 C. 平衡稳态自由进动梯度回波图像内出现由于磁场不均匀性产生的带状和信号丢失（箭）；B 和 D. 扰相梯度回波序列图像内没有条带状伪影

【解决方案】

1. 确保校准扫描野足够大以完整包括成像对象。

2. 确保重建的（即完整的）FOV 大于相位编码方向上的对象范围。

3. 将加速因子降低到等于或小于射频线圈元件的数量。

4. 采集完整采样但减小 FOV（和扫描时间）的 MR 数据集，这种有意而为之的行为虽然产生了图像卷褶，但卷褶部分是在感兴趣区的解剖结构（如心脏）之外。

5. 使用设计合理的射频线圈，增加元件数量和（或）增加通道数量的 MR 系统，这样可以在没有严重失真的情况下使用更高的加速因子。

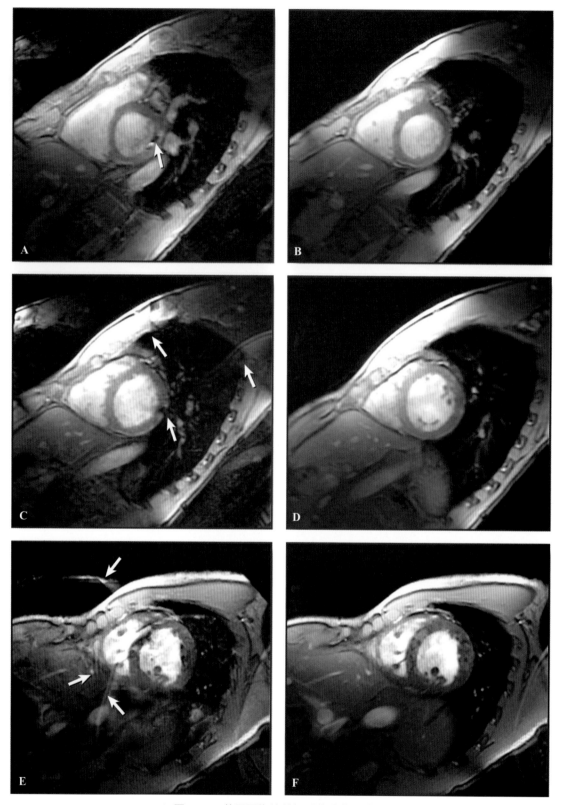

▲ 图 12-9 基于图像的并行采集成像重建伪影

采用并行采集（SENSE）技术（A、C、E）获取的短轴扰相梯度回波序列图像，以及完整采集的短轴视图（B、D、F）；校准扫描对成像容积的覆盖不足会导致重建加速数据时出现重建误差（箭）

十、基于 k 空间的并行采集成像伪影

【原因】

基于 k 空间的并行采集技术，如 GRAPPA 和 ARC 技术，不需要使用单独的校准扫描。通过有效地跳过采集 k 空间的中心部分以外的 k 空间编码线，可以减少扫描时间。缺失

的 k 空间数据由邻近的 k 空间编码线使用 k 空间的完整采样部分推导出的加权函数计算合成而来。当合成（即缺失）的 k 空间编码线由于加权函数的误差而被错误地重建时，就会产生伪影（图 12-10）。不正确的加权函数是由用以推导函数的 k 空间完整采样的中心编码线数量不足而导致的。由于加权函数适用于 k 空间数据的所有缺失编码线，伪影

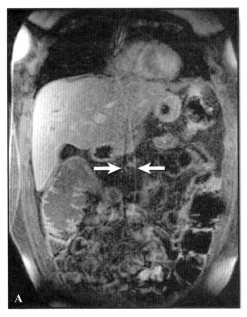

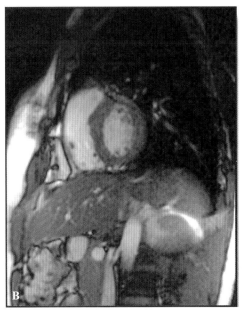

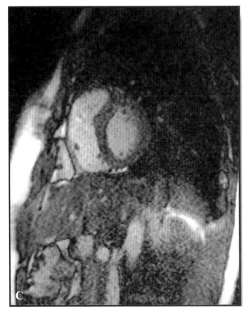

▲ 图 12-10　基于 k 空间的并行采集成像伪影

A. 由于跳过的 k 空间数据的合成不正确，FOV 内图像的中心（箭）可以看到在相位编码方向上（从左到右）的轻微卷褶；B. 完全采集的平衡 SSFP 序列的心脏短轴层面图像；C. 基于 k 空间的高加速并行成像采集图像，出现通过合成缺失的 k 空间编码线而引入的噪声在整个图像中放大的现象

在整个图像中以噪声增加的形式出现，而不是在空间上局部化出现，就像基于图像的并行采集方法中的线圈灵敏度阵列图一样。有时因为不能正确地重建缺失数据，也可以观察到卷褶伪影现象。

【解决方案】

1. 降低加速因子，从而增加用于生成重建缺失的 k 空间编码线的加权函数的 k 空间采样编码线数。

2. 采集一个减小 FOV（和扫描时间）的完全采集的 MR 数据集，这种有意而为之的行为虽然产生了图像卷褶，但卷褶的图像部分是在感兴趣的解剖部位（如心脏）之外。

3. 使用设计合理的射频线圈，增加元件数量和（或）增加通道数量的 MR 系统，这样可以在没有严重失真的情况下使用更高的加速因子。

十一、灌注黑边增强伪影

【原因】

灌注黑边增强伪影是首过灌注成像时心肌内信号的缺失，会被误认为心肌的灌注缺损区（图 12-11）。已经确定的原因包括截断伪影（Gibbs 伪影）、运动、k 空间采样策略和过高浓度的对比剂导致磁化率变化引起的信号缺失。这种伪影是短暂的，通常在快速推注的药物峰值经过心室时消失，这与真正的灌注缺损相反，后者在整个首过灌注成像的过程中都会出现。如图 12-11 所示，可以通过延迟强化（LGE）图像上在信号缺失区缺乏信号增强来验证这种伪影。

【解决方案】

1. 降低对比剂注射速率。这会扩大对比剂团注的过程并降低首过成像的对比度。

2. 增加相位编码步骤的数量。这将提高空间分辨率，降低 Gibbs 伪影和磁化率引起的信号丢失的可能性。这也将增加采集时间，然后可以通过使用基于 k 空间的并行成像方法来减少采集时间。

3. 在傅里叶变换之前对 k 空间数据进行清零。这使得通过内插法可以得到更小的像素尺寸，并且可以更清晰地描绘 Gibbs 伪影，减少它们对心内膜特定位置的依赖。

十二、闪烁伪影

【原因】

大多数 MR 成像技术都需要建立稳态（即在射频激励脉冲后，纵向信号恢复与横向磁化矢量之间的动态平衡）。在非稳态条件下成像会导致频率（k 空间）数据的幅度调制进而产生图像伪影。对于梯度回波电影序列，T_1 弛豫时间较短的组织在非稳态条件下恢复更快，会产生更多的信号。这通常是由心律不规则引起的。对于电影序列的采集，非稳态图像比稳态条件下采集的图像显得更亮（整体信号更高）。当以电影回放观察时，非稳态图像将在电影循环的一个部分以高信号的"闪光"形式出现（图 12-12）。

【解决方案】

使用在整个 R-R 间隔（包括探测到 ECG 触发时的窗口）期间连续施加射频脉冲的脉冲序列。这将在整个数据收集过程中保持稳态。尤其是在患者的心律不规则时。如果患

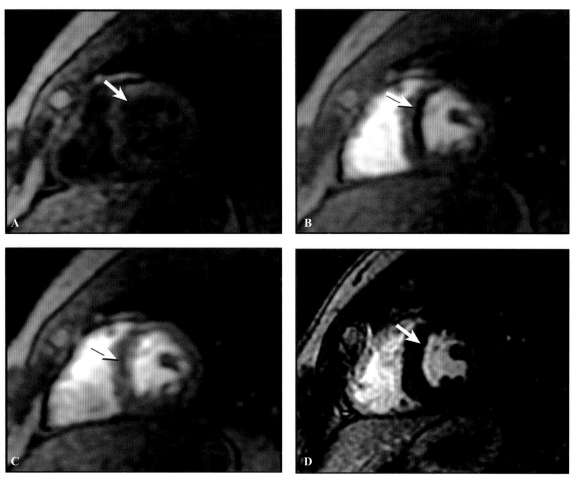

▲ 图 12-11　灌注黑边增强伪影

首过灌注成像期间心脏短轴层面图像上黑边增强伪影（箭）的示例；前 3 张图分别为基线（A）、大剂量对比剂到达时（B）和对比剂廓清时（C）；在对比剂团注峰值期，黑边增强伪影表现为沿左心室间隔壁心内膜黑线，可能被误认为灌注缺损；伪影仅存在于几个心脏期相，而在最后的灌注图像中并不存在（D），同一层面的 LGE 图像中并未显示心肌梗死的证据

者的心律正常，但成像序列缺少 ECG 触发信号，则应采用几种提高门控可靠性的方法。应增加心律失常的拒绝窗口（如果可用），以拒绝接收患者正常心律以外的数据。

十三、磁化率导致的脂肪抑制失败

【原因】

化学脂肪抑制技术应用了一种被调谐到成像空间内脂质共振频率的射频脉冲。磁化率差异引起的磁场不均匀性不仅会改变水的共振频率，还会改变脂质的共振频率。如果磁化率引起的频移足够大，则脂质信号的共振频率可能会移至脂肪抑制射频脉冲的通频带之外。在某些情况下，水的共振频率可能会移入射频脉冲的通频带。在这些条件下，水信号被抑制而脂肪信号则保持不受影响。图 12-13 显示了胸腔的这种效应，水的信号被抑制，在升主动脉周围形成信号缺失，而脂质信号未受影响。

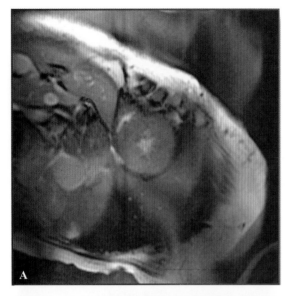

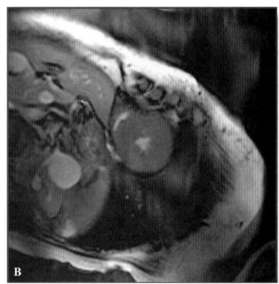

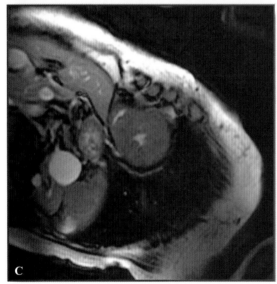

▲ 图 12-12　闪烁伪影

在获取心脏短轴电影图像序列时失去稳态条件的示例；由于脂质信号的 T_1 较短，重影伪影是很明显的，并且作为电影回放观察时，就会出现明亮的闪光或闪电样伪影；在稳态建立之前收缩早期获得的短轴视图，由于数据采集方案的分段特性及信号从非稳态到稳态的过渡，出现了背景和肺部的幽灵状信号的这一种伪影（A 和 B）；在收缩晚期获得的图像中，因为稳态已经被建立，并没有出现相关的伪影（C）

【解决方案】

1. 使用 Dixon 迭代成像技术对感兴趣区的解剖结构成像。这些技术以 2～3 个不同的回波时间获取图像数据，然后进行特殊的迭代重建，尝试校正磁场的不均匀性，以提高将脂肪和水信号分离为纯脂肪和纯水图像的能力。分离的脂肪和水图像没有任何信号缺损区，可以准确地再现感兴趣区的解剖结构。

2. 在没有基于 Dixon 技术的水脂成像方法的情况下，可以通过执行所谓的小容积线

性或高阶匀场来改善主磁场的均匀性。局部的小容积匀场允许围绕感兴趣区的解剖部位来确定其容积，且排除掉其余的成像容积部分。使用空间编码梯度来尝试使容积内的不均匀性最小化，从而减少磁化率引起的非共振效应。高阶匀场涉及使用特殊的匀场线圈和电路，并且这些线圈和电路会产生由空间位置的多项式函数描述的磁场。这种方法尚未普遍使用。

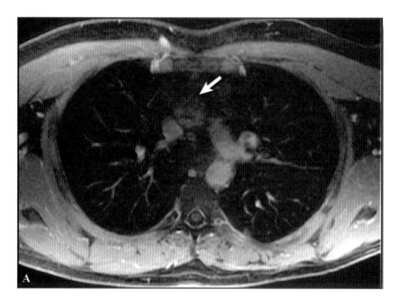

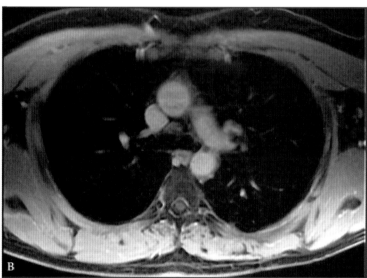

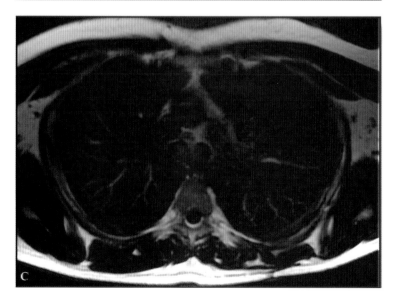

◀ 图 12-13 磁化率导致的脂肪抑制失败

在主动脉弓水平处胸腔内，因磁化率导致主磁场的变化；在这种以 T_1 加权的脂肪抑制容积成像采集中，肺、前胸壁和大血管之间的磁化率差异足够大，足以将升主动脉内组织的共振频率转移到脂肪抑制脉冲的抑制带内，导致该血管内的信号缺失（A，箭）；使用基于 Dixon 的迭代技术可生成纯水（B）和纯脂肪（C）图像，这些图像对非共振效应不敏感

十四、延迟强化成像的心肌抑制不全

【原因】

在延迟强化成像上错误选择反转时间（TI）会导致来自正常心肌的信号抑制不完全。正常心肌的不完全抑制会降低整体图像对比度，并降低梗死区域的显示度（图 12-14）。

【解决方案】

1. 通过运行 T_1 mapping 或 T_1 跟踪序列来确定反转时间。由于对比剂流入和流出至正常和梗死的心肌中，T_1 mapping 和 LGE 序列运行之间的延迟可能导致反转时间的选择在成像时不再准确。只要血池和心肌内仍有足够的对比剂，通过重复 mapping 程序重新检查反转时间可以纠正这种差异。

2. 使用相位敏感 LGE 成像方法。该方法保留了 MR 信号的特征，对反转时间的错误选择不敏感，并改善了正常与梗死心肌之间的对比度。然而，相位敏感法图像比单纯幅度法信噪比更低。

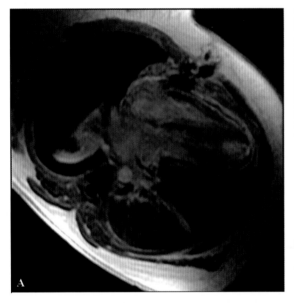
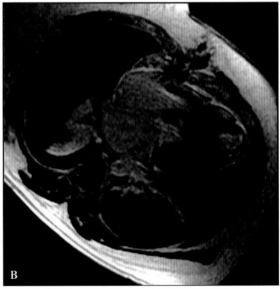

▲ 图 12-14　延迟强化成像的心肌抑制不完全，该伪影是错误地选择反转时间的结果

A. 长轴单次激发单纯幅度法的 LGE 图像，错误的反转时间会导致正常心肌的抑制不完全以及正常与梗死心肌间对比度欠佳；B. 具有相同 TI 的相位敏感法 LGE 图像则改善了正常与梗死心肌间的对比度

推 荐 阅 读

心脏的解剖学与生理学

[1] Marieb EN. Essentials of human anatomy and physiology. 7th ed. San Francisco (CA): Benjamin Cummings; c2003.

心脏磁共振

[1] Bogaert J, Dymarkowski S, Taylor AM. Clinical cardiac MRI: with interactive CD–ROM. Berlin: Springer; c2005.

[2] Lee VS. Cardiovascular MRI: physical principles to practical protocols. Philadelphia (PA): Lippincott Williams & Wilkins; c2006.

心电图生理学

[1] Hobbie RK, Roth BJ. Intermediate physics for medicine and biology. 4th ed. New York (NY): Springer; c2007.

[2] Malmivuo J, Plonsey R. Bioelectromagnetism: principles and applications of bioelectric and biomagnetic fields. New York (NY): Oxford University Press; c1995.

梯度衰减或脱落

[1] Rangwala N, Zhou XJ. Reduction of fast spin echo cusp artifact using a slice–tilting gradient. Magn Reson Med. 2010 Jul;64(1):220–8.

其他

[1] Cerqueira MD, Weissman NJ, Dilsizian V, Jacobs AK, Kaul S, Laskey WK, et al; American Heart Association Writing Group on Myocardial Segmentation and Registration for Cardiac Imaging. Standardized myocardial segmentation and nomenclature for tomographic imaging of the heart: a statement for healthcare professionals from the Cardiac Imaging Committee of the Council on Clinical Cardiology of the American Heart Association. Int J Cardiovasc Imaging. 2002 Feb;18(1):539–42.

MR 相关缩写

[1] Boyle GE, Ahern M, Cooke J, Sheehy NP, Meaney JF. An interactive taxonomy of MR imaging sequences. Radiographics. 2006 Nov–Dec;26(6):e24.

[2] Brown MA, Semelka RC. MR imaging abbreviations, definitions, and descriptions: a review. Radiology. 1999 Dec;213(3):647–62.

[3] Nitz WR. MR imaging: acronyms and clinical applications. Eur Radiol. 1999;9(5):979–97.

[4] Sprung K. Basic techniques of cardiac MR. Eur Radiol. 2005 Feb;15 Suppl 2:B10–6.

磁共振物理与脉冲序列

[1] Bernstein MA, King KF, Zhou XJ. Handbook of MRI pulse sequences. Amsterdam: Elsevier Academic Press; c2004.

[2] Haacke EM, Brown RW, Thompson MR, Venkatesan R. Magnetic resonance imaging: physical principles and sequence design. New York (NY): J Wiley & Sons; c1999.

灌注黑环增强伪影

[1] Ferreira P, Gatehouse P, Kellman P, Bucciarelli–Ducci C, Firmin D. Variability of myocardial perfusion dark rim Gibbs artifacts due to sub–pixel shifts. J Cardiovasc Magn Reson. 2009 May 27;11:17.

向量心电门控

[1] Chia JM, Fischer SE, Wickline SA, Lorenz CH. Performance of QRS detection for cardiac magnetic resonance imaging with a novel vectorcardiographic triggering method. J Magn Reson Imaging. 2000 Nov;12(5):678–88.

[2] Fischer SE, Wickline SA, Lorenz CH. Novel real–time R–wave detection algorithm based on the vectorcardiogram for accurate gated magnetic resonance acquisitions. Magn Reson Med. 1999 Aug;42(2):361–70.

第 13 章　心脏磁共振的安全性
Cardiac MRI Safety

Kiaran P. McGee　Robert E. Watson Jr　Eric E. Williamson　著

杭朝辉　王海涛　赵　韧　译

李小虎　祝因苏　校

磁共振成像具有数据容积特性、任意方位成像的能力、丰富的解剖和功能学信息，以及无电离辐射，使 MRI 成为一种极为全能的成像方式。然而，MR 扫描仪在患者安全性方面提出了较大的挑战。由于存在各式各样的植入式医疗设备，其中许多设备有可能与 MR 环境相互作用，并且有时关于其本身的 MR 安全性信息尚有争议，因此患者的安全保障变得更加复杂。本章的目的是概述接受 MRI 检查的患者所面临的潜在风险，并重点介绍与特定植入式医疗设备和对比剂相关的特有挑战。重要的是要意识到这里包含的信息不是决定性的，读者还应咨询 MRI 安全性信息资源（请参阅推荐阅读），以获取更深入的信息来确保进行 MRI 扫描的患者的安全。我们还建议您在 MR 扫描和安全领域寻求专家的建议。

一、磁共振扫描仪的组成部分和相关的安全性风险

图 13-1 给出了圆柱形、水平孔径的超导磁共振扫描仪的示意图，并标识了系统的主要部件，这些部件协同工作以生成 MR 图像。在下面的小节中，将讨论与这些组件相关的安全风险。

（一）主磁场（B_0）

现代 MR 扫描仪通过使电流流过沿 MR 扫描仪轴线形成圆柱形的超导电路来维持较大的磁场（≥ 0.5T）和永久磁场（B_0）（图 13-1）。永久磁化材料和非零磁化率的材料可以通过承受线性和旋转（即扭矩）力来与 MR 扫描仪的 B_0 场相互作用。这两种力都对接受 MRI 检查的患者构成相当大的安全风险。一种安全风险是所谓的抛射效应，当磁化的物体受到足以克服重力和摩擦力的吸引力时，就会发生这种效应。当发生这种情况时，物体可能会变成抛射物，并朝着 MR 扫描仪的孔径方向加速移动。根据物体的质量，对碰撞的对象可能造成灾难性的影响。即使物体没有撞到人，也可能对 MRI 扫描仪造成重大损坏，从而导致大量的停机时间、维修成本和收益损失。因此，应避免将有可能成

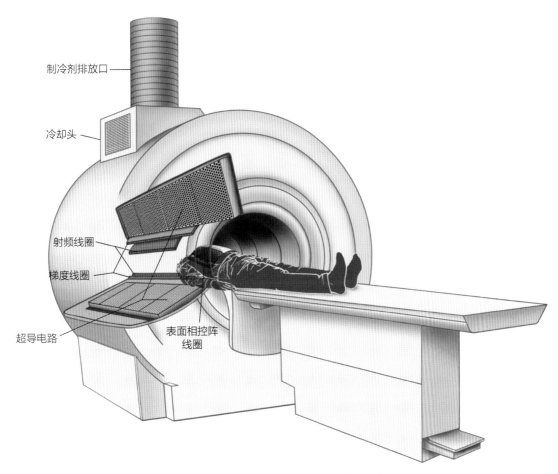

▲ 图 13-1　水平孔径超导 MR 扫描仪的示意

为抛射物的物体引入 MR 环境中。另一个风险发生在某些材料的磁化率表现为空间各向异性时，即材料在一个方向上比在另一个方向上更容易磁化。材料将承受扭矩力，该扭矩将试图使物体的净磁化矢量与外加磁场对齐。这种旋转力是植入式设备最需要关注的，尤其是那些磁化率大且具有明显空间各向异性的设备。这些影响也可以因植入物的几何形状不同而被放大；相较于球形，磁化矢量与主磁场正交的细长棒状物体将承受更大的扭矩。对于位于神经和血管等关键结构内部和周围的植入性设备，它们的移动可能会很危险。

一般而言，抛射力 F 的大小与物体的净磁化矢量（m），磁场（B），以及其空间梯度与空间场矢量（r）的函数（或表示为 $\partial B/\partial r$）成正比。这种关系在数学上可以表示为

$$F \propto mB\frac{\partial B}{\partial r}$$

在 MRI 中，B 可以同时包含 B_0 和空间编码梯度场，但是由于振幅的差异，B 通常用于描述 B_0。类似地，$\partial B/\partial r$ 描述了 B_0 的空间变化，尤其是当磁场在扫描仪孔径之外衰减到零时，通常被称为空间梯度磁场。这个方程证明了抛射力与 B_0 的强度及其空间变化量的乘积有关。在 MR 扫描仪的孔径内，$\partial B/\partial r$ 趋近于 0。因此尽管 B_0 很大，但物体受到的

力却很小。

相反，在超出扫描孔径即所谓的 B_0 边缘时，$\partial B/\partial r$ 达最大值。因此，具有非零值 m 的物体承受最大的力，并在这些区域内经历最大的加速度。物体的磁化强度由材料的磁性等级决定，其中铁磁性材料的 m 值最大，其次是顺磁性和逆磁性材料。与铁磁和顺磁材料相比，抗磁材料与施加的磁场相对，并承受相反的力。通常来说，顺磁性和逆磁性材料受到的吸引力明显较低。

接受 MRI 检查的绝大多数患者没有植入物，因此对患者安全的最大威胁是 B_0 场及进入 MR 环境可能变成抛射物的异物。作为常规安全规则，任何含铁物体都不能被带入 MR 环境中，包括几种植入设备明确含有铁磁性成分或永磁体（如人工耳蜗和脑干听觉假体设备）。对于这些患者，应格外谨慎；这些设备通常被认为是磁共振成像的禁忌证。对于具有体内植入物的患者接受 MRI 检查时，建议遵循由美国放射学会（ACR）发布的 MRI 安全指南。在大多数情况下，如果已知特定的型号和设备说明，则可以从制造商处获得有关给定的植入设备的安全性信息。此外，还可以参阅几个 MRI 安全网站和描述相关设备 MRI 安全性的其他参考资料。

（二）梯度磁场

梯度磁场被设计为在整个成像中提供线性变化的磁场，可以实现 MR 信号的空间编码。梯度场是根据它们的最大振幅（以 mT/m 为单位）和它们的切换或转换速率 [以 T/（m·s）为单位] 来规定的。高性能梯度系统通常用于高场强的 MRI 扫描仪（≥ 1.5T），其梯度规格范围在 40～50mT/m 到 150～200T/（m·s）。

脉冲梯度磁场会产生两种生物效应：周围神经的刺激和噪音。周围神经刺激最常见的表现为疼痛、不受控制的肌肉收缩，以及手臂和腿部发麻和刺痛感。梯度引起的神经刺激容易发生在周围神经而不是中枢神经系统，因为周围神经纤维更细小，而且远离 MR 扫描仪等中心点时会出现的相对较大的梯度场。根据电磁理论，这种效应是由随时间变化的磁场（即梯度的旋转）感应的相关电场引起的。

对梯度的最大变化时间（即 dB/dt）施加限制以最大限度地减少对周围神经的刺激，这最初由美国食品药品管理局（FDA）颁布，后来被国际标准组织采纳。但请注意，该值是磁场相对于时间变化的绝对值，与前述的梯度场的变化率或转换速率相反。这对梯度线圈的物理长度和最大电压转换速率（压摆率）具有重要意义。在给制造商上市前的建议中，FDA 要求当梯度脉冲持续时间超过 120μs 时，dB/dt 值不超过 20T/s。如果制造商希望销售梯度性能超过此值的 MR 扫描仪，则必须进行一定的人体志愿者研究来确定是否发生周围神经刺激。只要在足够的安全范围内避免周围神经刺激，就可以使用超出 FDA 推荐的 dB/dt 值进行常规成像。

诱发周围神经刺激的潜在可能性还可根据一种经验模型（Reilly，1992），即依据各种波形类型的峰值 dB/dt 与脉冲持续时间的函数来确定。制造商已采用此模型作为预测周围神经刺激的方法，并以此提供一种确保低于该水平的方法。例如，在正常运行条件下，可以基于经验模型和特定的脉冲序列参数，修改脉冲序列梯度波形以确保它们在刺激阈值的 66% 范围内运行。

　　噪音由 MR 扫描仪产生，是缠绕在圆柱形外壳上用来产生梯度场的电路受损扭曲变形的结果。电流通过梯度线圈电路产生梯度磁场，流经电路的电子通过 B_0 时，会受到沿运动方向和磁场矢量的向量积给定方向的力，这种力被称为洛伦兹力。从宏观上看，这种力会使梯度线圈外壳变形并使之扭曲，从而使梯度线圈外壳与磁共振内孔径机械地相互作用，在成像过程中出现特征性噪音。在美国，制造商被要求将 MR 扫描仪产生的噪声限制在小于 99dB（振幅加权）和峰值小于140dB（未加权）。尽管这些限制旨在降低噪音造成听力损伤的可能性，但在接近这些限制值时运行的扫描仪通常会产生让许多患者无法忍受的噪音。因此，我们强烈建议根据 ACR 的提议向患者提供并鼓励使用某种形式的降噪材料，如耳塞或耳机。

（三）射频场

　　要产生可探测的 MR 信号，需要将患者置于频率等于氢质子的拉莫尔频率的射频（RF）场内。除了诸如头部和四肢（如膝盖和手腕）之类使用个性化的专用发射 – 接收线圈外，大多数成像都使用容积或体线圈来产生该磁场。体线圈是一个大的圆柱形 RF线圈，可安装在梯度线圈组件的内部；延伸到 MR 扫描仪的大部分内孔径上，并且最靠近患者（图 13-1）。它的设计被优化为产生一个尽可能均匀的磁场（也称为 B_1^+ 场），从而确保图像的一致性（通过在整个成像平面或容积内产生一个均匀的翻转角度）。体线圈

输出的 RF 功率会被患者吸收而产热，是因为通过随时间变化的 B_1^+ 场的磁感应而产生电磁力，进而产生电流。由于人体组织的电阻特性，以这种方式产生的电流则会通电加热，如果电流足够大，就会引起一度、二度或三度烧伤。射频体线圈也产生自己的电场，该电场在线圈表面达到最大值，在线圈中心降为零。电场的不均匀性也会导致产热，特别是在暴露于最高电场的区域，如胳膊和腿。如果将导电材料置入 MR 扫描仪，体线圈的电场会在材料内感应出电流并产生相应的热量。由于沿线圈轴线的电场为零，因此应尽可能地沿体线圈的轴线方向放置诸如心电图（ECG）电缆之类的导体。

　　通过磁感应产生的电磁力会产生涡流或环形电流。这些电流回路遵循任何导电路径，如当患者的手臂或腿交叉或当导电材料（如ECG 电缆）形成闭合回路时就会产生电流回路。植入的导电材料（如金属棒）可以用作这些电流的导管，导致电流密度增加，从而导致产热。植入的或外部的导电材料（如大脑深部刺激器或起搏器导线）如果形成闭环，也可能会产生大量热量，尤其是在较长绝缘导线的电极末端。同样地应避免外部导线（如ECG 导线）中出现环路。由于这些原因，通常建议患者不要交叉双臂或双腿，并避免与患者接触的导电线缆缠绕在一起。

　　RF 产生的热量通常通过特殊吸收率（SAR）进行量化，SAR 是单位质量组织中RF 功率的吸收量（以 W/kg 为单位）。当前FDA 提供了 SAR 限制的相关规定，制造商已经将这些限制应用到他们的扫描仪中。然而，重要的是要意识到单个患者和脉冲序列

的 SAR 计算值是基于"典型"患者的能量吸收的一般模型。此外，所报告的 SAR 值代表在暴露于射频场中的整个组织体积平均的估计值，而忽略了区域变化或 SAR "热点"。

作为一般建议，应将在 MR 扫描仪上报告的 SAR 值用作额外的安全检查，以确保在安全的限制范围内成像，尤其是当患者有植入设备并且设备制造商的 SAR 值低于 FDA 推荐的非重大风险值（即小于表 13-1 中报告的风险值）。为降低射频产热的风险和灼伤的可能性，患者不应直接接触体线圈的表面。这可以通过使用薄垫来轻松实现，薄垫可以由制造商或第三方供应商提供，也可以自制，这些薄垫可在患者和扫描仪的内表面之间提供一定的间隔。

二、MRI 的国内（美国）和国际安全标准

在美国，FDA 提供了在非重大和重大风险条件下使用 MRI 扫描仪的建议。根据美国联邦法规第 21 章第 892 部分（21 CFR 892.1000）的定义，当在非重大风险条件下操作时，MR 扫描仪被认为是 Ⅱ 类医疗设备。当超过非重大风险时，美国联邦法规要求在进行患者成像之前，应获得 FDA 的研究性设备豁免。根据美国联邦法规的定义，在具有重大风险的情况下进行成像还涉及其他要求，其中包括机构审查委员会的监督（21 CFR 第 56 部分）和知情同意（21 CFR 第 50 部分）。现代 MRI 扫描仪提供许多软件和硬件检查，以确保其设备符合这些建议。但是，同样重要的是要意识到，在某些特定条件下，即使

MRI 扫描仪通过了相关检查，在常规成像条件下仍可存在满足重大风险的标准的可能性。

FDA 根据超过 4 个操作参数确定重大风险：主静磁场、SAR、梯度场变化率和声音压力级别（表 13-1）。重要的是，超过这些参数中的任何一个，如在头部以大于 3.2W/kg 的 SAR 值成像 10min 或更长时间，将意味着 MR 检查不再无风险。

最近，制造商也开始接受国际电工委员会（IEC）颁布的国际标准。IEC 建立了操作模式的概念，该模式定义了不应超过的几个与 MRI 相关的参数的限制。特别地，IEC 定义正常、第一级和第二级三种操作模式（表 13-2）。每一种模式都有一个相关的安全级别，由 SAR、dB/dt、静态磁场，以及其他参数定义。正常模式描述了临床成像的标准操作条件，在此条件下，暴露在磁共振环境中不会达到足以引起生理应激的水平。第一级控制模式包括可能对患者造成生理应激并需要医疗监护的条件。此外，在这种操作模式下，MR 扫描仪需要在操作员控制台 / 计算机上显示一个软件警告信息（即对话框），并在继续操作之前得到用户的确认。在第二级控制模式中，患者被认为面临重大风险，因此，使用这种模式需要得到机构审查委员会的批准。

在满足临床要求的条件下成像，首选正常模式。然而，对于某些需要优化梯度性能的成像序列，尤其是具有超短回波时间和脉冲重复时间值的成像序列，如在平衡稳态自由进动成像的情况下，可以选择第一级控制模式。在这种模式下，MR 扫描仪控制台通常会要求某种类型的确认，来确认操作人员已经选择了这种模式。重要的是要认识到，

表 13-1　美国食品药品管理局（FDA）对于磁共振重大风险制定的标准

参　数	子分类 / 人群	限　制*
B₀	成人、儿童和 1 月龄以上的婴儿	＞ 8T
	新生儿（小于 1 个月的婴儿）	＞ 4T
梯度场	dB/dt	dB/dt 足以引起严重不适或痛苦的神经刺激
	声音压力级别	• 未加权的峰值声压级＞ 140dB • 加权均方根声压级＞ 99dBA，并配有听力保护装置
射频的特殊吸收率（RF）	全身	＞ 4W/kg，持续超过 15min
	头部	＞ 3.2W/kg，持续超过 10min

dB/dt. 梯度场的变化率；*. FDA 规定超过这些参数之一会造成从无重大风险到重大风险的转变；当存在重大风险但需进行 MRI 检查时，FDA 会提供附加标准

引自 Criteria for significant risk investigations of magnetic resonance diagnostic devices. Guidance for Industry and Food and Drug Administration Staff. US Department of Health and Human Services. Food and Drug Administration：2014 June 20.

表 13-2　MRI 的 IEC 操作模式和所选的参数限制

参　数	正常模式	第一级控制模式	第二级控制模式
B₀（T）	＜ 3	3～4	＞ 4
梯度场	PNS 阈值的 80%	PNS 阈值的 100%	超过第一级控制模式
SAR（W/kg）			
• 容积发射射频线圈			
－ 全身	2	4	＞ 4
－ 部分身体	2～10*	4～10* 10*	＞ 4～10*
－ 头部	3.2	3.2	＞ 3.2
• 专用发射射频线圈			
－ 头部	10	20	＞ 20
－ 躯干	10	20	＞ 20
－ 四肢	20	40	＞ 40
身体核心温度升高（℃）	0.5	1.0	＞ 1.0

IEC. 国际电工委员会；PNS. 周围神经刺激；SAR. 特殊吸收率；*. 按患者暴露部分质量与患者总质量之比来测算

引自 Medical electrical equipment：Part 2–33. Particular requirements for the basic safety and essential performance of magnetic resonance equipment for medical diagnosis. International Electrotechnical Commission；c2010. Reference No：IEC 60601–2–33：2010. Used with permission.

当在第一级控制模式下操作时，MRI 检查仍然是按照 FDA 的规定进行的。

三、体内植入设备

（一）心脏起搏器和植入式心脏复律除颤器

心脏起搏器和植入式心脏复律除颤器（ICD）对需要 MRI 检查的患者提出了独特的挑战。最初，由于多个死亡病例，具有上述两种装置之一的患者被视为磁共振成像的禁忌证。最近的研究和临床经验表明，经过合理选择的患者和在特定的成像条件下（最显著的是避免 SAR 值超出特定值并由受过训练的心脏病学专业人员对患者进行 MRI 检查之前、期间和之后监测）对植入了心脏起搏器的患者成像也是安全的。虽然确定患者在何种特定的情况下可以进行成像超出了本研究的范畴，但下面还是介绍一下我们机构内遵循的一般准则。

1. 患者的选择和筛查

应该确定 MRI 对植入心脏装置的患者的适应证。如果患者绝对依赖起搏器，则不能进行 MRI 检查。此外，确定起搏的相对需求（即心跳的百分比）。在影像学检查前，起搏器相关临床工作人员也会对患者进行评估。这样就可以量化和记录一些重要参数，如电池状态（已知梯度场会使某些起搏器型号的电池放电）、起搏和感应阈值及导线阻抗。

2. 知情同意

必须与患者和主诊医生讨论植入心脏设备的患者成像相关的潜在风险增加的可能性。

获得知情同意是必不可少的，并应记录在患者的病历中。通常，这是在起搏器门诊对患者进行评估期间执行的。还应咨询主诊医师，以明确该项检查是临床所必需的，并确定是否存在其他的影像学检查方式或诊断性测试能回答所提出的临床问题。

3. 患者监测

在 MRI 检查前、中、后对患者进行监测是非常重要的。在 MRI 检查之前进行监测，可以确定起搏器性能的基线值，并记录起搏器阈值。此外，应记录患者的固有心率，并将起搏器编程为由起搏器技术人员或心脏科医师确定的异步模式之一。所有其他诊断和治疗功能（如心率响应，模式切换）均应关闭。

在 MRI 检查期间，应由经过培训的起搏器技术人员或心脏科医师对患者进行监测，监测的内容包括但不限于脉氧、ECG 和血氧饱和度水平。在 MRI 检查期间获得这些参数需要使用专门设计的与 MR 环境兼容的监视设备。因此，许多机构可能无法获得这些关键的患者监测工具。如果没有这些设备，则不建议进行 MRI 检查。另外，磁共振扫描仪控制台区域应该配备急救车，而不是在磁共振扫描室内。在心搏骤停的极端情况下，必须在进行任何干预之前先将患者从 MR 扫描室中移出。

4. 成像方法

在进行 MRI 检查期间，最大的风险是暴露于 MR 扫描仪体线圈的射频场中导致的导联线头端产热。监测由 SAR 测得的射频能量是至关重要的，以确保其维持在已知的安全水平之内。在 1.5T 的场强下，建议的上限为

1.5W/kg、持续 30min 的采集时间。不建议在场强超过 1.5T 时对患者进行成像。

5. MR 成像后患者的评估

在完成 MRI 检查并将患者从 MR 扫描室中移出后，应由心脏科医师或起搏器技术人员对起搏器进行检查。这样可以记录数据并将其与 MR 成像前获得的数值进行对比。除非心脏科医师另有指示，否则起搏器应重新调整为检查前的适当设置。最后，无论是心脏科医师还是接受过高级心脏生命支持（ACLS）培训的起搏器技术人员都应该对患者进行检查，以确保在磁共振检查期间患者的功能状态没有改变。

6. 工作人员

在作者所在的机构中，与植入了心脏设备患者的 MRI 相关的人员具有特定的角色和职责。

受过心脏起搏器培训的 MRI 技术人员对植入了心脏设备的患者进行 MRI 检查，并接受医师和物理学家的在职培训。在此培训期间，将解释该程序的潜在风险和益处，以及正常成像和紧急情况下的标准操作程序。

MR 医师在植入了心脏设备的患者进行所有 MR 检查期间将会全程陪同。他们的作用是确保遵守 SAR 限制，并协助技术人员了解每个成像序列的技术细节。

所有检查均由经过 ACLS 培训的起搏器技术人员进行监测。技术人员根据前述的指导原则，在 MRI 检查之前、期间和之后对患者进行监控。

负责监督的放射医师与主诊医师进行初步会诊，对要进行的适当成像提出建议，并在成像过程中对医师进行监督。

心脏科医师会在 MR 成像前对患者进行评估，以确保患者能够进行 MRI 检查，并向监督放射医师和转诊医师提供咨询服务，并且如果有特殊要求，可以在 MRI 检查期间陪同。

（二）其他设备

具有植入物（如药物输送、假体、手术夹、治疗性设备）或外部医疗设备（如输液泵、耳蜗植入设备的信号处理器）的患者的 MR 成像是具有挑战性的。在作者所在的机构中，放射部门的 MRI 安全委员会负责监督和维护有关设备兼容性和安全性的信息。通常，特定设备的安全性由 MRI 物理师通过文献综述［包括同行评审的期刊文章及制造商提供的信息（如果有的话）］或直接测量来确定。这些测量可以包括但不限于偏转测试来测量设备由于 B_0 而受到的相关吸引力，设备在 MR 环境中的正常运转及 RF 引起产热的温度测量。在适当的情况下，物理测量应按照美国测试和材料协会（ASTM International）公布的测试方法进行。互联网上还有其他信息来源，最著名的是 MRI 安全网站——http://www.mrisafety.com。这个网站致力于提供有关一系列设备的兼容性和安全性的信息，并维护可搜索列表。每当对外部或植入设备的 MRI 安全性或兼容性存在疑问时，都应寻求经过培训的专业人员的建议。最适合此情况的专家是临床 MRI 物理师。

四、钆对比剂与肾源性系统性纤维化

肾源性系统性纤维化（NSF）是一种严重的致命性疾病，其特征是患有肾脏疾病的患者伴发皮肤和多系统纤维化。这种疾病被认为是由大量纤维细胞介导的"过度愈合反应"。临床上，这些患者受累的皮肤和皮下组织表现出"木质样硬化"（图 13-2）。内脏器官受累（通常是肺、心脏和食管）被认为是 NSF 被报道出来的死亡病例的潜在机制。

2006 年，首次有人提议将 NSF 与肾病患者的钆对比剂（GBCM）暴露联系起来。这种联系导致 FDA 发出警告，告知医生钆对比剂可能导致 NSF 的潜在风险，并敦促要"慎重"对晚期肾衰竭或透析患者使用这些药物。这一发现导致了在磁共振成像之前的患者筛查实践的根本性改变，因为它已经成为前瞻性识别肾功能受损患者的必要条件。放射学界在这方面取得了显著的成功，因为自 2009 年以来，世界范围内没有新的 NSF 病例报告。

目前，关于钆对比剂和 NSF 的病因，包括潜在的其他危险因素的作用仍然不甚清楚。例如，目前尚不清楚为什么在所有钆对比剂暴露的高危肾病患者中不是所有病例都出现 NSF。尽管一些数据支持是从螯合物中释放出来的游离钆离子作用的结果，但尚未完全了解 NSF 的病理机制。其他数据表明，并非所有钆对比剂都与高危肾病患者的 NSF 风险相同。这导致 ACR（请参阅《ACR 对比介质手册》第 7 版）和 FDA 将各种对比剂分类为三组："Ⅰ组"——NSF 病例数最多的药物；"Ⅱ组"——很少出现 NSF 病例，如果

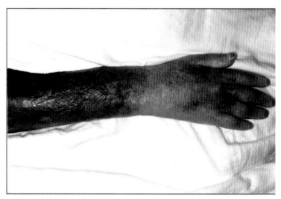

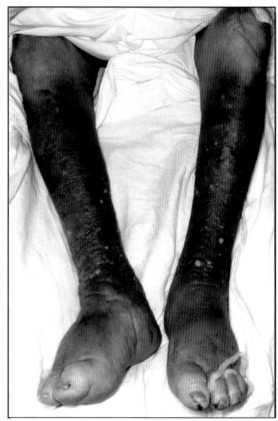

▲ 图 13-2　对使用了钆对比剂的患者肾源性系统性纤维化的影响

有也无法排除接触多个钆对比剂而混淆的可能；"Ⅲ组"——最近在美国市场上出现但目前没有与任何 NSF 病例相关的药物（表 13-3）。患有慢性、严重肾功能不全的患者禁用Ⅰ组药物。一个潜在的混淆因素是，NSF 的发生率不仅可以反映单种药物的特性，还可以反映其相对的市场份额和给药剂量。

表 13-3　**ACR 为钆对比剂指定的 NSF 风险分组**

Ⅰ组药：与大多数 NSF 病例相关的药物制剂		
钆双胺（商品名：欧乃影；GE 医疗公司）		
钆喷酸葡胺（商品名：马根维显；拜尔医药公司）		
钆弗塞胺（商品名：OptiMARK；柯惠医疗公司）		
FDA 报告的按给药剂量计算的 NSF 病例数（截至 2009 年 12 月）		
药物	给药剂量（以百万计）	NSF 的病例报道 [a]
钆双胺	13	382
钆喷酸葡胺	23	195
钆弗塞胺	4.7	35
Ⅱ组药：NSF 病例数几乎没有，如果出现报道病例也非确诊病例		
钆贝葡胺（商品名：莫迪斯；博莱科诊断技术公司）		
钆特醇（商品名：普络显思；博莱科诊断技术公司）		
钆特酸葡甲胺（商品名：多他灵；加柏公司）		
钆布醇（商品名：加乐显；拜尔医药公司）		
Ⅲ组药：最近才在美国上市的药物制剂		
钆磷维塞三钠（商品名：Ablavar；兰瑟斯影像医学公司）		
钆塞酸二钠（商品名：Eovist；拜尔医药公司）		
这些药物制剂的数据量有限，但迄今为止，几乎没有 NSF 病例的报道，如果有也非确诊病例		

a. 单种药物制剂（无混淆因素），尽管各种因素可能影响使用这些药物中的每一种报告的病例数，但研究人员认为，这三组药物的内在特性增加了高危患者使用药物后发生 NSF 的相对可能性

经美国放射学会（ACR）许可转载；未经 ACR 明确书面许可，任何对本材料的其他陈述都是未被授权的；请注意，最新和最完整的文档（对比剂使用手册 v9）可以在网站 http://www.acr.org/Quality–Safety/Rcsources/Contrast–Manual 下载

由于需要预防 NSF，放射科医师必须了解如何监测肾功能。美国国家肾脏基金会根据肾小球滤过率（GFR）[单位为 ml/（min·1.73m^2）]描述了与肾功能不全相关的五个阶段：第一期，肾功能正常或增加，GFR > 90；第二期，肾功能轻度下降，GFR=60～90；第三期，肾功能中度下降，GFR=30～59；第四期，肾功能严重下降，GFR=15～29；第五期，肾衰竭，GFR < 15，或正在透析患者。

已知有两种截然不同类型的患者罹患 NSF。尽管大多数 NSF 病例都发生在患有慢性肾衰竭（CKD5 期）的患者中，但 NSF 也被报道发生在患有持续性急性肾损伤的急性患者中。然而，由于在急性肾损伤的情况下

肌酐值的升高可能滞后于肾功能的急剧下降，因此血清肌酐值并不总是能准确反映急性发病患者的肾功能。在急性发病患者中，影响血浆肌酐浓度的因素发生了显著变化。营养和感染会影响肌酐产生的蛋白质代谢；在水肿的情况下，肌酐浓度的分布量会改变；肌酐的肾脏排泄因药物对肾小管排泄的影响及肾前灌注的影响而改变。因此，急性患者必须仔细考虑钆对比剂的临床需求，如果确实要使用钆对比剂，则必须考虑所选的特定药物。

NSF 风险因素筛查的建议包括确定严重慢性肾脏疾病患者[GFR < 30ml/（min·1.73m^2）]和急性肾损伤风险的患者。筛查应确定有已

知肾脏病史（包括孤立肾、肾脏移植、肾脏肿瘤）、年龄 > 60 岁，以及有糖尿病或高血压病史的患者。有肾功能不全危险因素的患者应在钆对比剂给药前直接测量肾功能。如果发现患者的肾功能减退或持续急性肾损伤，应考虑进行替代性检查。如果认为确实有必要使用钆对比剂，则应与患者和转诊医师进行风险和益处的讨论。高危患者应给予最低剂量的钆对比剂，并避免使用Ⅰ组药物。

目前尚没有明确的证据表明第一或第二期患者 [GFR > 60ml/（min·1.73m^2）] 在使用钆对比剂后有罹患 NSF 的风险。在作者所在的机构中，按照规定这些患者可以不受限制地使用钆对比剂。第三期患者 [GFR 为 30～59ml/（min·1.73m^2）]，可以降低剂量（80%）地使用钆贝葡胺（商品名：莫迪斯）。如上所述，对于第四期和第五期患者使用钆对比剂是需要仔细监测和经过风险、益处讨论评估。这些患者及被认为有急性肾损伤风险的患者应禁用Ⅰ组药物 [钆双胺（欧乃影）、钆喷酸葡胺（马根维显）和钆弗塞胺（OptiMARK）]。如果确定益处大于风险，则可以向这些患者使用其他可用的对比剂替代，包括钆磷维塞三钠（Ablavar）、钆布醇（加乐显）、钆塞酸二钠（Eovist）和钆贝葡胺。

怀孕期间应避免接触钆对比剂，因为这些药物会积聚在羊水中，潜在地增加胎儿或产妇罹患 NSF 的风险。虽然在这种情况下没有胎儿、新生儿或产妇 NSF 的报道，但除非收益大于风险和缺乏临床有效的替代方案，否则不应在本组使用钆对比剂。现如今一些相关问题已经开始重新评估，包括母乳喂养期间幼儿的钆对比剂使用。

五、检查前的 MRI 安全性筛查

根据 ACR 的建议，作者鼓励影像中心为所有即将进行磁共振检查的患者制定一套筛查程序。在作者所在的机构，患者需要完成一份长达一页的调查问卷，以确定主要的安全问题，包括是否存在体内植入设备、肾脏疾病、已知的药物过敏、女性怀孕状况，以及存在高安全风险或 MRI 禁忌证的设备清单。在进入 MRI 环境之前，需要患者或其家庭成员、法定监护人填写这些表格。磁共振技术人员检查筛查表，然后向患者或其家属以口头问卷的形式进行审查。当进行了书面和口头筛查，并确定 MRI 对患者是安全的，然后才能将患者送入磁共振扫描室内。

六、专业的 MRI 协会

（一）国际医学磁共振学会

国际医学磁共振学会（ISMRM）是致力于研究和临床应用 MRI 相关的官方机构。ISMRM 每年在世界各地举行会议，讨论与 MRI 相关的各种主题。此外，ISMRM 全年都会组织研讨会，重点是包括 MRI 安全性在内的一系列主题。有关细节和其他 MRI 安全性相关的问题的详情，可以从该学会的官方网站 http://www.ismrm.org 上获得。

（二）欧洲医学与生物学磁共振学会

欧洲医学与生物学磁共振学会（ESMRMB）是一个专业磁共振学会，服务于欧洲磁共振协会，其使命与 ISMRM 非常接近。类似的信息也可以从他们的网站 http://www.esmrmb.org/ 获得。

（三）其他专业协会

现在出现了一系列的与磁共振协会有联系的国家和国际机构。这些协会可以提供特定的信息，例如高度专业化的学习班及与他们的专业领域有关的最新信息。ISMRM 保留这些团体组织的完整列表，可以从 ISMRM 网站 http://www.ismrm.org 获得。

推 荐 阅 读

国际电工技术委员会（IEC）

[1] Medical electrical equipment: Part 2–33. Particular requirements for the basic safety and essential performance of magnetic resonance equipment for medical diagnosis. International Electrotechnical Commission; c2010. Reference No: IEC 60601–2–33:2010.

MR 安全性

[1] Kanal E, Barkovich AJ, Bell C, Borgstede JP, Bradley WG Jr, Froelich JW, et al; ACR Blue Ribbon Panel on MR Safety. ACR guidance document for safe MR practices: 2007. AJR Am J Roentgenol. 2007 Jun;188(6):1447–74.

[2] Magnetic Resonance Diagnostic Device, 21 C.F.R. Sect. 892.1000 (2012).

[3] Schaefers G. Testing MR safety and compatibility: an overview of the methods and current standards. IEEE Eng Med Biol Mag. 2008 May–Jun;27(3):23–7.

[4] Schaefers G, Melzer A. Testing methods for MR safety and compatibility of medical devices. Minim Invasive Ther Allied Technol. 2006;15(2):71–5.

[5] Shellock FG. Magnetic resonance procedures: health effects and safety. Boca Raton (FL): CRC Press; c2001.

肾源性系统纤维化

[1] ACR Committee on Drugs and Contrast Media. ACR manual on contrast media, Version 7. Reston (VA): American College of Radiology; c2010.

[2] ACR Committee on Drugs and Contrast Media. ACR manual on contrast media, Version 9. Reston (VA): American College of Radiology; c2013.

[3] Cowper SE. Nephrogenic systemic fibrosis [ICNSFR Website]. 2001–2009. [cited 2013 Feb 5]. Available from: http://www.icnsfr.org.

[4] Grobner T. Gadolinium: a specific trigger for the development of nephrogenic fibrosing dermopathy and nephrogenic systemic fibrosis? Nephrol Dial Transplant. 2006 Apr;21(4):1104–8. Epub 2006 Jan 23. Erratum in: Nephrol Dial Transplant. 2006 Jun;21(6):1745.

[5] Kalb RE, Helm TN, Sperry H, Thakral C, Abraham JL, Kanal E. Gadolinium–induced nephrogenic systemic fibrosis in a patient with an acute and transient kidney injury. Br J Dermatol. 2008 Mar;158(3):607–10. Epub 2007 Dec 11.

[6] Marckmann P, Skov L, Rossen K, Dupont A, Damholt MB, Heaf JG, et al. Nephrogenic systemic fibrosis: suspected causative role of gadodiamide used for contrast–enhanced magnetic resonance imaging. J Am Soc Nephrol. 2006 Sep;17(9):2359–62. Epub 2006 Aug 2.

[7] Sadowski EA, Bennett LK, Chan MR, Wentland AL, Garrett AL, Garrett RW, et al. Nephrogenic systemic fibrosis: risk factors and incidence estimation. Radiology. 2007 Apr;243(1):148–57. Epub 2007 Jan 31.

[8] Sundgren PC, Leander P. Is administration of gadolinium–based contrast media to pregnant women and small children justified? J Magn Reson Imaging. 2011 Oct;34(4):750–7.

[9] Tremblay E, Therasse E, Thomassin–Naggara I, Trop I. Quality initiatives: guidelines for use of medical imaging during pregnancy and lactation. Radiographics. 2012 May–Jun;32(3):897–911. Epub 2012 Mar 8.

起搏器与 ICD

[1] Faris OP, Shein M. Food and Drug Administration perspective: magnetic resonance imaging of pacemaker and implantable cardioverter–defibrillator patients. Circulation. 2006 Sep 19;114(12): 1232–3.

[3] Gimbel JR, Bailey SM, Tchou PJ, Ruggieri PM, Wilkoff BL. Strategies for the safe magnetic resonance imaging of pacemaker–dependent patients. Pacing Clin Electrophysiol. 2005 Oct;28(10):1041–6.

[3] Gimbel JR, Wilkoff BL, Kanal E, Rozner MA. Safe, sensible, sagacious: responsible scanning of pacemaker patients. Eur Heart J. 2005 Aug;26(16):1683–4. Epub 2005 Jun 9.

[4] Irnich W, Irnich B, Bartsch C, Stertmann WA, Gufler H, Weiler G. Do we need pacemakers resistant to magnetic resonance imaging? Europace. 2005 Jul;7(4):353–65.

[5] Levine GN, Gomes AS, Arai AE, Bluemke DA, Flamm SD, Kanal E, et al; American Heart Association Committee on Diagnostic and Interventional Cardiac Catheterization; American Heart Association Council on Clinical Cardiology; American Heart Association Council on Cardiovascular Radiology and Intervention. Safety of magnetic resonance imaging in patients

with cardiovascular devices: an American Heart Association scientific statement from the Committee on Diagnostic and Interventional Cardiac Catheterization, Council on Clinical Cardiology, and the Council on Cardiovascular Radiology and Intervention: endorsed by the American College of Cardiology Foundation, the North American Society for Cardiac Imaging, and the Society for Cardiovascular Magnetic Resonance. Circulation. 2007 Dec 11;116(24):2878–91. Epub 2007 Nov 19.

[6] Luechinger R, Duru F, Candinas R, Boesiger P. Safety considerations for magnetic resonance imaging of pacemaker and ICD patients. Herzschrittmacherther Elektrophysiol. 2004;15(1):73–81.

[7] Sommer T, Naehle CP, Yang A, Zeijlemaker V, Hackenbroch M, Schmiedel A, et al. Strategy for safe performance of extrathoracic magnetic resonance imaging at 1.5 tesla in the presence of cardiac pacemakers in non–pacemaker–dependent patients: a prospective study with 115 examinations. Circulation. 2006 Sep 19;114(12):1285–92. Epub 2006 Sep 11.

周围神经电刺激的 Reilly 曲线预测

[1] Reilly JP. Principles of nerve and heart excitation by time–varying magnetic fields. Ann N Y Acad Sci. 1992 Mar 31;649:96–117.

相关联邦和国际标准及 FDA 指南

[1] Guidance for industry and FDA staff: criteria for significant risk investigations of magnetic resonance diagnostic devices. Rockville (MD): US Department of Health and Human Services, Food and Drug Administration; 2003 Jul 14.

[2] Guidance for industry: guidance for the submission of premarket notifications for magnetic resonance diagnostic devices. Rockville (MD): Department of Health and Human Services (US), Food and Drug Administration; 1998 Nov 14.

[3] Institutional Review Boards, 21 C.F.R. Sect. 56 (1980).

[4] Protection of Human Subjects, 21 C.F.R. Sect. 50 (1981).

复习题
Review Questions

第四篇

第 14 章　复习题与参考答案
Board-Type Questions and Answers

潘红丽　蒋雨琦　杨盼盼　译

李小虎　赵　韧　校

一、问题

多项选择题（选择最佳答案）

1. 关于心脏磁共振成像（MRI）中的磁流体动力学效应，哪些说法是正确的？

a. 当一位患者被置于磁共振（MR）扫描仪内时，表现为心电图（ECG）T 波宽大

b. 可以忽略，因为它是一种与磁场强度无关的物理现象

c. 当患者进入 MR 扫描仪时，心率会增加

d. MR 磁场强度在 3.0T 及以下时可以忽略

e. 与外部刺激（如手指敲击）后血流的变化有关

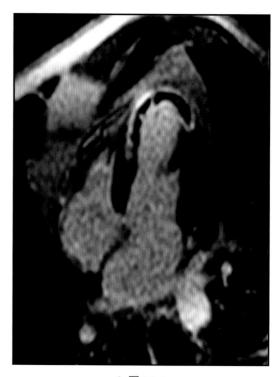

▲ 图 14-1

2. 图 14-1 四腔心延迟钆强化（LGE）图像显示在左心室（LV）心尖部可见一圈高信号包绕一个低信号区域。是什么导致这种信号模式的产生？

a. 正常心肌

b. 附壁血栓

c. 微血管阻塞

d. 心内膜下充盈缺损

e. 心肌炎

3. 图 14-2 显示心脏 4 个连续的四腔、长轴 LGE 心脏层面。左心室心尖肿物最有可能的诊断是什么？

a. 转移瘤

b. 血栓

c. 血管肉瘤

d. 黏液瘤

e. 陈旧心肌梗死引起的纤维化

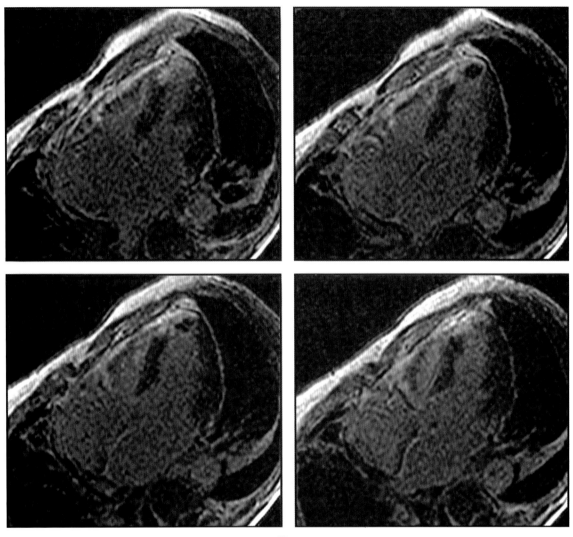

▲ 图 14-2

4. 下列哪项最能描述平衡稳态自由进动（SSFP）梯度回波脉冲序列产生的对比度？

a. T_1/T_2

b. T_2/T_1

c. T_1/T_2^*

d. 仅 T_1

e. 仅 T_2

5. 对一名 40 岁男子进行了轻度运动性负荷评估，超声心动图发现静息和压力激发时左心室流出道梯度压力 < 30mmHg。图 14-3 是随访心脏 MRI 检查心动周期的 2 个不同阶段的三腔、长轴的平衡 SSFP 图像。下面哪一种是最有可能的诊断？

a. 心脏结节病

b. 心肌淀粉样变性

c. 长期高血压

d. 肥厚型心肌病（HCM）

e. 二尖瓣脱垂

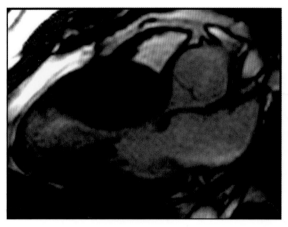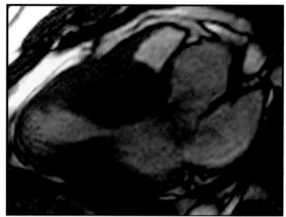

▲ 图 14-3

6. 心包厚度已被推荐作为诊断缩窄性心包疾病的生物标志物。心包缩窄诊断的临界值是多少？

a. 4mm

b. < 4mm

c. 没有

d. 任何厚度

e. 无法通过心脏 MRI 测量心包厚度

7. 下列哪一项可以提高分段采集电影梯度回波图像的时间分辨率？

a. 将相位编码矩阵从 160 减少到 128

b. 将每段的次数从 25 次减少到 16 次

c. 将翻转角度从 40° 增加到 60°

d. 将重建相位数目从 20 个增加到 30 个

e. 增加脉冲序列的脉冲重复时间（TR）

8. 图 14-4 中的短轴位平衡 SSFP 图像来自一个法洛四联症患者，他接受了跨环补片的手术修复。下面哪一项是法洛四联症根治术后最常见的并发症？

a. 肺动脉瓣反流

b. 肺动脉瓣狭窄

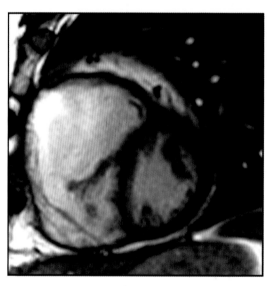

▲ 图 14-4

c. 漏斗状狭窄

d. 主动脉瓣狭窄

e. 主动脉瓣反流

9. 在 1.5T 系统上进行的心脏 MRI 扫描，下列哪一种假体是不安全的？

a. St. Jude 双叶瓣

b. Starr-Edwards 笼球瓣

c. Medtronic-Hall 单叶瓣膜

d. 铁（钢）动脉瘤夹

e. 人工髋关节

10. 以下哪一项不会减少分段电影梯度回波图像采集的总成像时间？

　　a. 将相位编码矩阵由 256 减少到 128

　　b. 将每段的次数从 16 增加到 24

　　c. 将相位视野（FOV）从 1.0 降至 0.75

　　d. 将信号平均值从 1 减少到 0.5

　　e. 将内插心动时相的数量从 30 个减少到 20 个

11. 某一梯度回波脉冲序列在重建图像中产生带状伪影。在没有环绕或混叠伪影的情况下，在哪种类型的梯度回波序列中会出现伪影？

　　a. 扰相和平衡梯度回波图像

　　b. 只有扰相的梯度回波图像

　　c. 只有平衡的梯度回波图像

　　d. 既不是扰相也不是平衡的梯度回波图像

　　e. 多回波梯度回波图像

12. 图 14-5 是心脏四腔心平衡 SSFP（A 和 B）和 LGE（C）的视图。根据这些图像提示本例的临床结果是什么？

　　a. 左心室心尖运动障碍

　　b. 心肌铁沉积

　　c. 心肌弥漫性纤维化

　　d. 心内膜下延迟强化

　　e. 心肌淀粉样变性

13. 在心包疾病的成像中，MRI 比超声心动图有什么优势？

　　a. 时间分辨率较高

　　b. 采集时间减少

c. 患者接触的电离辐射减少

d. 心包炎症的鉴别

e. 心包积液的鉴别

14. 为了评估左心室肥大，在心动周期的哪个时间点测量心室壁厚度？

　　a. 心脏收缩末期

　　b. 心脏舒张期末期

　　c. 收缩末期和舒张末期

　　d. 心脏舒张中期

　　e. 心脏收缩中期

15. 在平衡 SSFP 成像中，转移但不能消除非共振条带状伪影的最简单的方法是哪一种？

　　a. 在感兴趣区域上进行 B_0 匀场操作

　　b. 使用低强度磁场

　　c. 将脉冲序列改为非 SSFP 成像

　　d. 开启化学脂肪抑制

　　e. 调整数字信号接收器的共振频率

16. 质子（^1H）在 1.5T 和 3.0T 时的拉莫尔频率各是多少？

　　a. 64.8kHz 和 127.7MHz

　　b. 取决于设备制造商

　　c. 63.8MHz 和 127.7MHz

　　d. 不能计算

　　e. 127.7MHz 和 48MHz

17. 图 14-6 是一幅短轴位 LGE 图像，间隔壁内高信号区，提示存在心肌梗死。这位患者哪条冠状动脉最有可能出现阻塞？

　　a. 左前降支

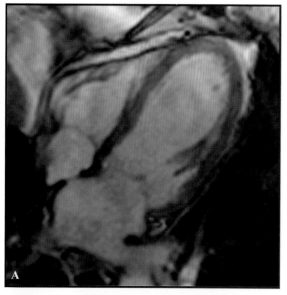

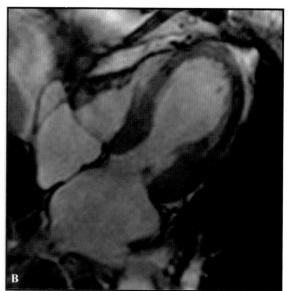

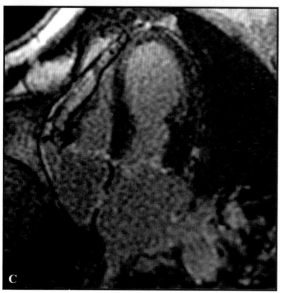

▲ 图 14-5

b. 回旋支

c. 右冠状动脉

d. 后降支

e. 对角支

18. 心脏 MRI 在法洛四联症患者术后评估中的主要作用是什么？

　　a. 评估右心室（RV）容积

　　b. 主动脉瓣反流的量化

c. 右心室质量的量化

d. 左心室功能的评估

e. Qp/Qs（肺体循环血流量比）的量化

19. 只从 k 空间中心采集 MRI 数据会导致图像产生以下哪些改变？

　　a. 对血流（即运动）是否敏感

　　b. 信噪比（SNR）低

　　c. 时间分辨率低

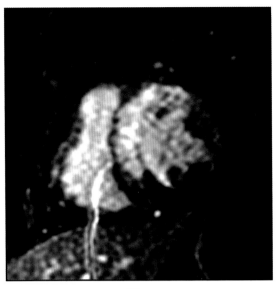

▲ 图 14-6

d. 空间分辨率低

e. 视野小

20. 在心脏扰相梯度回波图像上血液是明亮的，这是因为什么？

  a. 该脉冲序列的 T_2 加权性质

  b. 脉冲序列的对比度为 T_2/T_1

  c. 新鲜磁化血液的流入

  d. 血池中脂质含量高

  e. 抑制并且因此血液的 T_1 变短

21. 将 B 场强度从 1.5T 提高到 3.0T 理论上对 SNR 有什么影响？

  a. 信噪比减半

  b. 信噪比增至原来的 4 倍

  c. 信噪比增长 1 倍

  d. 信噪比减少到 1/4

  e. 信噪比不受影响

22. 下列哪一项是主动脉瓣关闭不全的最有力证据？

  a. 主动脉瓣面积 =0.9cm^2

  b. 升主动脉收缩峰值速度 =5m/s

  c. 反流量 =100ml

  d. 升主动脉直径 =5.0cm

  e. 二叶式主动脉瓣

23. 左心室心尖血栓最常见的原因是什么？

  a. 非缺血型心肌病

  b. 心房颤动

  c. 心尖部心肌梗死

  d. 心肌炎

  e. 结节病

24. T_1 加权、自旋回波、黑血成像序列的典型回波时间（TE）和 TR 值是多少？

  a. TE < 100ms，TR=1 个 R-R 间隔

  b. TE < 40ms，TR=1 个 R-R 间隔

  c. TE > 200ms，TR > 2 个 R-R 间隔

  d. TE < 100ms，TR > 2 个 R-R 间隔

  e. TE > 100ms，TR=1 个 R-R 间隔

25. 一位最近有过类似流感症状的 54 岁男性因急性胸痛急诊科就诊，该患者心肌生物标记物水平升高，冠状动脉正常。心脏 MRI 见图 14-7，在电影成像上（A 和 B）没有显示心室壁运动异常，再结合脂肪抑制黑血图像（C）和 LGE 图像（D），最有可能的诊断是什么？

  a. 心脏结节病

  b. 心肌梗死

  c. 冠状动脉栓塞

d. 心肌炎

e. 心尖球形心肌病（应激性心肌病）

26. 共享视图对心脏图像采集的影响是什么？

a. 增加绝对时间分辨率

b. 减少电影数据的成像时间

c. 允许采集静态（非电影）数据

d. 减少梯度引起的图像失真

e. 增加血管的显示度

27. 一位有卒中症状的患者经胸超声心动图发现有左心房肿块。行心脏 MRI 检查时轴位平衡 SSFP（A）和 LGE（B）（图 14-8）。最可能的诊断是什么？

a. 血栓

b. 乳头状纤维母细胞瘤

c. 血管肉瘤

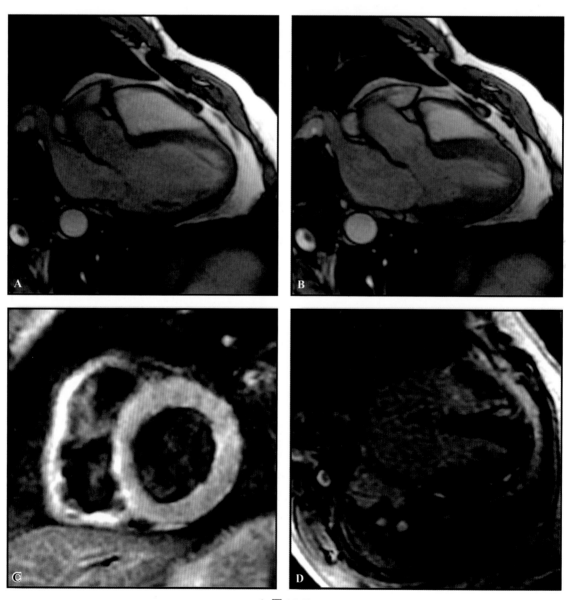

▲ 图 14-7

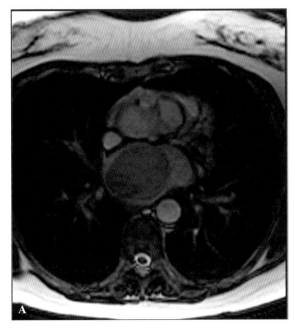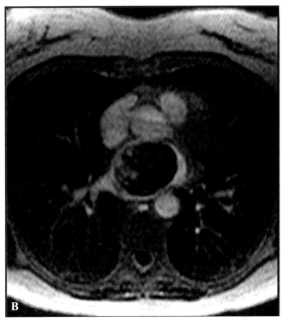

▲ 图 14-8

d. 转移瘤

e. 黏液瘤

28. T$_2$ 加权黑血序列在心包成像中能提供什么信息？

a. 相关心肌炎症的评估（心肌心包炎）

b. 心室功能的评估

c. 局部室壁运动异常的评估

d. 心肌灌注评估

e. 冠状动脉解剖的识别

29. 哪种影像学表现是 HCM 患者突发心源性死亡的危险因素？

a. 中部心腔的闭塞

b. 心肌厚度 > 30mm

c. 二尖瓣收缩期前向运动

d. 左心室流出道内的血液流动失相位

e. 左心房增大

30. 一位有心脏杂音的 30 岁男性通过超声心动图发现右心室扩张。心脏磁共振检查斜冠状、多层面平衡 SSFP 图像见图 14-9。最有可能的诊断是什么？

a. 继发性房间隔缺损

b. 静脉窦房间隔缺损

c. 肺动脉高压

d. 左上肺静脉异常引流

e. 肺动脉瓣狭窄

31. 心脏 MR 图像中拉链伪影最常见的原因是什么？

a. 患者衣服上的金属（如拉链）或珠宝

b. 空间编码（梯度）场快速切换产生的噪声

c. 由于成像视野（FOV）外的解剖结构造成的混叠

d. 空间编码磁场（梯度）的非线性

e. 脉冲序列错误、外部射频（RF）噪声源或法拉第笼（RF 屏蔽）中的泄漏

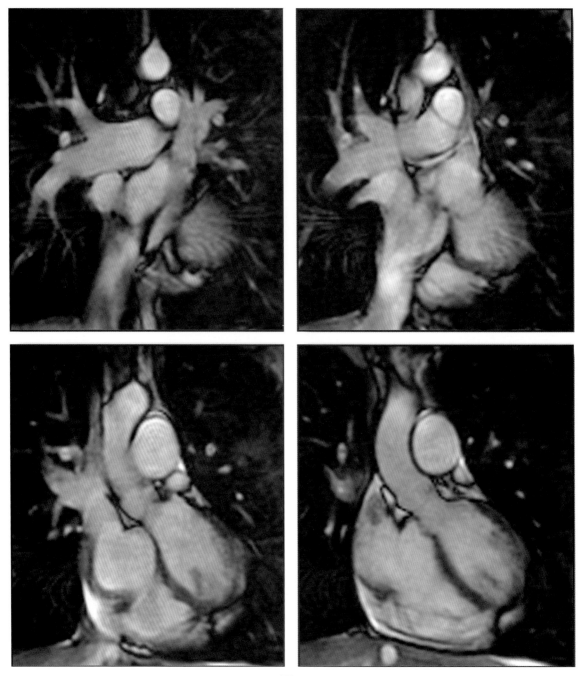

▲ 图 14-9

32. 一位有呼吸困难病史的 18 岁男性在超声心动图上发现右心室扩张。图 14-10 所示轴位平衡 SSFP 图像和容积再现、3D、钆增强的 MR 血管造影显示右心室扩大，最可能的原因是什么？

a. 左上腔静脉（上腔静脉）

b. 扩张的科梅内尔憩室

c. 主动脉夹层

d. 肺静脉异位引流

e. 无顶冠状静脉窦

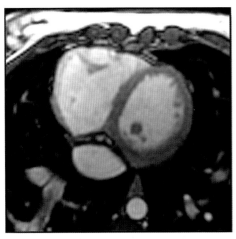

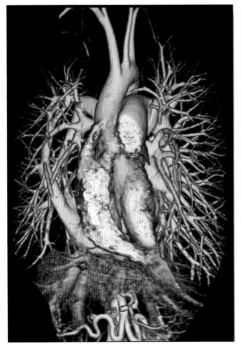 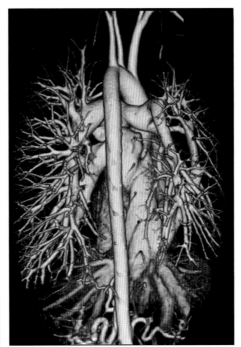

▲ 图 14-10

33. 下列哪一种心脏 MRI 序列能提供评估主动脉瓣形态的最佳视图？

　　a. 三腔心电影平衡 SSFP

　　b. 冠状斜位电影平衡 SSFP

　　c. 轴位双反转恢复黑血自旋回波

　　d. 轴位斜位电影平衡 SSFP

　　e. 舒张期的短轴视图

34. 图 14-11 显示心动周期 2 个阶段（A 和 B）的幅度（C）和速度（即流量）信息。从这些数据中可以得到以下哪些信息用于评估法洛四联症患者？

　　a. 右心室功能和容积的评估

　　b. 肺动脉瓣反流的量化

　　c. 心肌水肿的评估

　　d. 延迟强化区域（即纤维化）的鉴别

　　e. 血管壁顺应性的量化

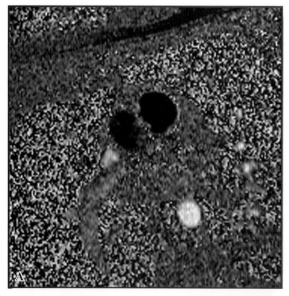

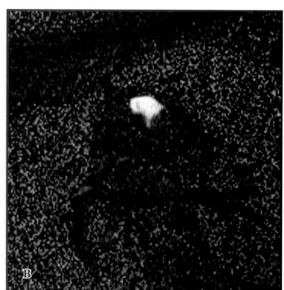

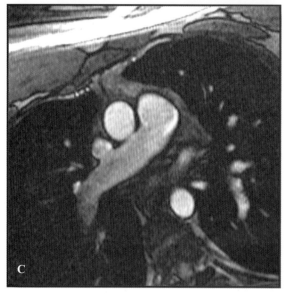

▲ 图 14-11

35. 如果相位对比成像序列中的速度编码值（VENC）小于组织沿编码方向运动的最高速度，这将如何影响该方向的血流（流量 = 速度 × 面积）的测量？

a. 流量将被编码成与真实流动方向正交的方向

b. 由于相位的高估，流量会被高估

c. 由于高速流动值的混叠，流量会被低估

d. 相位图像会出现混叠现象，但不会影响对这些数据的定量分析

e. 由于相位对比成像与流量无关，所以报告的流量不会受到影响

36. 图 14-12 显示了 1 例 16 岁男孩心脏 MRI 检查的图像。最可能的诊断是什么？

a. 严重主动脉狭窄

b 左心室心肌致密化不全

c. 扩张型心肌病

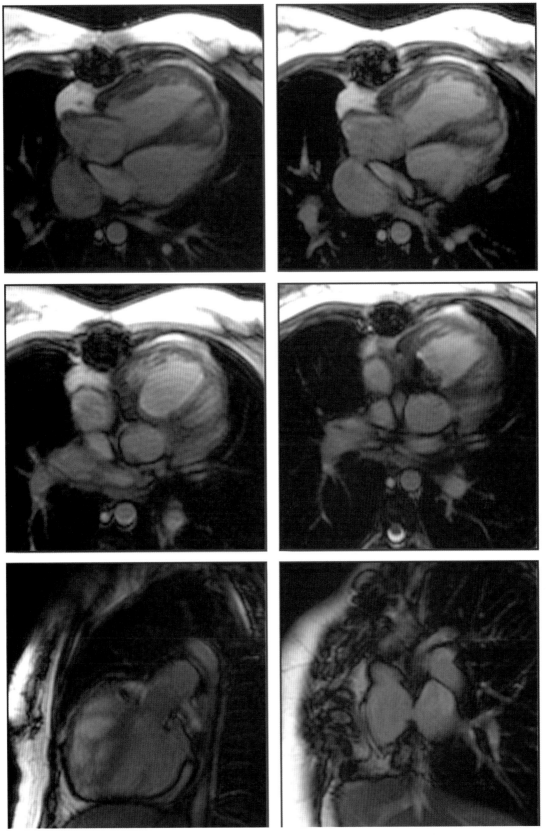

▲ 图 14-12

d. 先天性矫正性大动脉转位

e. 肺静脉异常引流

37. 并行采集成像试图缩短扫描时间或提高分辨率可以通过哪种方法进行？

　　a. 增加相位阵列线圈中线圈元件的数量，以补偿在相位编码方向减小的 FOV 上成像时的信号损失

　　b. 对高阶 k 空间数据进行欠采样，然后在频域重建 k 空间的缺失线

　　c. 将 FOV 加倍，并进行采集（激励）次数减半，以保持成像时间在合理的范围内

　　d. 在 3.0T 而不是 1.5T 时进行平行成像技术，使信号加倍

　　e. 通过减少相位编码的步骤的数量来降低相位编码方向上的 FOV，然后在图像重建之后消除混叠

38. 血栓是什么类型的强化方式？

　　a. 无增强

　　b. 早期明显增强

　　c. 微弱的斑片状延迟强化

　　d. 晚期明显增强

　　e. 边缘环形强化

39. 图 14-13 显示了一幅短轴位 LGE 图像，左心室外侧壁有高信号区，提示存在心肌梗死。该患者为哪种 LGE 类型？

　　a. 心内膜下的

　　b. 心外膜下的

　　c. 心室肌中层

　　d. 透壁的

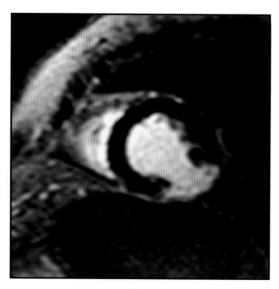

▲ 图 14-13

　　e. 附壁血栓

40. 1 例 26 岁女性休息时发生不典型胸痛，心肌生物标志物正常，行心脏 MRI 检查以作进一步评估，图像 14-14 显示了脂肪抑制（A 和 B）和非脂肪抑制（C 和 D）轴位黑血图像。最有可能的诊断是什么？

　　a. 局限性心包积液

　　b. 心包囊肿

　　c. 浆液性心包积液

　　d. 肝血管瘤

　　e. 小细胞肺癌

41. 心脏 MRI 成像中哪些类型的成像不需要心电门控？

　　a. 需要对数据进行时间排序（电影）的图像

　　b. 需要采集特定心脏相位的图像

　　c. 在实时模式下采集数据的序列

　　d. 基于黑血自旋回波的成像

　　e. 患者自由呼吸时的心脏序列

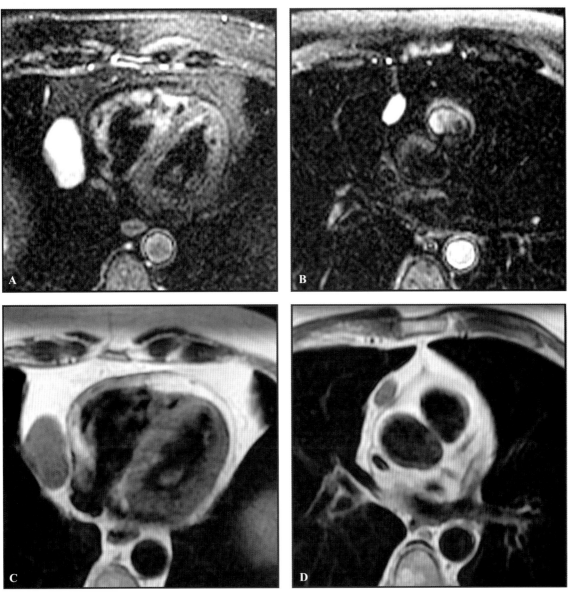

▲ 图 14-14

42. 在心脏 MRI 中，将相位 FOV 从完全变为部分（矩形）FOV 最常见的原因是什么？

    a. 增加层厚

    b. 降低时间分辨率

    c. 降低射频脉冲翻转角度

    d. 增加对比噪声比

    e. 缩短屏气时间

43. 在 3D 采集（如对比度增强 MR 血管造影）中，可以在多少个编码方向上发生混叠？

    a. 1

    b. 2

    c. 3

    d. 4

    e. 5

44. 图 14-15 所示的左心室流出道的表现是由于哪种原因所致？

 a. 心尖部肥厚

 b. 二尖瓣反流

 c. 左心房增大

 d. 二尖瓣收缩期前移

 e. 主动脉瓣狭窄

45. 图 14-16 是 1 例接受过法洛四联症

手术的患者的钆增强 MR 血管造影。在这种情况下，进行磁共振血管造影的临床价值是什么？

 a. 显示肺动脉树，评估阻塞性病变

 b. 显示肺静脉解剖轮廓，以评估肺静脉异常引流

 c. 勾画全身静脉解剖，以评估体静脉异常引流

 d. 勾画全身动脉解剖，以评估主动脉缩窄

 e. 确定周围血管病变的存在

46. 在 MR 图像上，一个异物（特别是金属）周围的信号失真和丢失的原因是什么？

 a. 由于目标对象的磁化率和周围组织的磁化率差异而引起的体素内相位不一致 B_0 失真

 b. RF 信号的衰减，以及由磁化率不同于周围组织的材料造成的信号损失

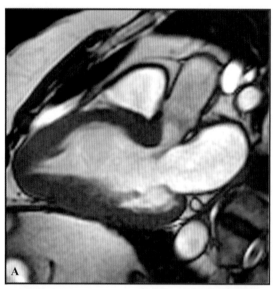

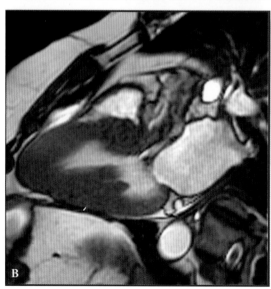

▲ 图 14-15

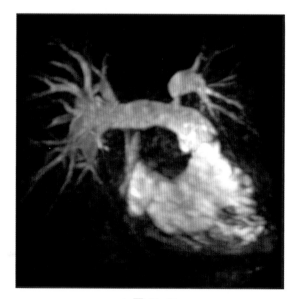

▲ 图 14-16

c. 由于异物的磁化率与周围组织不同，在材料中产生的涡流导致局部产热

d. 第一种化学位移导致信号从植入物转移到邻近的组织区域

e. 第二种化学位移是由于目标对象和周围组织的磁化率不同导致的

47. 在常规心脏 MR 检查中，屏气多回波自旋回波图像呈颗粒状。哪些脉冲序列参数修改可以提高图像质量？

 a. 减小 FOV

 b. 减少信号平均数

 c. 使用平行成像

 d 增加层厚

 e. 增加层数

48. 获取脂肪抑制图像的两种常用方法包括使用基于反转恢复的预脉冲序列或应用频率选择性预抑制脉冲，然后应用梯度诱导信号失真。与频率选择方法相比，基于反转恢复的方法有什么优点？

 a. 较高的对比噪声比

 b. 较低的特定吸收率（SAR）

 c. 较短的采集时间

 d. 降低对 B_0 不均匀性的敏感度

 e 更高的 SNR

49. 图 14-17 显示了在使用钆对比剂前获得的心脏 T_1 加权，黑血轴位 MR 图像。在这幅 MR 图像中异常的部分是什么？

 a. 原发性心脏恶性肿瘤

 b. 心脏转移瘤

 c. 心房黏液瘤

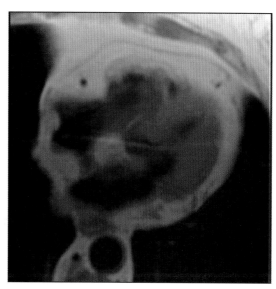

▲ 图 14-17

 d. 赘生物感染

 e. 房间隔脂肪瘤性肥厚

50. 关于先天性二叶主动脉瓣（BAV），哪个说法是正确的？

 a. BAV 是主动脉瓣狭窄最常见的原因

 b. BAV 是最不常见的先天性心脏异常

 c. BAV 与主动脉缩窄有关

 d. BAV 需要注射对比剂来全面评估瓣膜形态

 e. MRI 在鉴别 BAV 方面不如经胸超声心动图

51. 一般来说，T_1、T_2 和 T_2^* 弛豫时间遵循以下哪种顺序？

 a. $T_2 < T_2^* < T_1$

 b. $T_2 > T_2^* > T_1$

 c. $T_1 < T_2 < T_2^*$

 d. $T_2^* > T_1 > T_2$

 e. $T_1 > T_2 > T_2^*$

52. 描述一个典型心肌炎患者在 LGE 图像上的心脏 MRI 表现，以下哪一个描述最合适？

 a. 基底部侧壁心外膜下强化

 b. 基底部室间隔心内膜下强化

 c. 全心内膜下弥漫性强化

 d. 全心外膜下弥漫性强化

 e. 右心室插入部强化

53. 关于平衡 SSFP 梯度回波成像序列中非共振带伪影的最大值（或最小值）的间距，哪些说法是正确的？

 a. 与 TE 成正比

 b. 与 TR 成正比

 c. 与翻转角度成反比

 d. 与 TR 成反比

 e. 与 TE 和 TR 无关

54. 1 例 70 岁女性患者因渐进性劳力性呼吸困难接受心脏 MRI 负荷灌注扫描。下列哪些属于腺苷负荷心脏 MRI 的禁忌证？

 a. 轻度慢性阻塞性肺疾病

 b. 静息 12 导联 ECG 1 度房室传导阻滞

 c. 有严重的贝类过敏史

 d. 检查前 8h 喝半杯无咖啡因的咖啡

 e. 双嘧达莫治疗

55. 图 14-18 显示了一幅 T_2 加权图像，为短轴位脂肪抑制黑血序列。下外侧壁（箭头）中信号轻微增高是由于？

 a. 心肌纤维化

 b. 心肌强化

 c. 心肌水肿

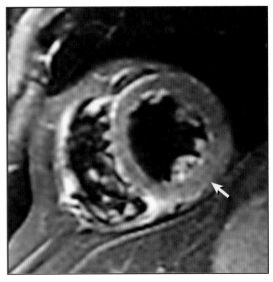

▲ 图 14-18

 d. 心包增强

 e. 心包积液

56. 为什么心脏压塞很少用 MRI 成像？

 a. 心脏压塞引起的心包破裂在 MRI 上无法显示

 b. 心脏压塞是一种需要紧急干预的紧急情况

 c. 心脏 MRI 显示心包积液较差

 d. 定量评估（如射血分数）不能在心脏压塞期间进行

 e. 心脏压塞需要使用对比剂

57. 1 例 57 岁男性患者因劳力性呼吸短促及心脏杂音行心脏 MRI 作进一步评估。基于图 14-19，最有可能的诊断是什么？

 a. 复发性转移性乳腺癌

 b. 化学治疗后心肌毒性继发扩张型心肌病

 c. 心包缩窄

 d. 主动脉瓣严重狭窄

 e. 限制型心肌病

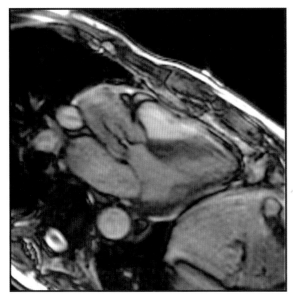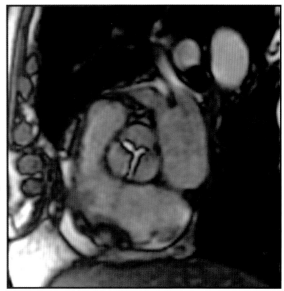

▲ 图 14-19

58. 第二种化学位移可以被用来产生下列哪一种的图像?

a. 同相和反相位数据可以生成其中反相位图像突出显示脂肪带状结构的图像

b. 脂肪和水沿频率编码方向在空间上误配

c. 心肌内代谢产物分布的波谱信息

d. 改善了对具有不同磁化率的材料(如植入物)周围解剖的可视化。

e. 流动的信息,包括血管内非层流和涡流的可视化

59. 心脏 MRI 数据采集时不能出现呼吸运动,原因是什么?

a. 需要使用专用硬件对心脏 MRI 序列进行呼吸触发

b. 需要通过要求重新采集具有运动诱发伪影的数据来延长心脏数据采集过程

c. 改变射频线圈的位置,从而导致图像不均匀性

d. 为患者创造过度通气的可能性,因此导致无显著风险的检查

e. 引入相位错误,导致模糊和重影伪影,从而使心脏解剖结构模糊不清

60. 1 例有血友病病史和超声心动图结果异常的 29 岁女性患者接受心脏 MRI 进一步评估。图 14-20 显示了使用梯度回波成像序列获得的心脏短轴位图像,其中两个单独的回波时间分别为 1.32ms 和 11ms。根据这些图像,正确的诊断是什么?

a. 限制型心肌病

b. 扩张型心肌病

c. 心肌铁沉积

d. 心包炎

e. 心肌淀粉样变性

61. 有关心包积液的说法哪一项是正确的?

a. 少量心包积液在生理上是正常的

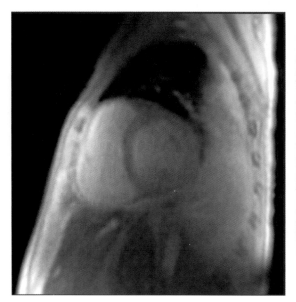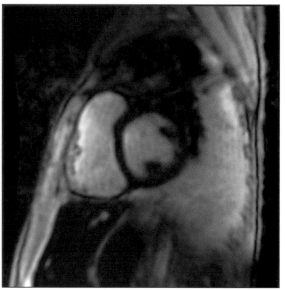

▲ 图 14-20

b. 心包积液大多数在连续层面上均可发现

c. 心包积液总是与心包强化相关

d. 在基于自旋回波的黑血成像中，心包积液总是明亮的

e. 心包积液通常伴有心包增厚

62. 图 14-21 显示心室中部的腺苷负荷灌注（A）、静息灌注（B）和 LGE（C）短轴图像。根据这些图像，该患者的临床诊断是什么？

a. 正常心肌

b. 心肌缺血

c. 心肌梗死

d. 应激性心肌病（心尖部气球样变）

e. 心肌炎

63. 哪一项描述了自旋回波黑血成像技术抑制血池信号的方法？

a. 血池信号的反转和流出效应

b. 频率选择性射频脉冲调谐到血液的共振频率

c. 在成像层面流入侧的空间选择性射频脉冲

d. 使用绝热射频脉冲破坏血池信号

e. 使用钆对比剂以缩短血池的 T_1 弛豫

64. 1 例 55 岁女性患者因超声心动图结果异常接受心脏 MRI，以进一步评估。图 14-22 为 LGE 和平衡 SSFP 图像。最有可能的诊断是什么？

a. 法布里病

b. 心肌淀粉样变性

c. 肌营养不良

d. 心肌梗死

e. 心肌炎痊愈期

65. MRI 扫描室内快速扩散的白色烟雾最有可能的原因是什么？

a. MR 扫描室内湿度设置过高

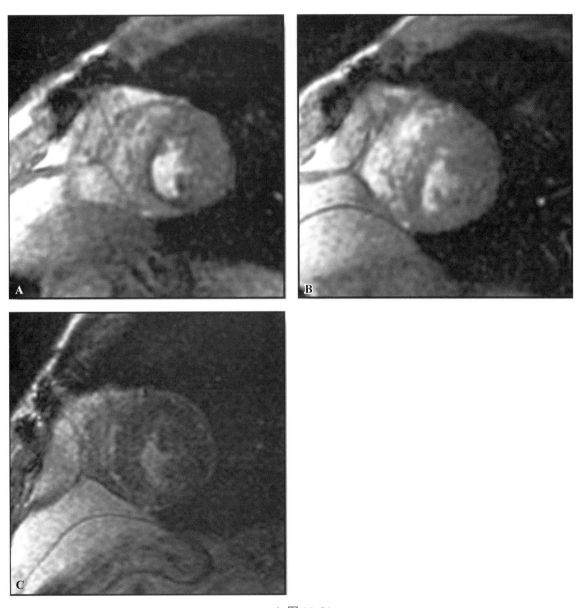

▲ 图 14-21

b. MR 扫描仪密闭容器中不受控制的氦气的释放

c. MR 扫描室或其他地方可能发生火灾时产生的烟雾

d. MR 扫描室故障设备泄漏医疗气体

e. MR 扫描室由于房间空气的再循环造成的通风不良

66. 一位 54 岁男性超声心动图异常, 行心脏 MRI 进一步评估。图 14-23 显示了收缩期 (A) 和舒张期 (B) 平衡的 SSFP 图像; 黑血脂肪抑制 (C) 和非脂肪抑制 (D) 图像; 以及 MRI 检查的 LGE 图像 (E 和 F)。根据这些图像数据, 最有可能的诊断是什么?

a. 法布里病

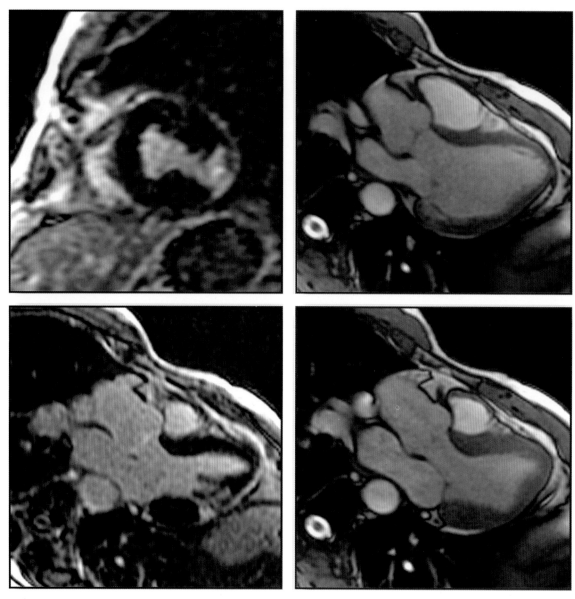

▲ 图 14–22

b. 心肌淀粉样变性

c. 肌营养不良

d. 梗死和冬眠心肌

e. 血色素沉着病

67. 以下关于二尖瓣关闭不全的说法哪一种是正确的？

a. 二尖瓣关闭不全最常见的原因是二尖瓣脱垂

b. 急性二尖瓣关闭不全最常见的原因是风湿性心脏病

c. 缺血性二尖瓣反流不影响心肌梗死患者的预后

d. 急性肺水肿是慢性二尖瓣关闭不全的一种常见表现

e. 急性二尖瓣反流不能被 MRI 识别

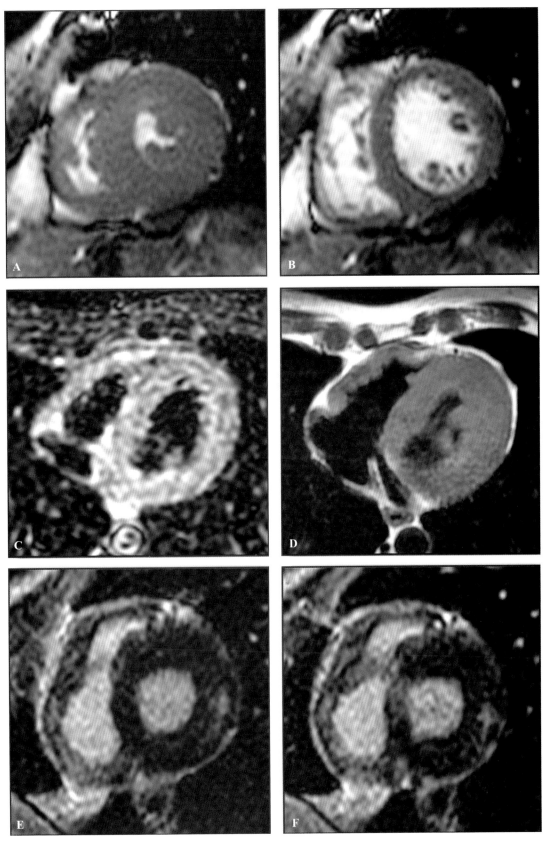

▲ 图 14–23

68. 对于注射钆对比剂之前获得的非脂肪抑制 T_1 加权黑血轴位图像（图 14-24）中显示的异常，最适合的诊断是什么？

 a. 脂肪瘤性房间隔肥厚

 b. 突出的界嵴

 c. 突出的腔静脉瓣

 d. 心肌梗死

 e. 心房黏液瘤

69. 1 例 35 岁男性因超声心动图结果异常，行心脏 MRI 进一步评估。图 14-25 显示了左心室在舒张期（A 和 C）和收缩期（B 和 D）的三腔（A 和 B）和二腔（C 和 D）平衡 SSFP 视图，以及 MRI 检查的短轴、脂肪抑制、黑血（E）和二腔 LGE 图像（F）。根据这些影像数据，最有可能的诊断是什么？

 a. 法布里病

 b. 心肌淀粉样变性

 c. 肥厚型心肌病

 d. 梗死和冬眠心肌

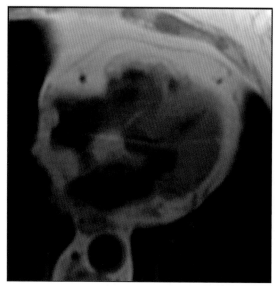

▲ 图 14-24

e. 心肌炎痊愈期

70. 与 MRI 扫描仪内产生的 RF 场相关的主要安全风险是什么？

 a. 如果太靠近扫描仪，含铁的金属物体就会变成抛射体

 b. 诱发神经刺激，特别是周围神经，会导致疼痛和感觉异常

 c. 在传导材料（包括组织和植入装置）中产生的电流引起发热

 d. 电介质在成像 FOV 内共振，特别是在图像中心产生不均匀信号，导致信号丢失

 e. 与 RF 体线圈和磁体内径的物理相互作用产生有关的噪声和不适

71. 男性，51 岁，胸痛、心肌生物标记物轻度增高、非特异性 T 波改变入院治疗。冠状动脉造影结果为正常，行心脏 MRI 检查。平衡 SSFP 和 LGE 图像见图 14-26。最有可能的诊断是什么？

 a. 心肌炎痊愈期

 b. 心肌淀粉样变性

 c. 肌营养不良

 d. 心内膜下心肌梗死

 e. 急性心肌炎

72. 大动脉转位的术语是指什么？

 a. 房室连接一致和心室动脉连接一致

 b. 房室连接不一致和心室动脉连接不一致

 c. 房室连接不一致和心室动脉连接一致

 d. 房室连接一致和心室动脉连接不一致

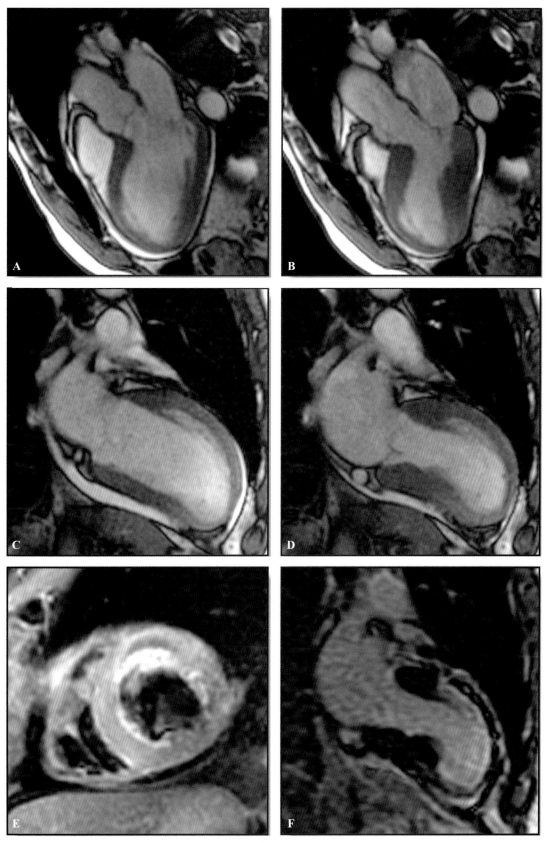

▲ 图 14-25

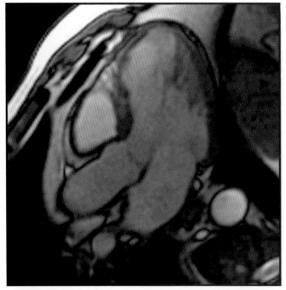

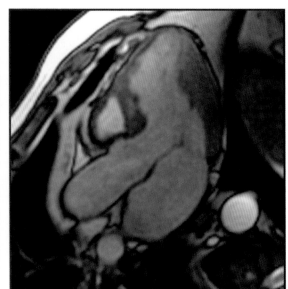

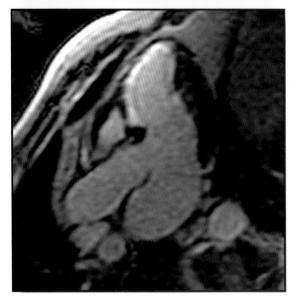

▲ 图 14-26

e. 右侧主动脉和永久性左侧下腔静脉

73. 1 例 35 岁男性患者因超声心动图结果异常接受心脏 MRI，以进一步评估。典型的 LGE 和收缩期及舒张期平衡 SSFP 图像见图 14-27。最有可能的诊断是什么？

　　a. 法布里病

　　b. 心肌淀粉样变性

　　c. 肌营养不良

d. 梗死和冬眠心肌

e. 心肌炎

74. 图 14-28 显示了心脏的三腔心平衡 SSFP 图像（A）和 LGE 视图（B）。这些图像上显示了下列哪个特征性表现？

　　a. 心尖囊袋

　　b. 二尖瓣反流

　　c. 左心室流出道血流失相位

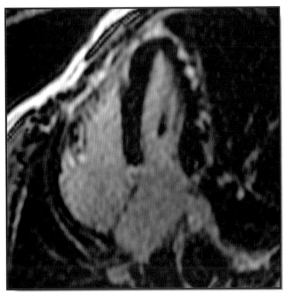

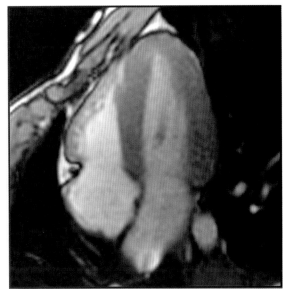

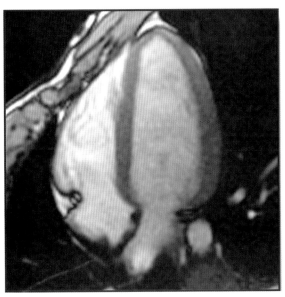

▲ 图 14-27

d. 非对称性室间隔肥厚

e. 二尖瓣前叶的收缩前向运动

75. 最常见的原发性心脏恶性肿瘤是什么？

 a. 淋巴瘤

 b. 血管瘤

 c. 血管肉瘤

 d. 纤维瘤

e. 黑色素瘤

76. 在下列哪种情况下，心脏 MRI 对大动脉转位的评估是有用的？

 a. 房室瓣功能评估

 b. 在 Mustard 手术后评估心房内板障的泄漏

 c. 在 Jatene 手术后评估心房内板障的狭窄

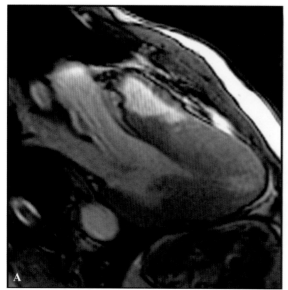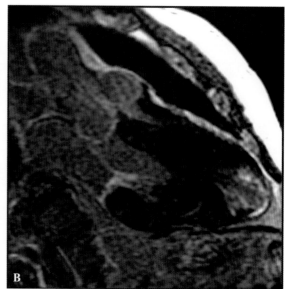

▲ 图 14-28

d. 评估肺动脉瓣反流量

e. 评估经皮封堵手术后的心内分流

77. 根据美国放射学会建议如果患者在磁共振扫描仪室出现心脏停搏，最安全的处理的方法是什么？

a. 首先关闭磁体，然后让所有员工进入 MR 区域（Ⅰ～Ⅳ）

b. 立即让所有工作人员进入Ⅳ区（磁共振扫描室），在那里将向患者提供所有医疗救助

c. 让磁共振技术人员对急救人员进行安全检查，然后让他们进入Ⅳ区，在那里进行急救

d. 将患者和（或）MR 扫描床带到分隔Ⅳ区和Ⅲ区的门口，让急救人员进行抢救

e. 将患者从Ⅳ区运送到Ⅲ区或更低的可进行抢救的区域的过程中进行基本心肺复苏（气道、呼吸、胸部按压）

78. 1 例患者进行主动脉瓣狭窄的评估，在速度编码（VENC）设置为 250cm/s 的情况下，对垂直于成像平面的血流进行编码，获取电影相位对比图像。幅度和相位（速度）图像见图 14-29。对于动脉瓣区表现最有可能的解释是什么？

a. 速度 > 250cm/s

b. 速度 < 150cm/s

c. 速度 =250cm/s

d. 速度 ≈500cm/s

e. 速度 =125cm/s

79. 下列哪项测量可以用来测定二尖瓣关闭不全患者的心排血量？

a. 左心室每搏量减去升主动脉的收缩期血流量

b. 二尖瓣流入量减去升主动脉的收缩期血流量

c. 左心室每搏量减去右心室每搏量

d. 左心室射血分数

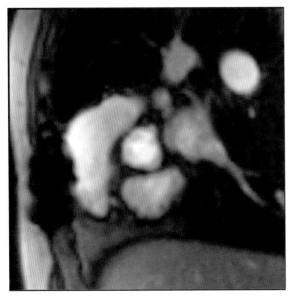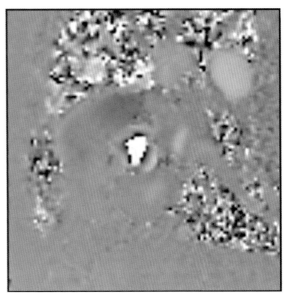

▲ 图 14-29

e. 心排血量不能通过 MRI 来估计

80. 1 例患有胸痛、心肌生物标记物轻度增高和非特异性 T 波改变的 41 岁男性患者入院诊疗。冠状动脉造影显示患者无阻塞性冠状动脉疾病。行心脏 MRI 检查，具有代表性的 LGE（A 和 B）和平衡 SSFP 图像（C 和 D）见图 14-30。最有可能的诊断是什么？

　　a. 心肌炎愈合期

　　b. 心肌淀粉样变性

　　c. 心尖气球样扩张（Takotsubo）或应激性心肌病

　　d. 心内膜下心肌梗死

　　e. 急性心肌炎

81. 图 14-31 显示心脏舒张期（A）和收缩期（B）轴位平衡 SSFP 图像。这些图像有哪种临床发现？

　　a. 三尖瓣反流

　　b. 心肌延迟强化

　　c. 右心室游离壁室壁瘤

　　d. 右心室心肌被纤维脂肪替代

82. 根据美国放射学会建议，4 个指定的 MR 安全区—Ⅰ、Ⅱ、Ⅲ和Ⅳ各代表什么？

　　a. Ⅰ，MR 设备室；Ⅱ，患者等候区；Ⅲ，扫描室；Ⅳ，操作员控制台区域

　　b. Ⅰ，MR 患者等候区；Ⅱ，扫描室；Ⅲ，一般患者出入区；Ⅳ，患者更衣室

　　c. Ⅰ，MR 患者等候区；Ⅱ，扫描仪操作员控制台区域；Ⅲ，MR 扫描室；Ⅳ，MR 设备室

　　d. Ⅰ，通用访问区域；Ⅱ，MR 患者等候区；Ⅲ，操作控制台区域；Ⅳ，MR 扫描室

　　e. Ⅰ，操作员控制台；Ⅱ，MR 扫描仪机房；Ⅲ，MR 扫描室；Ⅳ，放射科行政办公室

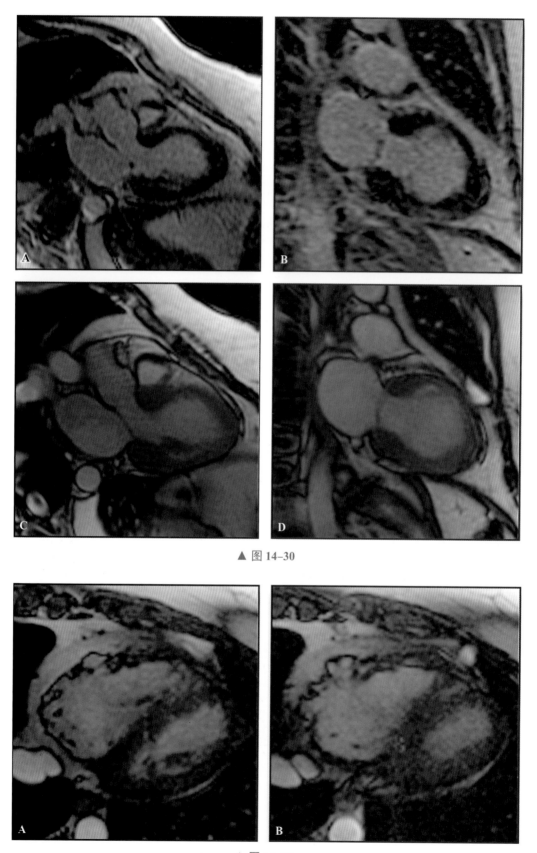

▲ 图 14-30

▲ 图 14-31

83. 图 14-32 中的图像是大动脉转位患者 3 个独立平衡 SSFP 图。根据这些图像，评价大动脉转位时是否需要注射钆？

　　a. 不是，可以使用非对比度增强的亮血技术

　　b. 是的，只有钆增强的图像能提供充足的血池信号

　　c. 不是，在这种情况下使用钆是禁忌证

　　d. 是的，钆增强磁共振血管造影是唯一有用的成像方法

e. 不是，不能使用钆，因为这些患者有发生肾原性系统性纤维化的可能性

84. 诊断致心律失常性右心室型心肌病需要下列哪一种影像学特征？

　　a. 右心室运动障碍

　　b. 右心室游离壁室壁瘤

　　c. 对比剂延迟增强

　　d. 右心室纤维脂肪浸润

　　e. 右心室壁肥厚

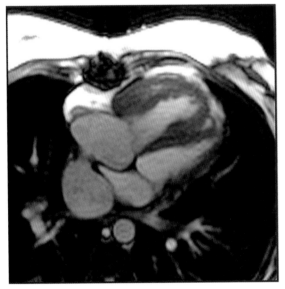
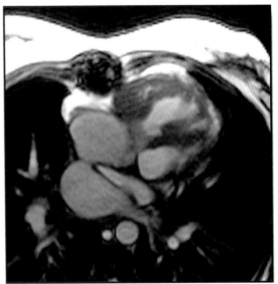
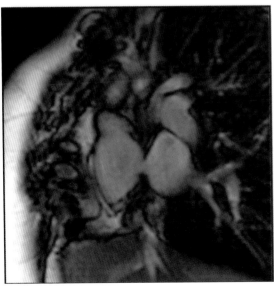

▲ 图 14-32

85. 关于三尖瓣下列哪一项是正确的？

a. 三尖瓣功能不全的原发疾病比继发原因更常见

b. 类癌综合征一般不累及三尖瓣

c. Ebstein 综合征可导致隔叶与后叶向心尖移位

d. 三尖瓣环与肺动脉瓣相连

e. 右心瓣膜病变在使用 MRI 时难以显示

86. 运行高 SAR 脉冲序列对患者的具体风险是什么？

a. 组织加热

b. 辐射烧伤

c. SNR 降低

d. 空间分辨率降低

e. 时间分辨率降低

87. 对于平衡 SSFP 成像，下列哪一项不会增加 SAR？

a. 改变接收 RF 线圈的数量

b. 增加 RF 脉冲翻转角度

c. 增加 RF 准备脉冲

d. 缩短 TR

e. 增加主磁场的强度

88. 对于急性心包炎，下列哪一种说法是正确的？

a. 患者通常会感到疲劳和气短

b. 心包强化特别明显

c. 自由呼吸的呼吸相位改变对诊断是必要的

d. 心包厚度几乎都是正常的

89. LeCompte 手术是什么？

a. 在大动脉转位中，在一个心房内板障上把形态上的右心房和形态上的左心室相连接的一种外科手术

b. 把肺动脉置于主动脉后方的一种外科手术

c. 把肺动脉置于主动脉前面的一种外科手术

d. 一种通过体 – 肺动脉分流增加肺动脉血流的外科手术

e. 一种外科手术，在其中一个冠状动脉放置一个 MR 兼容的支架

90. 图 14-33 显示了心脏的二腔心平衡 SSFP 图像（A）、四腔心平衡 SSFP 图像（B）和四腔心 LGE 图像（C）。本病例中最重要的影像学表现是什么？

a. 左心室过度小梁化

b. 室间隔纤维化

c. 右心室游离壁延迟强化

d. 基底部室间隔非对称性增厚

e. 心尖室壁瘤伴有附壁血栓

91. 在 LGE 图像中使用钆会导致下列哪一种情况？

a. 钆诱导的 T_1 缩短

b. 钆诱导的 T_1 延长

c. T_1 不变

d. 钆诱导的 T_2 缩短

e. 钆诱导的 T_2 延长

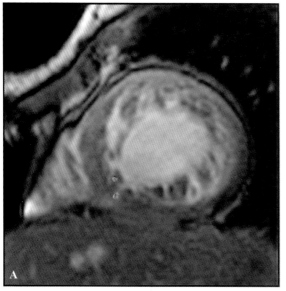

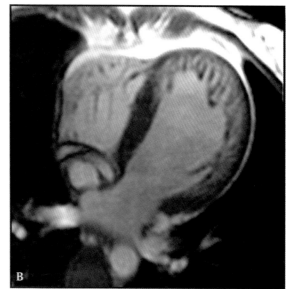

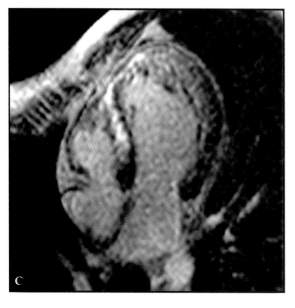

▲ 图 14-33

92. LGE 成像依赖于选择一个精确的反转时间以最佳方式使正常心肌信号归零。下列哪项不会影响反转时间？

　　a. 患者注射的对比剂的剂量

　　b. 注射对比剂和成像之间的时间间隔

　　c. 反转脉冲和成像脉冲之间的时间延迟

　　d. 信号平均值从 1 增加到 3

　　e. 成像的磁场强度为 3.0T 而不是 1.5T

93. 1 例 45 岁女性患者拟接受心脏 MRI 评估部分肺静脉异位引流。除了确认异常的肺静脉，MRI 成像最重要的优势是什么？

　　a. 左心室大小和功能的评估

　　b. 左心房大小的评估

　　c. 右心室大小和功能的评估

　　d. 肺动脉瓣反流的评估

　　e. 主动脉瓣反流的评估

94. 图 14-34 中的 2 幅轴位平衡 SSFP 图像显示心脏在心动周期的不同阶段。本病例中最有可能的诊断是什么？

a. 右心室脂肪瘤

b. 右心室心肌梗死

c. 右心室的良性脂肪浸润

d. 致心律失常性右心室型心肌病

e. 右心室血栓

95. 心脏黏液瘤最常见的解剖位置是什么？

a. 右心房

b. 左心房

c. 肺动脉

d. 肺静脉

e. 左心室

96. 在图 14-35 的 MR 影像上，标签 A 至 D 所显示的 4 个解剖结构是什么？

97. 心血管 MRI 常用于 HCM 的诊断。下述哪项是其最佳优势？

a. 评估动态的左心室流出道压力梯度

b. 评估二尖瓣反流的严重程度

c. 评估冠状动脉解剖

d. 识别可逆性灌注缺损

e. 测量左心室壁厚

98. 1 例 22 岁男性患者，既往无明显病史，因突然发生非劳力性、非体位性胸痛而到急诊科就诊。肌酸激酶同工酶和肌钙蛋白 -T 值轻度升高。ECG 显示窦性心动过速，超声心动图结果正常。行 MRI 检查，具有代表性的三反转恢复和 LGE 图像见图 14-36。根据这些图像，临床发现是什么？

a. 左心室中度扩张

b. 左心室下侧壁水肿

c. 不对称性心肌肥厚

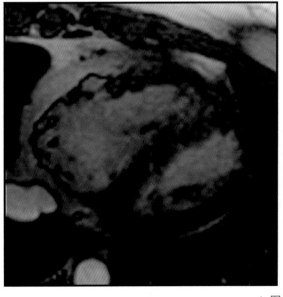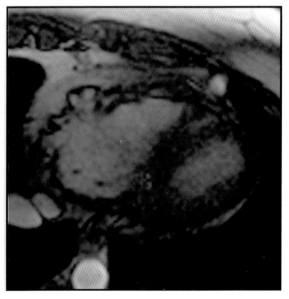

▲ 图 14-34

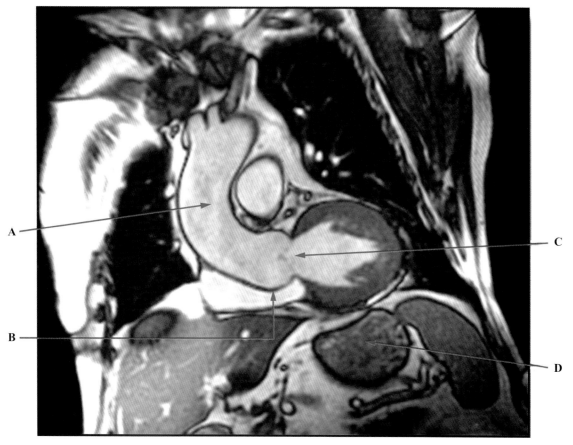

▲ 图 14-35

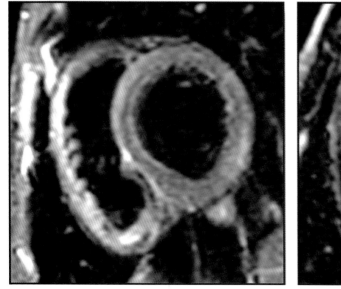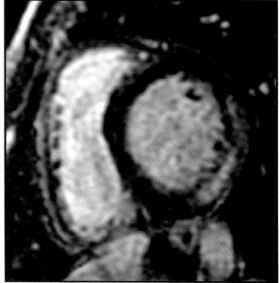

▲ 图 14-36

d. 心内膜下钆延迟强化

e. 铁沉积

99. 部分肺静脉异位引流患者最常见的肺静脉异位引流途径是什么？

a. 右下肺静脉直接进入右心房

b. 右上肺静脉直接进入右心房

c. 右上肺静脉进入上腔静脉

d. 左上肺静脉进入上腔静脉

e. 左下肺静脉进入右心房

100. 图 14-37 中 MR 图像上 A 至 D 标记的 4 个解剖结构分别是什么？

101. 图 14-38 显示了心脏的四腔心平衡 SSFP（A 和 B）和 LGE（C）图像。最有可能的诊断是什么？

a. 心脏铁沉积

b. 心尖球形综合征（应激性心肌病）

c. 肥厚型心肌病

d. 慢性心肌梗死

e. 心脏含铁血黄素沉着症

102. 所谓的墨汁伪影描述的是一条包围器官和肿块边界的暗带。以下肿块中哪一个将在肿块和血池的交界处显示为墨汁伪影？

a. 黏液瘤

b. 血管瘤

c. 脂肪瘤

d. 纤维瘤

e. 血栓

103. 法洛四联症修复术后合并肺动脉瓣反流患者下列哪一项评估最重要？

a. 右心室舒张末期容积指数

b. 肺动脉瓣反流分数

c. 左心室舒张末期容积指数

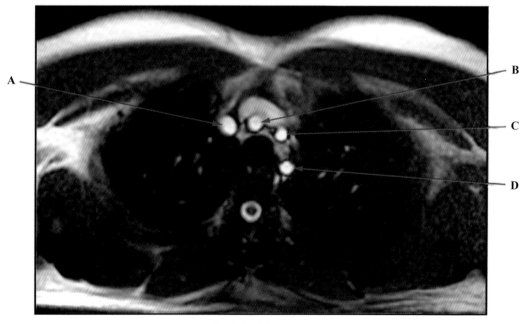

▲ 图 14-37

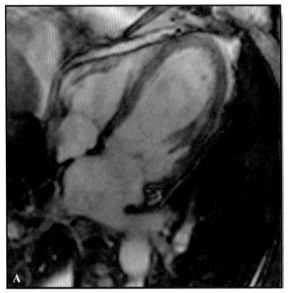

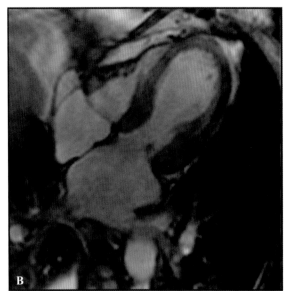

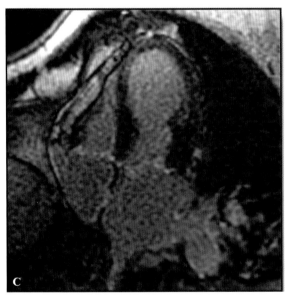

▲ 图 14-38

d. 左心室舒张末期容积

e. 左心室舒张末期质量

104. 在完全性肺静脉异位引流中，肺静脉在进入心脏之前与肺静脉处汇合。肺静脉汇合处血液最常见的引流部位是哪里？

a. 上腔静脉或无名静脉（心上型）

b. 右心房（心型）

c. 冠状静脉窦

d. 下腔静脉或肝静脉（心下型）

e. 左心房的底部

105. 图 14-39 中 MR 图像上 A 至 C 标记的 3 个解剖结构是什么？

106. 1 例来自萨尔瓦多的 40 岁女性患者，无明显病史，现有胸痛、呼吸短促和水样腹泻症状。全血细胞计数显示嗜酸性

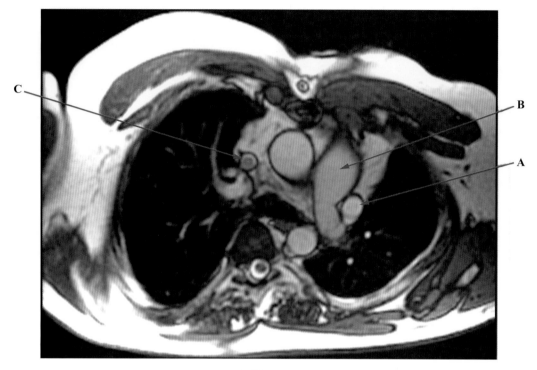

▲ 图 14-39

粒细胞增多，肌钙蛋白值轻度升高。ECG 显示左心室肥大。超声心动图证实心肌肥厚，并显示严重的左心室舒张功能障碍和心尖部巨大血栓。典型的 MR 图像见图 14-40。包括四腔心平衡 SSFP（A）、灌注（B）和 LGE（C）图像。根据 LGE 影像上左心室特征性的三层表现（亮、暗、亮），诊断是什么？

　　a. 心肌炎

　　b. 心肌淀粉样变性

　　c. 心肌梗死

　　d. 心内膜心肌纤维化

　　e. 心肌微血管阻塞

　　107. 弯刀综合征包括下列哪一种影像学特征？

　　a. 连接所有的右肺静脉至上腔静脉

　　b. 同侧肺发育不良

　　c. 所有左侧肺静脉都连接到下腔静脉

　　d. 由肺动脉供应右肺下半部

　　e. 平衡 SSFP 成像上以信号丢失为特征的喷射状回流

　　108. 图 14-41 中 MR 图像上 A 至 G 标记的 7 个解剖结构是什么？

　　109. 血管瘤的分类标准是什么？

　　a. 血管的大小

　　b. 肿块的位置

　　c. 肿块的大小

　　d. 首过灌注血流动力学

　　e. 延迟对比剂延迟强化程度

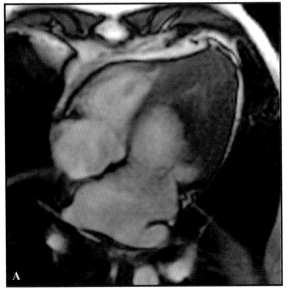

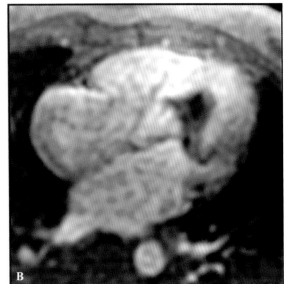

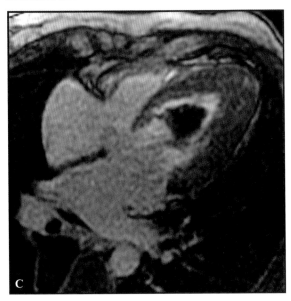

110. 图 14–42 显示了心脏的两腔心平衡的 SSFP（A）、四腔心平衡的 SSFP（B）和 LGE（C）图像，本病例最可能的诊断是什么？

　　a. 心脏结节病

　　b. 左心室心肌致密化不全

　　c. 右心室心肌梗死

　　d. 梗阻性肥厚型心肌病

111. 主动脉缩窄的患者同时罹患二叶主动脉瓣的比例是多少？

　　a. 0%～5%

　　b. 15%～25%

　　c. 25%～45%

　　d. 85%～95%

　　e. 95%～100%

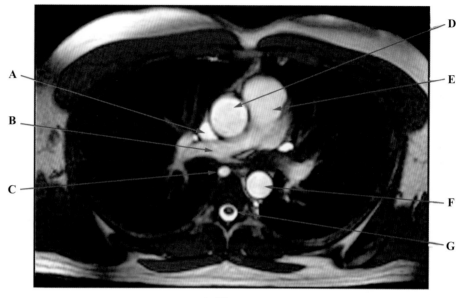

▲ 图 14-41

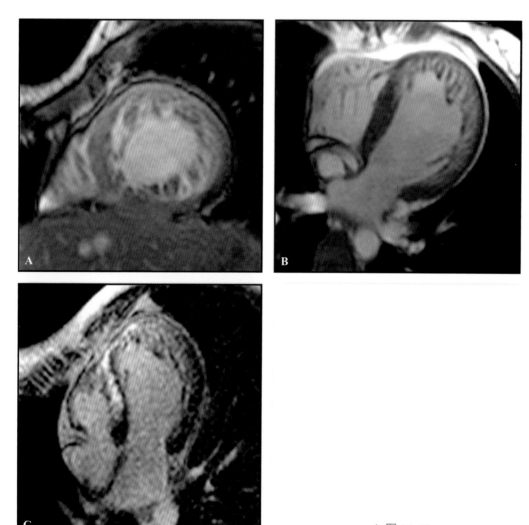

▲ 图 14-42

112. 图 14-43 中 MR 图像上由标签 A 至 F 所指的 6 个解剖结构是什么？

113. 一位呼吸困难的 42 岁的男性在超声心动图结果异常后行心脏 MRI 检查。具有代表性的 LGE（A 和 B）和平衡 SSFP（C）图像见图 14-44。该病例要考虑以下哪种疾病？

　　a. 心肌炎愈合期
　　b. 扩张型心肌病
　　c. 心肌淀粉样变性
　　d. 心内膜下心肌梗死
　　e. 急性心肌炎

114. 心脏 MRI 在新诊断的主动脉缩窄患者中的价值是什么？

　　a. 评估左心室偏心性肥大的程度
　　b. 用 MR 静脉造影术评估全身静脉侧支血管的存在

　　c. 用 MR 血管造影术评估肺动脉侧支血管的存在
　　d. 用相位对比成像评估狭窄部位附近的肋间血管是否有逆流的存在
　　e. 用 LGE 成像评估纤维化

115. 图 14-45 中 MR 图像上通过标签 A 至 E 识别出的 5 个解剖结构是什么？

116. 心脏 MRI 在评估主动脉缩窄修复患者中的作用是什么？

　　a. 评估初次狭窄部位是否有再狭窄或动脉瘤
　　b. 侧支血管回流的评估
　　c. 右心室肥大的评估
　　d. 二叶主动脉瓣的评估
　　e. 利用相位对比 MRI 评估修复后远端的层流

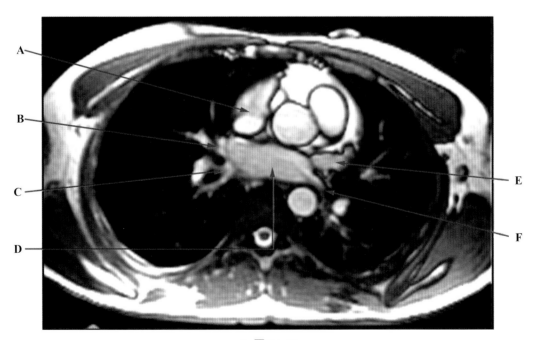

▲ 图 14-43

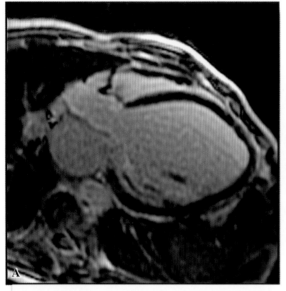

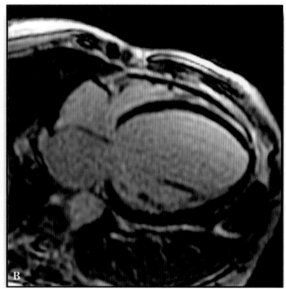

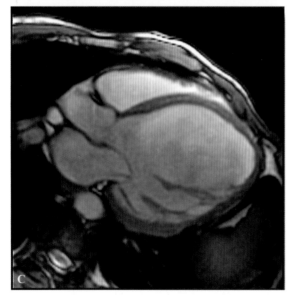

▲ 图 14-44

117. Ebstein 畸形的心脏 MRI 表现特征有哪些？

    a. 右心室发育不良或所谓的羊皮纸心脏

    b. 三尖瓣的隔叶和后叶向心尖部移位

    c. 右心房心室化

    d. 三尖瓣狭窄伴或不伴三尖瓣反流

    e. LGE 成像上左心室心肌内斑片状弥漫性高信号

118. 图 14-46 中 MR 图像上通过标签 A 和 B 所指的 2 个特征是什么？

119. 哪个成像平面量化右心室容积最准确？

    a. 轴位成像平面

    b. 冠状位成像平面

    c. 短轴位成像平面

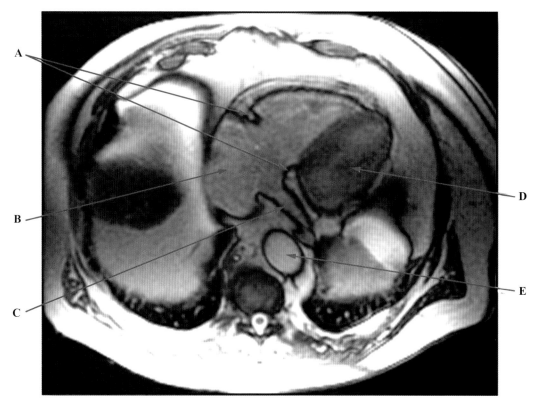

▲ 图 14–45

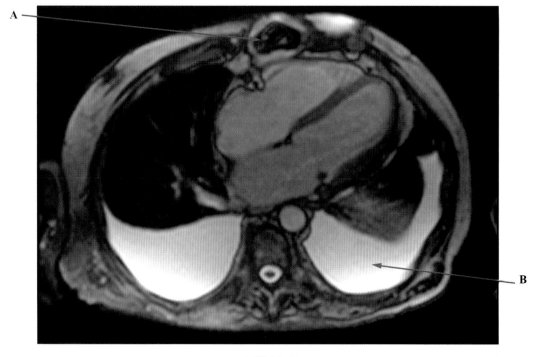

▲ 图 14–46

d. 右心室垂直长轴（流入 / 流出）成像

e. 只要覆盖了右心室的全部容积，任何平面都可以

120. 图 14-47 显示平衡 SSFP（A）、LGE（B）和非脂肪抑制 T₁ 加权黑血（C）图像，显示右心房内圆形活动性肿块。根据这些图像，最有可能的诊断是什么？

　　a. 血栓

　　b. 转移瘤

　　c. 黏液瘤

d. 乳头状弹性纤维瘤

e. 心肌梗死

121. 关于肺动脉瓣疾病的描述哪一个是正确的？

　　a. 肺动脉瓣狭窄多数为后天性

　　b. 肺动脉瓣关闭不全多数为先天性

　　c. 肺动脉瓣狭窄常可见左主肺动脉扩张

　　d. MRI 测量对于肺动脉瓣置换术来说不够准确

　　e. 肺动脉瓣狭窄通常与风湿性心脏病相关

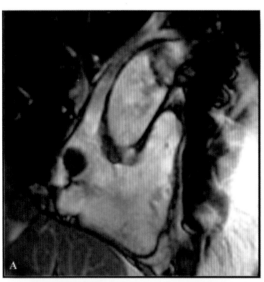
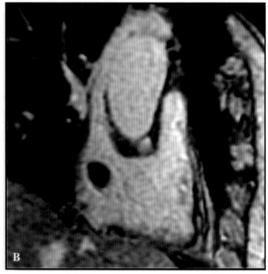
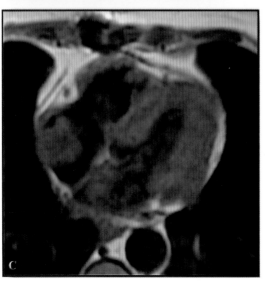

▲ 图 14-47

二、答案

1.答案：a。

磁流体动力学效应是一种众所周知的现象，当导电流体通过磁场时，会在导体内产生电场和继发的电流。在磁场（如高场磁共振扫描仪的磁场）的作用下，血流将产生一个随时间变化的电场，模拟为电偶极矩，其大小与进出心脏心腔的血液体积成正比。这诱发了一个时变信号，这个信号可以被放置在患者胸壁心脏附近的心电图导联检测到。由于心脏的电活动先于从心脏左侧流出的血液，QRS 波和由磁动力效应产生的检测信号之间存在延迟。这种延迟通常等于 S–T 间隔的持续时间，S–T 间隔导致该信号与 ECG 信号的 T 波叠加，导致 T 波信号增加，或 T 波增宽。

2.答案：c。

图中亮 – 暗 – 亮信号模式为微血管阻塞的特征。在诊断微血管阻塞时，确定异常是在心肌内还是在心腔内是很重要的。心尖和室间隔心内膜下心肌内的低信号带是由于微血管阻塞（该区域微血管内缺乏血流）而导致的造影增强不足。该区域被增强的梗死心肌包围。如果处理得当正常心肌在这种类型的图像上应该是暗的，其不会出现在心肌梗死患者的心内膜位置。虽然附壁血栓不会强化，但血栓应该位于心腔内，而不是在心肌内。该患者可能有灌注异常；然而，此图像来自于注射对比剂后的 LGE 扫描，而不是动态灌注扫描。心肌炎表现为心外膜下延迟强化。

3.答案：b。

虽然图像质量不是最佳，这些 LGE 图像可以确定左心室心尖存在一个肿块样病变。肿块周围有一个强化区和一个中心不强化区。缺乏强化表明该区域没有灌注，提示是实性（如血栓性病灶）占位。心内血栓是最常被误诊为心脏肿瘤。其最常见于心尖部心肌梗死或者是心房颤动患者的左心耳内。值得注意的是，这些图像提示两个关键信息：①左心室心尖透壁样延迟强化提示心肌梗死；②左心室心尖梗死区血栓形成。不强化是血栓的特征。

4.答案：b。

平衡 SSFP 序列信号是带有 T_2 和 T_1 加权的回波信号的组合。一般来说，对比度是由这两种信号的比值（T_2/T_1）决定的。这就解释了为什么血液（不使用钆剂造影）在梯度回波成像序列中通常是暗的，而在血池 – 心肌增强图像上是亮的。

5.答案：d。

肥厚型心肌病的特征是心肌变厚（肥厚）。这些患者中，25% 的患者在静息状态时发生左心室流出道梗阻，70% 的患者在压力下发生左心室流出道梗阻。心脏 MRI 可以很好地显示肥厚型心肌病的特征。心肌淀粉样变性的特征是弥漫性淀粉样蛋白沉积，通常引起心肌弥漫性增厚。高血压往往病史典型呈全心增厚，而不是局部的心肌增厚。心脏结节病不会引起局部心肌增厚，但延迟强化会引起心肌局限性强化。

6.答案：d。

心包厚度与心包缩窄的的发生不完全相关，尽管许多学者提出用 2mm 或 4mm 作为诊断心包缩窄的"正常"厚度的临界值，但即使病理组织学检查提示心包厚度正常，心包缩窄仍会发生。

7. 答案：b。

在分段电影采集中，时间分辨率（即每个电影时相的间隔时间）是每段视图和重复时间的乘积。降低这个值将提高时间分辨率。然而，这将需要更多的心跳来获得所需的相位编码步骤数，因此，将导致采集时间的增加。对于固定心率，减少相位编码步数会减少整体图像采集时间和空间分辨率，但不会降低时间分辨率。增加或减少翻转角度则不会影响时间分辨率。增加 TR 会增加总的采集时间，减少每个节段的图像帧数。

8. 答案：a。

法洛四联症患者完全修复术后最常见的并发症是肺动脉瓣反流。这在经环瓣补片修复后更常见，这种情况下患者会留下自由的肺动脉反流，如图所示。出于这个原因，心脏 MRI 可以通过相位对比血流图像来评估肺动脉反流量和反流指数，并评估其对右心室功能的影响。

9. 答案：d。

一般认为，目前人工瓣膜是可以在 1.5T 的磁共振仪器上进行扫描。大多数器械制造商建议在瓣膜置换术后推迟大约 6 周待瘢痕形成以后选择性 MRI 检查，并减小潜在的磁场引起移动的风险。人工假体通常是安全的。一般来说，任何含有铁成分的设备都不能与 MRI 设备兼容。然而，取决于设备的类型，它在体内的位置（即不靠近任何关键结构）和设备内铁金属的数量，制造商已经执行测试以验证设备在一个给定的场强的扫描是安全的。建议在将患者置于磁共振扫描仪前，对每个植入装置的磁共振安全性进行验证。

10. 答案：e。

减少相位编码步骤的数量将减少所获得的数据量，从而减少总扫描时间。增加每一层图像帧数意味着在给定的 R-R 间隔内可以获得更多的数据，所以减少获取数据的 R-R 间隔的总数，从而减少总成像时间。减少 FOV 即减少相位编码步骤的数目及总的成像时间。将信号平均数或激励次数减少到 0.5，相位编码步骤的数目和成像时间将减少 1/2。额外的心动周期可以通过插值和额外的视图共享方案重建，但这发生在数据采集之后，因此不减少采集时间。

11. 答案：c。

平衡梯度回波成像的信号是两个独立回波的总和。偏共振效应是指较低 B_0 匀场破坏了两个回波之间的相位相干性，从而产生不同程度的信号抵消，并导致特征性带状伪影。仅由一种回波产生的梯度回波图像，如毁损梯度回波图像，并不是多重回波的结果，而且在平衡梯度回波图像中，不表现出典型的带状分布。多回波梯度回波序列产生的信号损失随着 TE 的增加而增加，但这是一个 T_2^* 的结果，并不产生在平衡梯度回波图像中产生的特征带状或"斑马纹"伪影。当图像中出现环绕伪影和来自两个不同空间位置的信号重叠时会出现异常。

12. 答案：a。

平衡 SSFP 四腔心层面显示收缩期左心室非向心性收缩（B），心室基底部与心尖相比有增厚。左心室心尖呈气球状改变。在 LGE

图像上未见类似于心肌梗死的高强化区域。

13. 答案：d。

MRI 较超声心动图具有较低的时间分辨率和较长的采集时间。超声心动图和磁共振成像均无电离辐射，两者均能识别心包积液。磁共振成像能鉴别出心包炎症。此外，大视野解剖结构显示的同时能评估心肌组织学特征是 MRI 的相对优势。

14. 答案：b。

心肌厚度准确的测量是心脏 MRI 的必要条件。测量心肌室壁厚度应在舒张末期，在心动周期的其他时相上测量会不准确。

15. 答案：e。

平衡 SSFP 成像中的条带伪影是由于在成像 FOV 中组织频率发生变化引起的，最常见原因是 B_0 磁场不均匀性。黑带反映了成像序列的共振频率的特定位移。将用于获取 MR 信号的 RF 接收器的共振频率调整到该频率，使那些暗带区域处于共振状态，可以有效地消除暗带伪影。那些最初产生共振上的区域将会关闭共振，并将导致信号缺失或暗带伪影。因此，图像表现在 FOV 上有效的移位。虽然它不能消除伪影，但它是一种简单而有效的方法，可以将伪影转移到感兴趣区域之外，而感兴趣区域相对于心脏成像来说通常相对较小。

16. 答案：c。

拉莫尔频率 f_L，单位为赫兹，定义公式为 $f_L=\gamma/2\pi B$（r），其中 B 是位置 r 和 γ 处的净磁场，γ 为旋磁比，对质子来说是 42.57MHz/T。将这些值代入 Larmor 方程，得到选项 c 给出的以 MHz 为单位的值。重要的是，拉莫尔频率和场强是呈线性相关的。

17. 答案：a。

在心中部室间隔可以看到异常的延迟强化。这种增强模式是典型的左冠状动脉前降支供血区域梗死。回旋支心肌梗死的典型表现为左心室基底部和心中部侧壁病变。右冠状动脉供血区梗死通常累及基底部和心中部心室的下壁（可能延伸至邻近的下间隔及下侧壁），右心室也可能受累。后降支区域心肌梗死通常累及下壁。对角支闭塞会导致前壁或前侧壁梗死，通常会室间隔和心尖保持正常。

18. 答案：a。

法洛四联症患者修复后行心脏 MRI 的主要适应证之一是评估右心室功能。这些患者术后需要监测是否存在肺动脉反流及其严重程度。右心室容量负荷增加会引起右心室扩张，而压力负荷增加会引起右心室心肌肥厚。由于肺动脉反流主要引起容量负荷增加，进而导致右心室扩张。因此，心脏磁共振监测的目的之一是评估肺动脉瓣的扩张程度，以便制定肺动脉瓣更换的最佳时机。

19. 答案：d。

低空间频率（低 k 空间数）包含关于图像内对比度的信息。高空间频率（高 k 空间数）包含图像边缘信息。如果只获取低空间频率信息（即低 k 空间或 k 空间谱的中心部分），图像会因为没有信息来区分边界而出现模糊。其他选项不会影响图像的空间分辨率。

20. 答案：c。

由于激励回波的损毁，扰相梯度回波脉冲序列是重 T_1 加权序列。（在非毁损梯度回波序列，如平衡 SSFP 图像，这些回波提供额外的 T_2 加权）。当暴露于多个射频脉冲（即稳态）时，由于该组织的贡献显著降低，具有长 T_1 和长 T_2 的血液通常呈低信号或等信号。然而，在心脏成像中，血液流入及流出成像层面，血池的信号明显增加，因为血液处于非稳态，被充分磁化，从而贡献最大比例的信号。

21. 答案：c。

理论上，MR 信号随磁场强度增大或减小呈相应线性改变。假设噪声含量保持不变，场强从 1.5T 增加 1 倍到 3.0T 将使信号增加 2 倍。因此，信噪比将有效地翻倍，尽管实际的增加值小于 2 倍。

22. 答案：c。

主动脉瓣面积和收缩期峰值流速是主动脉瓣狭窄而不是主动脉瓣关闭不全的诊断标准。升主动脉扩张可能与主动脉瓣关闭不全有关；然而，它也可以与主动脉瓣狭窄有关或独立于主动脉瓣疾病，二叶主动脉瓣可以出现狭窄或反流。

23. 答案：c。

左心室心尖部血栓最常见的原因是心肌梗死，阻断了血液在心肌的微血管分布。缺血诱导的损伤导致心肌细胞损伤和血小板聚集。大范围的缺血损伤导致血小板和其他细胞碎片的累积，从而产生血栓或血凝块。

24. 答案：b。

通常，黑血成像是自旋回波脉冲序列。这些序列使用较短的 TE 和 TR 值。对于心脏成像来说，假设心率为每分钟 60 次，这意味着 TR 时间远低于 1000ms，或者超过 1 次心动周期的 R-R 间隔时间。此外，TE 值通常选择小于 50ms，具体值是根据心动周期的不同阶段来选择的。

25. 答案：d。

该患者出现心外膜下延迟强化的模式，再结合临床病史诊断为心肌炎。心肌梗死会产生心内膜下延迟强化，如冠状动脉栓塞导致心肌梗死。应激性心肌病一般无延迟强化。

26. 答案：b。

一种直接获取心脏电影数据的方法是将心动周期划分为 n 个离散的时间间隔。每个间隔代表给定的数据采集窗口心脏所处阶段。总扫描时间等于 R-R 间隔乘以每幅图像的 k 空间线数与每个心动周期获得的 k 空间线或视图数的比值。在这个场景中，k 空间线被分组到与给定心动时相相关的离散和独立的箱子中。在共享视图中，这一限制被放宽，从而允许相邻心动周期之间共享视图。这有效地增加了给定心动周期每个 R-R 间隔所获得的视图数，从而减少了收集完整 k 空间数据所需的 R-R 间隔数和总体扫描时间。该方法的另一个优点是模糊了心脏容积的快速时间变化，从而心脏在整个心动周期中跳动时显示更平滑。

27. 答案：e。

心脏黏液瘤是最常见的心脏良性肿瘤，其典型的表现如本例所示。它们通常通过蒂附着在房间隔上，具有高度的可移动性。一般在 T_1 加权图像呈等信号，T_2 加权图像呈高信号，增强呈不均匀强化。血管肉瘤是最常见的原发性心脏恶性肿瘤，典型表现为右心房团块状不均匀肿块。乳头状纤维弹性瘤是心脏第二常见的良性肿瘤，是一种体积较小肿瘤，常出现在瓣膜表面。本例无原发性转移瘤的影像学表现。

28. 答案：a。

黑血 T_2 加权图像可显示心肌和心包炎症，具有潜在的辅助诊断价值。该成像序列可用或不用脂肪抑制。图像是在心动周期的单一阶段获得，因此是静态的或心脏的"快照"视图。心室功能、局部室壁结构或异常、冠状动脉解剖和灌注不能通过该序列成像来显示，需要电影序列来显示心脏在整个心动周期中的运动。

29. 答案：b。

虽然少数肥厚型心肌病患者的心肌厚度为 30～50mm，但心肌厚度 > 30mm 是心源性猝死的主要危险因素。肥厚型心肌病患者心源性猝死的其他高危特征包括：一级家族成员有心源性猝死家族史、不明原因晕厥合并持续性室性心动过速、动态心电图监测非持续性室性心动过速、运动试验时血压反应异常。中部心腔闭塞，收缩期二尖瓣前叶的前向运动，以及平衡 SSFP 成像左心室流出道血流失相位是梗阻性肥厚型心肌病患者的表现但不是肥厚型心肌病患者心源性猝死的独立危险因素。

30. 答案：b。

静脉窦型房间隔缺损通过其他影像学检查方法难以发现。MRI 大 FOV 和多平面成像的能力使其成为显示房间隔缺损的首选的成像方法。房间隔缺损通常位于房间隔的中部，而原发性房间隔缺损通常位于房间隔较低的位置，并累及房室交界处。

31. 答案：e。

拉链伪影的产生有不同的来源。受激励回波由接收线圈接收的重新聚焦脉冲产生的混杂信号，这是由脉冲序列相关误差引起

的拉链伪影的 2 个例子。来自磁共振扫描室的外部噪声源，比如来自患者监控设备或患者泵，也会产生拉链伪影。最后，由于磁共振扫描仪（屏幕室）中的射频泄漏造成的射频噪声也可以被检测到并数字化成磁共振信号。

32. 答案：d。

这是肺静脉异常引流至下腔静脉表现出的典型的镰刀样缺损征象，在主动脉左侧可看到永恒左上腔静脉。主动脉憩室是一种罕见的主动脉先天性异常，是由左锁骨下动脉的异常起源引起的。主动脉夹层或无冠状窦则不会出现这种表现。

33. 答案：d。

一种轴位、斜向平衡 SSFP 采集通过根据以往的三腔心和冠状位斜位主动脉瓣平面可以很好地显示主动脉瓣的形态和功能，也可以用来估计主动脉瓣狭窄的面积。三腔心、冠状面、斜位平衡 SSFP 可用于主动脉瓣狭窄和反流的喷射血流的显示，但不能完全评估瓣膜的形态。轴向、双反转恢复、自旋回波（即无脂肪抑制的黑色血液）图像可以显示瓣膜、瓣叶，但这种技术不如电影平衡 SSFP 图像可靠。收缩期是鉴别主动脉瓣形态的最佳时机。

34. 答案：b。

MRI 检查可以直接显示法洛四联症患者的心脏，而且在大多数情况下不需要静脉使用钆对比剂。该检查的主要目的是评估心脏容量和心室功能，并确定和量化瓣膜异常的程度。图 A 和图 B 分别显示收缩期的幅度和相位图像，通过相位对比成像对反流容量进行定量。图 C 为舒张期图像；由于肺动脉

瓣反流引起的主肺动脉瓣上方可见逆向的高信号。

35. 答案：c。

速度编码值（VENC）表示 MRI 序列相位内编码为 π（3.14159）弧度时相位值的最大速度。正确编码到相位对比 MR 信号的相位中的速度都是 +VENC 和 -VENC 之间的值。这个速度范围可以被认为是速度编码的动态范围。如果 VENC 小于运动组织的最高速度，那么相位值将会被混叠到一个 -π～+π 的值（π = 3.14159），峰值速度将不再对应一个唯一的相位偏移。对于有像素混叠的血管，血管内的净流量（像素的速度 × 面积）将会因为出现负的速度而减小，因此流量值也发生同样的变化。当 VENC 设置得过高时，测量相对较小速度的灵敏度会降低，从而可能会低估流量。VENC 确定与相位偏移相对应的速度该速度应略高于预期峰值速度的值，而不是预期平均速度。

36. 答案：d。

该病例所示的图像是经矫正型大动脉转位的典型例子。没有显示严重主动脉狭窄、心肌致密化不全或肺静脉异位引流。

37. 答案：e。

频域内的 k 空间线间距与成像 FOV 成反比。减少 FOV 相位编码方向与同等数量的减少相位编码步骤主要影响空间分辨率，同时减少采集时间等于减少相位编码步骤（如 20cm FOV，128 个相位编码步骤减少到 10cm FOV 和 64 相位编码步骤维护一个像素的分辨率为 1.56mm，扫描所需时间减少 1/2）。磁共振平行成像技术利用了这一原理，通过有意地减少 FOV 并重建原始的、更大的 FOV 图像，重建更大的 FOV 图像是通过使用射频的多线圈数据结合单个空间灵敏度图像上的每个线圈单元内的多元素的射频线圈。

38. 答案：a。

血栓由凝固的血液成分组成，因此不包含完整的血管网络。血栓没有灌注，所以钆剂无法灌注到肿块中。这表现为 LGE 图像和动态对比增强（灌注）成像无信号。环绕血栓的区域是典型的灌注区，包括炎症区，在 LGE 显像上呈高信号。

39. 答案：d。

在 LGE 图像中，整个心肌侧壁信号增高（表现为透壁性）。在回旋支冠状动脉支配心肌范围内，其强化的位置和程度是典型的透壁梗死。心肌梗死后出现透壁强化会使治疗后心肌功能恢复可能性降低。非透壁心肌梗死可见心内膜下强化。功能恢复的可能性随着强化透壁程度的增加而降低。心外膜下和心肌中层延迟强化在缺血性心脏病中不常见，但在缺血性心脏病中可以看到其他类型的心脏病，如心肌炎和非缺血性心肌病。附壁血栓在 LGE 图像上呈低信号，往往在梗死心肌内侧。

40. 答案：b。

这是一个典型的心包囊肿影像学表现。重要的是该表现提示良性病变。由于囊肿液体含量高，在 T_2 加权和平衡 SSFP 图像上显示高信号。液体在平衡 SSFP 图像是高信号，因为信号是与 T_2/T_1 的比值。

41. 答案：c。

了解心电图波形中获取给定的 k 空间线在心动周期内的某一点，通常需要重建整个心动周期的单个（静态）或一系列电影图像。

自由呼吸序列通常需要呼吸导航，但如果要获取心脏图像，通常也需要心电门控。实时数据采集的目的是以每秒几幅图像的速度采集图像。为了实现这一目标，实时数据通常分辨率较低，并且是连续采集的。不需要对跨多个 R-R 间隔或在心动周期的一个给定的点对采集进行分段。在这些实时采集条件下，不使用心电门控。

42. 答案：e。

部分相位 FOV 成像，又称矩形 FOV 成像，减少了 FOV 的同时减少相位编码的次数的步骤。更少的相位编码步骤减少了总体采集时间。因此，缩短屏气扫描时间，在所有其他参数保持不变的情况下，时间分辨率受每个心动周期获得的 k 空间线数（每节视图）的影响，而不受部分时相 FOV 的影响。对比度受脉冲序列的选择、TE 和 TR 的影响；层厚与 FOV 无关。

43. 答案：b。

在 MR 采样中，在频率编码方向上的数据读出可以被滤过，这样就不会发生混叠。因此，混叠只会沿相位编码方向发生，并表现为所谓的卷褶伪影，即相位编码方向在成像 FOV 之外的信号被绕到相反的一侧。在三维采集中，相位编码沿两个正交方向发生，一个在成像层面内，一个沿层面编码方向。

44. 答案：d。

舒张末期（A）和收缩期末期（B）的一组平衡 SSFP 图像显示了左心室前间隔基底段不对称肥厚伴收缩期左心室流出道信号丢失，这一征象提示血液湍流，这与本例肥厚型心肌病患者的动态左心室流出道梗阻一致。收缩时二尖瓣前叶、二尖瓣索和后内侧乳头肌

的前向运动导致左室流出道的梗阻。

45. 答案：a。

法洛四联症特征表现为室间隔缺损、主动脉骑跨、肺动脉瓣狭窄和右心室肥大。肺动脉瓣狭窄可发生在瓣膜下、瓣膜或瓣膜上。在极端情况下，可出现肺动脉瓣闭锁。在所有病例中，MR 血管造影术的作用是显示肺动脉血管，以确保周围分支正常，并评估周围肺动脉狭窄的存在。

46. 答案：a。

磁化率是一个比例常数，其描述的磁化 M 将诱导材料暴露在一个应用磁场 B，或者 x（通常称为磁性易感性的材料），$x=M/B$。交叉组织类型的范围 x 的变化相对较小，因此 MR 扫描仪主磁场的扰动（B_0）将相对较小，经常被忽略。如果 x 有显著差异，对于外源性物体（如胸骨针或髋关节假体）出现的情况，则会导致 B_0 的显著扰动。此外，物体的大小和方向也会影响磁场扰动。由于核磁共振的空间位置是根据磁场与位置非线性扰动之间的线性关系来映射的，由于磁化率的差异导致了几何变形。此外，如果一个局部区域（如体素）内的扰动很大，就会发生体内的失相位，破坏体素内自旋的相位相干性，最终导致信号抵消或丢失。这一现象是在超快成像序列中对剩余穿越信号进行破坏诱导的基础。第二类化学位移描述了同时含有脂肪和水的体素中信号的减少，当一个 TE 被选择时，两种物质的自旋相对于另一种自旋的相位相差 180°，除非体素中含有等量的脂肪和水，否则不会有完全的信号丢失。此外，这种效应仅限于同时含有脂肪和水的体素。

47. 答案：d。

磁共振图像呈颗粒状表现通常与图像噪声增加有关。虽然一个小的 FOV 在很多情况下将有助于磁场的均匀性和减少流动伪影，它也降低了像素和整体信号的尺寸而不降低图像噪声。减少信号平均数也会减少磁共振信号，但不会减少图像中的噪声并且将缩短成像采集时间，甚至会放大噪声，使图像显得更加模糊。增加层厚将通过增加图像的体素尺寸来增加磁共振信号，一般来说，增加层数不会影响每层的噪声量。

48. 答案：d。

脂肪的弛豫时间很短，在大多数 T_1 加权序列上产生高信号。脂肪抑制技术，利用了水和脂肪在共振频率上的差异。抑制脉冲适用于整个成像范围，但只有当射频脉冲的频率与脂肪的共振频率一致时才有效。整个成像范围的非均匀 B_0 场将引起脂肪和水的共振频率偏移。当位移足够大时，脂肪的共振频率会移出射频脂肪抑制脉冲的带宽，从而导致脂肪信号的不完全抑制。STIR（短 T_1 反转恢复）序列使用反转脉冲和时间延迟（TI）到零纵向磁化，使脂肪不产生任何信号。反转恢复的脂肪抑制技术对 B_0 场不均匀性不敏感。

49. 答案：e。

心脏的四腔长轴层面识别出房间隔内的高信号病变。由于未使用钆对比剂，因此信号增高不是由于钆引起的 T_1 缩短。病变的信号强度与周围的心包脂肪相似，不累及卵圆窝，提示良性病变。这是房间隔脂肪瘤性肥厚的特征性影像学表现。

50. 答案：c。

形态正常的主动脉瓣退行性变是主动脉瓣狭窄最常见的原因，虽然 BAV 患者通常在 10～20 年前就出现症状。BAV 是最常见的先天性心脏异常，估计发病率为 1%～2%，至少 20% 的患者与主动脉缩窄有关。一些研究表明，MRI 在鉴别瓣膜形态方面可能优于经胸超声心动图。

51. 答案：e。

自旋－晶格弛豫描述了质子与晶格或周围其他分子结构交换能量的能力。由于固体和半固体的振动频率相对于质子的共振频率相对较低，所以交换相对较低，导致长 T_1 值。自旋－自旋（T_2）弛豫描述了由于单个质子相互接近而引起的磁场局部扰动而导致的相位相干性的损失。对于半固体，T_2 较 T_1WI 值小。最后，T_2^* 弛豫描述了主磁场的微观扰动和宏观扰动的影响，所以 T_2^* 比 T_1 和 T_2 都短。

52. 答案：a。

基底部侧壁心外膜下延迟强化是心肌炎的典型表现。心内膜下延迟强化最符合心肌梗死表现。由于钆在心肌淀粉样变中的晚期分布不同，因此可出现整体的、弥漫性的、心内膜下的延迟强化特征。右心室插入部延迟强化常见于肥厚型心肌病和严重肺动脉高压。心外膜下整体弥漫性对比剂延迟强化很少见到，其也不能提示某种特定疾病。

53. 答案：d。

由平衡 SSFP 脉冲序列产生的信号是两个组成回波的相干和。磁共振信号的复杂性质（如幅度和相位）意味着回波必须具有相对于另一个零相位，以确保它们的信号构成。不均匀性扰动了这种相干性，从而产生信号抵消。对于给定的平衡 SSFP 脉冲序列，最大信号抵消区域（即黑带）之间的间隔是恒定的。间隔以赫兹为单位测量，等于1/TR，其中TR是平衡SSFP脉冲序列的脉冲重复时间。因此，更短的TR将导致更大的非共振带宽，使在一个固定的B_0、非均匀性FOV内，较短的TR将产生较大的间距之间的黑带。

54.答案：e。

腺苷可导致许多不良反应，包括慢性阻塞性肺病和心脏传导阻滞。一般来说，根据它们的严重程度，这些一般不被认为是禁忌证。双嘧达莫会增加腺苷的不良反应，是最佳选择答案。贝类过敏不是心脏MRI检查的禁忌证。咖啡因会干扰腺苷，但在检查前8h以上饮用无咖啡因咖啡并非绝对禁忌证。

55.答案：c。

T_2加权显示图像对比，其中T_2值较长的组织是亮的，T_2值较短的组织是暗的。成像序列对T_1效应的敏感性较低，因此不同T_1值的组织不影响图像对比度。液体的特征是长T_2值，因此在T_2加权图像上显得明亮。使用黑血成像将抑制血液流动的信号。高液体含量的组织在T_2加权图像上会显得明亮。心肌水肿液体含量较高，可以检测到相对于正常心肌病变心肌信号增加。在缺血性心脏病中，心肌T_2信号可在缺血发作30min内增加。患者急性发作胸痛，经导管检查发现回旋支远端闭塞，在MRI检查前一天使用药物洗脱支架进行治疗。LGE图像中T_2信号增加的面积明显大于延迟强化面积。T_2增加的不匹配区域，没有强化，可能是由于支架植入所挽救的心肌。

56.答案：b。

心脏压塞通常出现在紧急情况下，需要紧急干预。心包破裂、积液和心脏MR影像的定量评估都是相对简单的，可以直观地观察和计算。不需要注射对比剂帮助诊断心脏压塞。

57.答案：d。

心脏MRI可准确评估主动脉瓣重度狭窄。通过主动脉瓣平面获得的平衡SSFP图像显示异常的主动脉瓣，其形态变化提示严重狭窄。没有发现心脏占位。此外，心脏MRI还可以识别产生劳力性呼吸困难的其他心脏病原因，如缩窄性和限制型心肌病。

58.答案：a。

第一种化学位移会在只含有脂肪或水的体素之间产生位移。因为脂肪产生的频率比水低，所以只含有脂肪的体素会沿着频率编码方向相对于水发生偏移。这会产生明暗相间的条纹，最明显的是在含有器官外脂肪层的肾组织边缘。第二种的化学位移，当一个体素既含有脂肪又含有水时，就会根据图像序列的强弱，对来自两种物种的信号产生相干。适当选择TE可以产生两个信号相差或同相位180°度的图像。反相位图像显示了脂肪和水之间的相干，勾勒出了脂肪周围的含水结构。

59.答案：e。

自由呼吸的心脏采集无须屏气，因此很容易被患者接受。然而，除非采用其他前瞻性或回顾性运动校正方法，否则呼吸运动会在重建的图像中产生伪影。虽然大多数心脏成像平面采用双斜位，但其频率编码轴通常沿上、下轴方向，相位编码轴沿前、后轴方向，特别是在短轴位采集。在这些条件下，胸壁或多或少地沿着相位编码移动，产生重叠伪影。前瞻性的运动矫正方法包括使用固定在患者胸部的呼吸绷带或导航仪进行呼吸门控，这两种方法都用于监测呼吸周期给定阶段进行数据采集。回顾性方法包括处理原始图像数据，以校正在采集期间的平移和（或）旋转。呼吸运动诱发伪影的存在虽然不可取，但不需要重复图像采集过程。这些伪影是运动幅度和伪影位置的函数，尤其是如果它们不在感兴趣的解剖结构内时。最后，由于呼吸运动在仰卧位患者前胸上的表面线圈的运动将导致该线圈元件相对于成像解剖结构的灵敏度分布发生变化，但是与运动引起的重影相比，由这些效应引起的伪影通常是次要的。

60. 答案：c。

晚期回波显示心肌内信号丧失，不同回波图像是血色素沉着对心脏影响的特征。当梯度回波图像的回波时间增加时，相关的铁超载降低了心肌的 T_2^*，并产生更多的信号损失。多梯度回波（即 T_2^* 加权）序列大部分由磁共振扫描仪制造商提供并当怀疑铁过载时应使用。心肌淀粉样变有不同的表现，其特征是心肌信号无法抑制。限制型心肌病、扩张型心肌病和心包炎则没有这种表现。心肌和肝脏整体呈黑色，提示铁沉积。

61. 答案：a。

心包通常含有 15～50ml 的液体；因此，心脏 MRI 在心包内出现少量的液体是正常的。它并不总是与心包增厚或炎症密切相关。在黑血自旋回波成像中，心包的液体并不总是亮的，因为液体有可能"晃动"产生流空而出现黑色。心包积液有多种原因，通常不会影响血流动力学。因此，一般不需要进行取

样检测和随访，除非液体快速增加，需要高度警惕是否与出血或伴有原发恶性肿瘤相关。

62. 答案：b。

腺苷酸负荷图像显示室间隔心内膜下灌注缺损，LGE 图像无相应的灌注缺损或强化。这些是心肌缺血特征性表现。正常心肌和应激性心肌病心肌在静息和负荷上均灌注正常且 LGE 无异常强化。梗死心肌在静息和负荷状态下均出现灌注缺损及与其相匹配的 LGE 图像延迟强化。心肌炎不会累及心内膜下。

63. 答案：a。

以双反转 – 恢复自旋回波黑血成像序列为例，在数据采集组件开始前应用 2 个 180° 反转脉冲实现对血池信号的抑制。第一个 180° 射频脉冲是非层面选择或硬射频脉冲，有效地逆转所有的磁化组织内的成像容积，该脉冲称为硬脉冲。因为在 RF 脉冲应用期间没有同时应用层面选择梯度，然后应用第二个层面选择性射频脉冲来恢复成像容积内组织的磁化，从而使静止组织的磁化现在处于与应用初始射频脉冲之前相似的状态。在由患者的心率和血池的 T_1 值决定的延迟之后，应用常规的多回波自旋回波成像序列从静态组织中获取数据。所述 2 个 180° 射频脉冲与所述脉冲序列的成像段之间的延迟时间被选定，从而使所述血池信号的纵向磁化分量为零，并且看不到作为成像组成部分的任何射频脉冲。没有任何横向磁化意味着在图像数据中将没有来自血池的信号。采用绝热射频脉冲是因为它们改进了层面选择的特性。

64. 答案：d。

心内膜下延迟增强最符合心肌梗死。心

外膜下分布延迟强化是心肌炎的典型表现。法布里病表现为心外膜下外侧壁的延迟强化。心肌淀粉样变具有不同的表现，其中心肌信号无法抑制是其特性表现，LGE 图像表现多样。

65. 答案：b。

在正常的操作条件下，室内空气湿度的增加是肉眼无法察觉的。尽管在扫描室或设备内可能会有火灾产生烟雾，但它很可能不会在扫描室内迅速扩散。利用液氦使超导磁共振扫描仪保持在超导状态。液氦的膨胀率约为 1∶700，即 1L 的液氦膨胀为 700L 的气体。如果含有液氦的杜瓦瓶内的温度升高（例如，由于低温冷却系统的失效），液氦会从液体转变为气体，并相应地膨胀。现代磁共振扫描仪的设计就是将这种气体排放到外部环境中。但是这个系统的故障会导致这种气体释放到扫描室本身。虽然气态氦是无色的，但由于其温度极低，会导致水蒸气在室内空气中迅速凝结，形成所谓的白雾。

66. 答案：a。

心内膜下延迟强化最符合心肌梗死。在有严重冠状动脉阻塞和左心室功能障碍的患者中，延迟强化消失提示是冬眠心肌。心外膜下分布的延迟强化是典型的非缺血性分布。这种表现并不只出现在法布里病中，但法布里病的强化模式表现为心外膜下基底部侧壁的延迟强化。心肌淀粉样变有不同的表现，心肌信号无法抑制是其特性表现，LGE 图像上表现多样。

67. 答案：a。

二尖瓣脱垂是二尖瓣功能失常最常见的原因，据估计发生率为 2%～3%。急性二尖瓣关闭不全通常是由于心内膜炎或乳头肌或腱索突然断裂，常发生在心肌梗死的情况下。缺血性二尖瓣反流的存在意味着心肌梗死的预后不良。肺水肿是急性二尖瓣关闭不全的常见症状，是由突然的左心房和左心室容量超载引起的。

68. 答案：a。

在没有对比度信号增强的情况下，脂质在 T_1 加权非脂肪抑制的黑血序列中表现为高信号。病变最可能是脂肪，提供了脂肪瘤性肥厚的诊断。房间隔脂肪瘤性肥厚是由房间隔脂肪细胞增生引起的一种良性正常变异。患者通常无症状，但可伴有房性心动过速。房间隔脂肪瘤性肥厚是典型的哑铃状肿块，位于卵圆窝之外，在所有成像序列上都表现为脂肪的信号特征。

69. 答案：b。

心肌淀粉样变在 LGE 有特征性的性表现，即心肌信号无法抑制，LGE 图像上表现多样，但典型的表现为心内膜下弥漫性环形延迟强化。心内膜下延迟强化最符合心肌梗死。在有严重冠状动脉阻塞和左心室功能障碍的患者中，延迟强化的消失提示为冬眠心肌。心外膜下分布的延迟强化是心肌炎的典型表现。法布里病表现为侧壁心外膜下延迟强化模式。

70. 答案：c。

如果铁类物体太靠近磁共振扫描仪会与主磁场（即 B_0）产生相互作用而变成抛射物。射频场不影响物体与 B_0 场之间的吸引力。成像梯度的快速切换会刺激神经，尤其是周围神经。介质共振可以在成像解剖中产生不均匀的信号，特别是在高场强时，当射频电磁波的波长接近成像解剖的尺寸时。然而，这不是安全风险，而是图像质量问题。射频场中振荡的电流和磁场分量可以在组织和植入物等导电材料中产生小电流。这反过来又会引起电阻性发热可能会引起燃烧。从射频线圈沉积的射频能量由 SAR 量化；这个参数是最常用的射频感应加热电位的测量方法。磁共振扫描仪产生的噪声是梯度线圈与磁共振扫描仪内孔之间的物理相互作用的结果，而不是射频场。

71. 答案：d。

心内膜下延迟强化最符合心肌梗死。心肌炎的典型表现是心外膜下的延迟强化。慢性心肌炎和急性心肌炎可以通过使用重 T_2 加权水成像来区分，水肿序列在急性期通常异常明亮。心肌淀粉样变有不同的表现，其中心肌信号无法抑制是其典型的特征，LGE 图像上表现多样。

72. 答案：d。

大动脉转位是指主动脉起源于右心室，肺动脉起源于左心室的情况。图示心室动脉连接异常。形态学右心房将全身静脉血回流到形态学右心室；同样地，形态学上的左心房又使肺静脉血液回流到形态学上的左心室。这种排列代表房室连接一致。因此，肺循环和体循环是并联的而不是串联的，除非两回路之间有连接，否则这种排列患者不能存活。

73. 答案：e。

心外膜下延迟强化是心肌炎的典型表现。急性心肌炎 T_2 水成像序列通常表现为异常明亮，这可以与慢性心肌炎进行区分。心内膜下延迟强化最符合心肌梗死。法布里病为心外膜下的侧壁延迟强化。心肌淀粉样变表现多样，心肌信号无法抑制是其典型的特征，LGE 图像上表现多样。

74. 答案：a。

收缩末期平衡 SSFP 和 LGE 图像平衡显示左心室心尖心肌肥厚，左心室中部心腔接近闭塞。有一个微小的心尖囊状扩张伴边缘延迟强化（B），但无心尖血栓。未见左心室流出道梗阻征象，如未出现左心室失相位或二尖瓣前叶收缩期前向运动。

75. 答案：c。

血管肉瘤是最常见的原发性心脏恶性肿瘤。最常见的表现是右心房室沟的富血供的肿块。虽然纤维瘤可发生在心脏内，但它们是良性肿瘤。

76. 答案：b。

对大动脉转位患者的评估包括双室功能评估、板障功能评估，以及是否存在渗漏或梗阻。板障处理是心房切换过程，通过放置板障将全身系统静脉血重新定向到左心室然后再定向到肺动脉也将肺静脉血重新定向到右心室然后再定向到主动脉。Jatene 手术是动脉转换手术，在修复过程中不使用板障。虽然心脏 MRI 的进展提高了其在评估瓣膜功能的作用，但常规超声心动图仍然是评估瓣膜功能的主要影像学方法，心脏 MRI 在这种情况下不适用。

77. 答案：e。

根据美国放射学会的安全 MRI 实践白皮书，选项中描述的 e 选项是正确的方法。规范的治疗不应该在磁共振扫描室进行，因为非磁共振技术人员很可能携带潜在的抛射危险物进入扫描室。在心脏停搏的情况下，除颤器设备也很可能不是 MRI 兼容的。

78. 答案：a。

VENC 是对成像层面内的最大速度进行编码的参数。如果这个值太低，速度大于 VENC 值将在图像中发生混叠，映射到相反的相位角，在相位图中出现明暗变换或条带伪影。可以设置较大的 VENC 值来避免这个问题，但如果速度编码范围过大会损失速度灵敏度。

79. 答案：d。

假设没有二尖瓣病变，a 至 c 所述方法可用于估计二尖瓣反流量。通过电影相位对比图像直接测量二尖瓣反流也可以实现，但由于二尖瓣叶前后偏移明显，以及反流束定位经常偏心，因此通常精确测量在技术上有困难。对于左心心排血量最常用的测量方法是计算左心室射血分数。

80. 答案：c。

心内膜下延迟强化最符合心肌梗死。LGE 上心外膜下高信号是心肌炎的典型表现。用 T_2 加权的水成像序列可以区分慢性和急性心肌炎，水肿心肌在急性期异常明亮。心肌淀粉样变表现多样，心肌信号无法抑制是其典型的症状，LGE 图像上表现多样。本病例显示了一种不同寻常的表现，所谓的"心中部异常"的心尖气球样心肌病（应激性心肌病）。经随访，患者功能恢复正常，无复发。

81. 答案：c。

轴位平衡 SSFP 图像显示右心室扩张伴运动障碍，并伴有右心室基底段游离壁室壁瘤样突起。延迟强化未见异常（本例中未见），三尖瓣在这些图像上未见显示。

82. 答案：d。

4 个 MRI 安全区如下：Ⅰ区，公众自由进入的区域；Ⅱ区，连接公众可进入的未受管制的Ⅰ区和严格管制的Ⅲ区；Ⅲ区，MRI 工作人员指导和监督的进出禁区；Ⅳ区，MRI 扫描室区域。

83. 答案：a。

虽然静脉注射钆对比剂可能有助于显示全身动脉和肺动脉分支，以及全身静脉和肺静脉回流，但对比剂不是在每种情况下都需要。平衡 SSFP 序列可采用离轴成像平面再现血管解剖结构和板障路径。这些图像来自于一位 D 型大动脉转位患者，该患者为心房间板障（Mustard）手术后，整个检查采用不同平面的平衡 SSFP 成像序列，评估双心室大小和功能以及板障的完整性。

84. 答案：a。

致心律失常性右心室型心肌病的诊断标准是要求存在右心室运动障碍或运动不同步。附加的诊断标准包括右心室扩张和收缩功能下降；然而，这些都不是诊断所必需的。虽然在心肌内膜活检的组织病理学分析中，有报道称右心室延迟强化与纤维脂肪替代有关，但延迟强化并未纳入当前的诊断标准中。

85. 答案：c。

引起三尖瓣关闭不全的继发原因更常见，包括肺动脉高压和先天性右心室畸形。类癌综合征导致斑块沉积在心脏右心瓣膜，因为右心靠近肝，5- 羟色胺被认为是类癌综合征的主要来源。Ebstein 畸形是一种罕见的先天性心脏病，三尖瓣间隔叶向心尖移位，导致右心室心房化及严重的三尖瓣功能不全。二尖瓣环与主动脉瓣相连，但三尖瓣环与肺动脉瓣并不相连。心脏 MRI 是观察右侧心脏结构的最好方法，包括瓣膜性心脏病。

86. 答案：a。

SAR 是测量传递到身体的射频功率值。由于人体组织的电阻性，积累在体内的射频能量以欧姆加热的形式耗散。RF 能量低于元素的电离阈值，因此，它是一种非电离辐射。空间分辨率、时间分辨率和信噪比与 SAR 没有直接关系。

87. 答案：a。

SAR 是测量传递到身体的射频功率值，它与传输到患者体内的射频功率成正比。接收射频线圈不提供射频能量给患者，因此不会导致 SAR。增加射频翻转角度将增加传输到患者的能量，因此 SAR 会增加。添加等射频脉冲制备的脂肪抑制或反转脉冲将于所有其他参数不变的情况下提高 SAR。减小 TR 间隔增加了脉冲序列的占空比，有效地增加了 SAR，因为 SAR 的单位是 $J/(kg \cdot s)$。由于时间是分母，所以 TR 越低，SAR 就会增加，SAR 也与磁场强度的平方成正比，所以当 B_0 从 1.5T 增加 1 倍到 3.0T 时，理论上患者体内 SAR 的会增加 4 倍。

88. 答案：b。

急性心包炎患者典型的表现为胸痛、心包明显增厚和强化。心包炎可能不存在缩窄，因此呼吸相位的改变可能不存在，心包缩窄患者多表现为疲劳和呼吸短促。

89. 答案：c。

LeCompte 手术是一种用于大血管转位的动脉转换手术。它包括把肺动脉放在主动脉的前面。图 14-48 显示一个 D 型大动脉转位患者，他接受了 LeCompte 手法动脉转位手术。

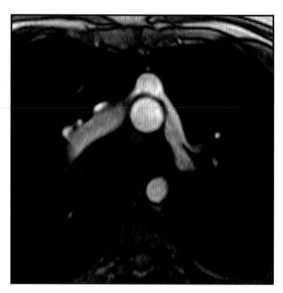

▲ 图 14-48

90. 答案：a。

短轴和长轴位平衡 SSFP 图像显示左心室小梁过多。在四腔心 LGE 图像中，左心室室间隔内有一个信号增强的区域。然而，这幅图中最显著的特征是左心室小梁化。

91. 答案：a。

钆螯合物是一种缩短 T_1 值的对比剂，常规 MRI 检查中使用的浓度是 0.1～0.2mmol/kg，其灌注到心肌血池将缩短心肌 T_1 值。在 0.1～0.2mmol/kg 浓度下，钆剂的吸收通常不会对 T_2 弛豫值产生影响。但是，当对比剂过多时会导致 T_2 信号降低。然而，这些浓度不用于常规诊断成像。

92. 答案：d。

信号平均值影响的是图像的信噪比，而不是组织的反转时间（TI），因此与 TI 选择无关。钆对比剂具有缩短 T_1 作用，因此增加对比剂剂量会改变组织的 T_1 值，这将直接影响最佳 TI 值的选择。对比剂的浓度直接受到对比剂流入和廓清的动力学的影响，这是一个时间的函数。如果 TI 太短，正常心肌的零点可能达不到，导致不完全的信号抑制和梗死心肌对比差。场强从 1.5T 增加到 3.0T 将增加钆对比剂和大多数组织的 T_1 值。因此 TI 值必须调整（增加）以考虑随场强增加而 T_1 值延长。

93. 答案：c。

部分肺静脉异位引流至少有 1 条肺静脉连接到右侧腔室，但不是所有的肺静脉。这种情况导致心房水平出现左向右分流。如果分流量过大，则可能导致右侧心房扩大。因此，除了识别肺静脉异位引流的数量和位置外，对于评估右心室功能和量化右心室体积也很重要。

94. 答案：d。

右心室扩张、运动障碍和相关的右心室游离壁室壁瘤是致心律失常右心室型心肌病的特征。

95. 答案：b。

黏液瘤约占原发性心脏肿瘤的 50%。通常发生在 30—60 岁的成年人中，而女性更常见。大多数黏液瘤（75%）发生在左心房，另外 15%～20% 发生在右心房。

96. 答案：a. 升主动脉；b. 主动脉窦；c. 主动脉瓣；d. 胃。

97. 答案：e。

心血管 MRI 可以最精确测量心肌厚度。心肌核素显像而不是心脏 MRI 可用于评估 HCM 可逆性的灌注缺损来判断其预后。心脏 MRI 能准确评估瓣膜病理和冠状动脉解剖，但其在肥厚型心肌病中的最重要价值是评估壁厚和识别心肌纤维化。

98. 答案：b。

三反转恢复成像序列产生脂肪抑制和典型的 T_2 加权对比。信号强度高的区域代表液体。在本例中，反转恢复图像中左心室后外侧壁的高信号是由急性梗死引起的。LGE 图像显示高信号，提示梗死区域（即缺血）。

99. 答案：c。

肺静脉异位引流患者最常见的是右上肺静脉引流至上腔静脉。因此，成功的 MRI 检查必须包括对该路径的适当成像。评估其他先天性异常也很重要。特别是静脉窦型房间隔缺损，80%～90% 的病例伴有右上肺静脉异常引流至上腔静脉。该解剖结构的重要性见图 14-49。上腔静脉冠状面平衡 SSFP 图像，显示右上和右中肺静脉部分异常引流至上腔静脉。

100. 答案：a. 上腔静脉；b. 头臂动脉；c. 左侧颈总动脉；d. 左侧锁骨下动脉。

101. 答案：b。

舒张末期（A）和收缩期末期（B）四腔

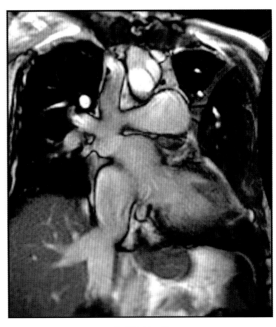

▲ 图 14-49

心长轴平衡 SSFP 图像显示双心室基底部和心中部收缩强劲而心尖部扩张并出现收缩障碍。四腔心长轴位 LGE 图像（C）未见强化提示无心肌纤维化。这些表现是心尖气球综合征的特征，也被称为应激性心肌病或 takotsubo 心肌病。

102. 答案：c。

器官和肿块的边界出现黑线是第二类化学位移效应的结果。黑线出现在含有脂肪和水的体素（即组织）中，是两个信号成分之间信号抵消的结果。脂肪瘤是光滑、均匀、包裹的脂肪团。它们在 T_1WI 加权图像上呈高信号，当应用脂肪抑制时应该显示高信号被抑制。在平衡 SSFP 图像上，脂肪瘤具有高信号强度，类似于邻近的心外膜脂肪。由于每个体素的大小有限，脂肪瘤周围的体素还包含来自肿块和周围组织的信号。对于脂肪瘤来说，这些体素最有可能同时含有脂肪和水，导致发生第二类化学位移，表现为匀质团块周围的黑色边缘。

103. 答案：a。

肺动脉瓣反流是法洛四联症术后最常见的并发症。右心室容积负荷程度可以被心脏 MRI 精确地、连续地评估和量化。这可以用来确定在右心室功能不可逆之前何时更换肺动脉瓣。

104. 答案：a。

在完全性肺静脉异位引流中，肺静脉汇聚在肺静脉汇合处通常位于左心房的上后方。在大多数情况下，这些血液流入上腔静脉和无名静脉（心上引流）。约 36% 的病例为心上引流，15% 的病例为冠状静脉窦引流，14% 的病例为右心房引流，13% 的病例为下腔静脉或肝静脉（心下型）引流。

105. 答案：a. 左上腔静脉或左上肺静脉；b. 肺动脉主干；c. 上腔静脉。

106. 答案：d。

四腔心长轴位舒张末期平衡 SSFP（A）、灌注（B）和 LGE 图像（C）显示心肌弥漫性增厚、弥漫性心内膜下强化和不强化的左心室血栓。这些发现符合嗜酸性粒细胞增多症心肌病伴心肌内膜纤维化典型表现。

107. 答案：b。

弯刀综合征是一种罕见的变异，特征是所有右肺静脉连接到下腔静脉。通常还表现为同侧肺和肺动脉发育不全。弯刀指的是像土耳其剑形状的放射学阴影。右肺下部由来自腹主动脉的体循环动脉灌注。弯刀综合征很少累及左肺。弯刀综合征的一个典型例子见图 14-50：钆增强 MR 血管造影成像获得的容积再现图像。注意所有右肺静脉汇入下腔静脉，呈弯刀状。

108. 答案：a. 上腔静脉；b. 右肺动脉；c. 奇静脉；d. 升主动脉；e. 主肺动脉；f. 胸降主动脉；g. 脊髓及围绕脊髓周围的液体。

109. 答案：a。

血管瘤是一种良性的血管肿瘤，可以发生在任何心腔内，可以是心内膜、外膜或壁内。按血管的大小可分为毛细血管瘤、海绵状血管瘤或动静脉血管瘤。

110. 答案：b。

舒张末期两腔心和四腔心长轴平衡 SSFP 图像显示左心室基底部下侧壁、室间隔和心中部室间隔心肌致密化不全（LVNC）。长轴的四腔心 LGE 图像显示心外膜下和心肌中侧壁前、下侧壁强化。LVNC 是一种新认识的

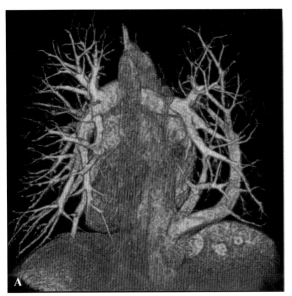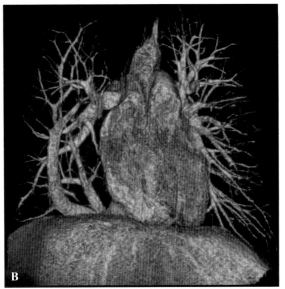

▲ 图 14-50

原发性遗传性心肌病。然而，一些学者认为 LVNC 是一种未分类的心肌病，可能是包括肥厚型心肌病在内的其他心肌病的表型变异。虽然心脏 MRI 诊断 LVNC 的影像学标准不同，但一般认为舒张期末期非致密化心肌与致密心肌之比大于 2.3 是 LVNC 诊断的标准。

111. 答案：c。

在有二叶式主动脉瓣的患者中，5% 的主动脉会发生缩窄。然而，在主动脉缩窄的患者中，25%～45% 伴有二叶主动脉瓣。在一些系列报道中，高达 80% 的主动脉缩窄的患者均伴有二叶主动脉瓣。然而，没有研究报道超过 90% 的二叶主动脉瓣患者发生缩窄。

112. 答案：a. 上腔静脉和右心房交界处；b. 右上肺静脉；c. 右下肺静脉；d. 左心房；e. 左上肺静脉；f. 左下肺静脉。

113. 答案：b。

心内膜下延迟强化最符合心肌梗死。LGE 上心外膜下高信号是心肌炎的典型表现。用 T_2 加权的水成像序列可以区分慢性心肌炎和急性心肌炎，急性心肌炎病变心肌在该序列异常明亮。心肌淀粉样变表现多样，心肌信号无法抑制是其典型的症状，LGE 图像上表现多样。此病例为严重扩张型心肌病，无异常的延迟强化。

114. 答案：d。

心脏 MRI 在评估主动脉缩窄患者中的作用是定位缩窄部位，评估其功能意义。缩窄的功能意义是指其对心脏和血管系统的影响。显著的缩窄与左心室压力负荷有关，导致左心室心肌肥厚。当有血流动力学显著狭窄时，唯一的可以让远端血管接受狭窄部位的血液的方式是通过全身动脉侧支血管。这些动脉通常由内乳动脉，肋间动脉或者直接从锁骨下动脉发出，使用磁共振血管造影可以显示这些血管。相位对比成像显示，这些血管中存在逆向血流（即与预期相反方向的血流），暗示存在明显的血流动力学缩窄。静脉侧枝的形成与病变的病理生理学无关。图 14-51 钆增强磁共振血管造影术通过数据采集及后

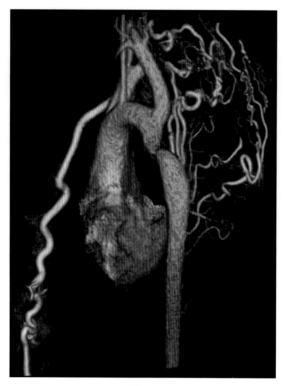

▲ 图 14-51

处理产生体积渲染图像说明这些效果，可见主动脉弓降部的严重缩窄，注意由于侧支血管而增粗的肋间动脉和内乳动脉。

115. 答案：a. 三尖瓣环；b. 右心房；c. 冠状窦；d. 左心室；e. 胸降主动脉。

116. 答案：a。

对因主动脉缩窄而进行修复的患者的主要是评估该手术可能引起的需要进一步手术干预的并发症。这些并发症包括再狭窄并伴随血流动力学影响，如持续性或逐渐发展的向心性左心室心肌肥厚或新形成的全身动脉侧支血管。修复部位的动脉瘤样扩张可视为术后并发症。并发症的类型取决于修复的类型。因此，对这些患者的综合 MRI 评估方法包括对手术过程的回顾。二叶主动脉瓣有无的评估应在指引性影像（即第一次 MRI 检查）中进行，而不应作为后续随访成像的一部分

进行。然而，在二叶主动脉瓣阻塞时，评估主动脉瓣功能是重要的，血流动力学上显著狭窄或反流将影响临床治疗管理。

117. 答案：b。

Ebstein 畸形是三尖瓣的原发性变异。三尖瓣叶片分层失败导致隔瓣叶和后瓣叶的心尖移位，前瓣叶可灵活活动，典型的描述为帆状。这种病变的结果是导致右心室心房化，大多数患者有明显的三尖瓣功能不全。

118. 答案：a. 胸骨线；b. 左侧胸腔积液。

119. 答案：a。

右心室几何结构复杂。使用短轴位成像平面的主要问题是传统上只用于评估左心室容积，即识别房室环平面。这在先天性心脏病评估中尤其重要：右心室心房化，如 Ebstein 畸形，使得在短轴的环状平面的描绘极其困难并且不准确。因此，当心脏 MRI 检查的主要指征是评估右心室时，常规是使用标准轴位平面。在这种设置中，识别三尖瓣环层面更容易。更重要的是，建立图像平面和后续连续检查中保持一致，从而减少潜在测量误差的来源。在这些患者中，右心室体积变化将用于做出关键的临床管理决策，因此，对现有和之前的所有的研究进行回顾，以确保它们以同样的方式系统地进行这些研究是尤为重要的。这些要点在图 14-52 中做了说明。平衡 SSFP 轴位图像，患者 Ebstein 畸形。注意这个平面是很容易复制的，并且达到了测量右心室体积的目的，瓣环是很容易识别的。

120. 答案：c。

根据这些图像中肿块的信号特征，肿块为黏液瘤。黏液瘤是典型的圆形心房肿块，起源于房间隔，通常在左心房房间隔附近，

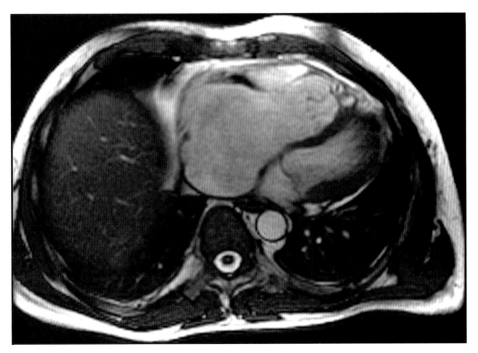

▲ 图 14-52

但在任何腔室都能找到。黏液瘤在 T_1 加权像上通常是等信号，但也可能由于钙化或出血而信号不均匀。T_2 加权成像上，黏液瘤由于黏液样基质的存在而呈高信号。平衡 SSFP 心脏电影图像与心肌相比通常是高信号的，但与血池相比是低信号的。延迟强化也可以是明显均匀一致的强化。

121. 答案：c。

95% 以上的肺动脉狭窄是先天性的，而大多数的肺动脉关闭不全是由于先前的干预（修复法洛四联症或肺动脉狭窄的瓣膜切开术）造成的。左肺动脉扩张是肺动脉狭窄的典型表现，比右肺动脉扩张更常见，因为肺动脉瓣直接通向左肺动脉。右心室大小和功能的测量比左心室容积测量稍微困难一些，可重复性也稍微差一些；然而，MRI 是评估右心室和左心室大小和功能的标准，这一信息在考虑肺动脉瓣置换术时非常有用。风湿性心脏病虽然可以累及所有瓣膜，但主要累及左侧瓣膜。

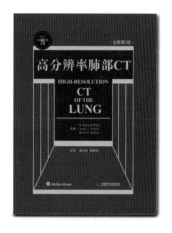

高分辨率肺部CT（第5版）

原 著 W. Richard Webb等
主 译 潘纪成 胡荣剑
定 价 295.00（大16开）

本书引进自世界知名的Wolters Kluwer出版社，由3位国际著名胸部影像学专家联合编著，自1991年初版以来，已多次再版。全新第5内容更加丰富、完善。全书从正常解剖、病理生理到常见病、罕见病，对每一种肺部疾病都系统地从术语、影像表现、鉴别诊断、病理、临床等方面做了详尽描述。并对高分辨率CT（HRCT）征象进行分类介绍，总结了每种征象对应的常见疾病。本书权威、前沿、实用，具有很强的临床和研究参考价值，可供广大影像科、呼吸科、胸外科医师及医学院校师生学习参考。

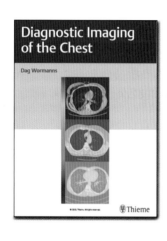

胸部影像诊断学

原 著 Dag Wormanns
主 译 于 楠 郭佑民
定 价 218.00（大16开）

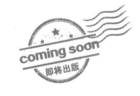

本书引进自世界知名的Thieme出版社，基于临床实践中胸部影像诊断的需求编写，对成像原理与基础、胸部疾病的影像表现及鉴别诊断等内容进行全面阐述。内容几乎涵盖所有与胸部结构有关的病变，如肺、气道、胸膜、纵隔、胸壁、膈肌、肺动脉与静脉及心脏病变等。与此同时，书中对胸部CT、MRI、X线摄影及超声等多种成像模式进行详细介绍，还包括图像后处理等方面的知识。本书可作为影像诊断医师的日常工具书，同样也适合于其他相关专业的医师和医学生全面学习胸部影像诊断知识。

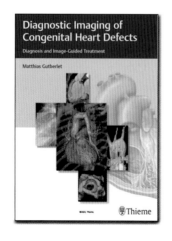

先天性心脏病影像诊断与影像引导介入治疗

原 著 W. Richard Webb等
主 译 刘 芳 黄国英
定 价 218.00（大16开）

本书引进自世界知名的Thieme出版社，书中全面介绍了近年先天性心脏病影像学及介入治疗学的新技术、新进展，辅以1100余幅高清图像，图文并茂，便于理解和阅读。全书分5篇共18章，内容从简入繁，循序渐进，包括先天性心脏病的病因及分类、临床外科手术治疗、影像诊断与介入治疗，以及分流障碍、心脏缺损、血管异常等疾病的影像诊疗，并提供了心脏影像学测量的标准参考值。本书对于学习和掌握先天性心脏病影像诊疗知识具有极大帮助，可作为心脏病学及医学影像学相关学科从业者的必备参考书。